急危重症护理
个案精粹

主编	伍丽婵	广州医科大学附属第三医院
	黄绮婷	广州医科大学附属第三医院
	何明炜	广州医科大学附属第三医院
	张艳艳	广州医科大学附属第三医院
	林泽群	广州医科大学附属第三医院
	吴玉慧	广州医科大学附属第三医院

中国出版集团有限公司

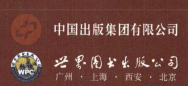

世界图书出版公司
广州·上海·西安·北京

图书在版编目（CIP）数据

急危重症护理个案精粹 / 伍丽婵等主编 . -- 广州：世界图书出版广东有限公司 , 2024. 12. -- ISBN 978-7-5232-1928-7

Ⅰ . R472.2

中国国家版本馆 CIP 数据核字第 2025QU2569 号

书　　名	急危重症护理个案精粹
	JIWEI ZHONGZHENG HULI GEAN JINGCUI
主　　编	伍丽婵　黄绮婷　何明炜　张艳艳　林泽群　吴玉慧
责任编辑	刘　旭　曾跃香
责任技编	刘上锦
装帧设计	树青文化洪丹
出版发行	世界图书出版有限公司　世界图书出版广东有限公司
地　　址	广州市海珠区新港西路大江冲 25 号
邮　　编	510300
电　　话	（020）84460408
网　　址	http://www.gdst.com.cn
邮　　箱	wpc_gdst@163.com
经　　销	新华书店
印　　刷	广州小明数码印刷有限公司
开　　本	710 mm×1000 mm　1/16
印　　张	25.5
字　　数	365 千字
版　　次	2024 年 12 月第 1 版　2024 年 12 月第 1 次印刷
国际书号	ISBN 978-7-5232-1928-7
定　　价	168.00 元

主编简介

伍丽婵

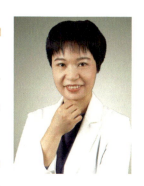

基本信息：2008 年毕业于广州医学院，现工作于广州医科大学附属第三医院重症医学科，主管护师，科室护士长。

擅长：危重症患者的救治，ECMO 护理、血液净化护理、器官移植术后护理、音乐治疗。从事危重症护理工作多年，具有丰富的理论与实践经验。

任职：中国肺康复护理联盟第一届委员，广东省护理学会危重症专业委员会常务委员，广东省护士协会重症孕产妇救治中心建设与管理分会常务委员，广东省临床医学生命支持专业委员会 ECMO 护理学组组员，广州市护理学会危重症专业委员会副主任委员，广州市护理学会音乐治疗专业委员会常务委员，广东省康复医学会重症康复分会理事。

成就与奖项：2016 年获得广州市卫生系统 2015 年度优秀护士，2019 年获得广州市护理学会康复护理专业委员会"康复护理与健康宣教"竞赛二等奖，2023 年获得广州市卫生健康系统百名广州好护士。参与省级科研课题 1 项，获得实用新型专利 1 项，发表论文 8 篇。

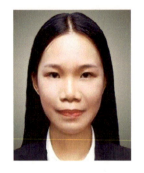

黄绮婷

基本信息：2018 年毕业于广州中医药大学，现工作于广州医科大学附属第三医院重症医学科，护师。

擅长：重症护理。从事重症护理临床工作多年，具有重症护理的理论及护理实践经验，掌握多项重症护理临床专科技能。

任职：广东省护士协会第一届重症康复分会常务委员，第一届广东省基层医药学会重症护理专业委员会委员，广州市医院协会医院社会工作暨志愿服务专业工作委员会第一届委员。

成就与奖项：获得国家实用新型专利 1 项。

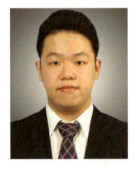

何明炜

基本信息：2018 年毕业于广州医科大学，现工作于广州医科大学附属第三医院重症医学科，护师。

擅长：急危重症护理，血液净化治疗护理。

任职：广东省护理学会第九届理事会男护士工作委员会委员。

张艳艳

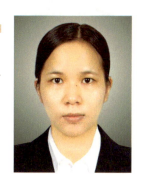

基本信息： 2016 年毕业于西安医学院，现工作于广
州医科大学附属第三医院重症医学科，护师。

擅长： 危重症护理、肾移植术后护理。

林泽群

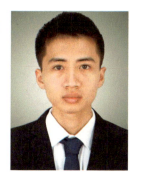

基本信息： 2017 年毕业于广东药科大学，现工作于
广州医科大学附属第三医院重症医学科，护师。

擅长： 急危重症患者临床护理。

任职： 广东省护理学会体外循环护理专业委员会委员。

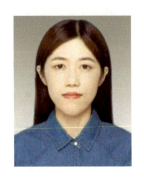

吴玉慧

基本信息：2015 年毕业于湘南学院，现工作于广州医科大学附属第三医院重症医学科，护师。

擅长：人工气道、血液净化及肾移植术后等护理技能，积累了危重症护理经验。作为一名老年专科护士，负责在科室关注重症患者吞咽与防误吸等问题，对拔除气管插管的患者进行评估、筛查，康复功能训练等专科工作。在临床工作中使用叙事护理手段，通过倾听患者的故事，与其进行交流、反馈，从而对其实施有针对性的个性化护理干预，引导其积极配合医护工作，共同对抗疾病。

成就与奖项：2019 年 11 月获得老年专科护士成组计划一等奖。2024 年 4 月获得广州市护理学会第四届管道护理综合技能比赛一等奖，发表论文 1 篇。

前　言

　　护理学是一门以自然科学和社会科学理论为基础，研究维护、促进、恢复人类健康的护理理论、知识、技能及其发展规律的学科。随着现代科技的飞速发展，护理学领域不断涌现出新理论、新技术、新方法，护理工作的重要性愈发凸显。作为与医师并肩作战的临床一线护理工作者，必须不断提高自身的专业能力和临床技术操作水平。

　　本书从临床实践出发，精选了多份急危重症护理的典型案例，组成内科篇、外科篇、产科篇三部分，系统介绍了急危重症诊疗等方面的问题。每份病例均包含一般资料、病史、医护过程，以及护理措施的具体阐述和小结部分。本书通过编者临床经验的高度概括和总结，切实考虑护理工作的实际需求，体现理论与实践相结合的重要性。本书内容简明扼要、涵盖丰富，具有极高的专业性和实用性，可供医护工作者在临床工作中遇到问题时查阅使用。同时本书具有较强的指导作用，适合护理教育工作者、在校医学生参考使用。期望本书可以给广大医护工作者提供新思路、新角度，以便在临床实践中更好地解决问题。

　　本书编者均为经验丰富的护理工作者，拥有扎实的理论知识和丰富的临床经验，确保内容的科学性、严谨性，紧密贴合当代医疗护理实践的前沿动态，展现了护理学作为一门独立学科在医学科学体系中的独特价值。

编　者

目 录

内科篇

第六章　泌尿外科急危重症护理

产科篇

第七章　妊娠相关性疾病护理

第八章　妊娠合并症护理

内科篇

第一章

呼吸内科急危重症护理

第二章

心内科急危重症护理

第三章

中毒创伤及其他急危重症护理

第一章
呼吸内科急危重症护理

案例1 胸椎结核合并肺栓塞

【案例介绍】

（一）一般资料

患者男，58岁。

主诉：胸背部疼痛1月，加重伴双下肢无力3周。

现病史：患者于1月余前出现背部疼痛，夜间疼痛为著，3周余前于蹲便后出现双下肢无力伴浅感觉消失，不能自主活动，二便失禁；伴午后潮热（38～40℃）、盗汗、畏寒、乏力；遂于外院就诊，予抗感染（头孢他啶）、中药治疗后，双下肢及会阴部症状无好转，为明确诊断及进一步治疗，遂来我院门诊就诊，门诊拟"胸椎结核"收入脊柱外科。患者3周以来体重下降约10 kg，精神、食欲、睡眠差。无咳嗽、咳痰、咯血、胸闷、气促、腹胀、腹痛等不适。2022-10-27，外院头颅MRA示：①双侧基底节、放射冠多发散在小缺血灶及脑梗死灶；②脑萎缩；③右侧椎动脉（颅内段）较左侧细小，血流缓慢与狭窄鉴别。2022-11-06，外院胸腰椎MRI示：①胸

10、胸 11 椎体，附件骨质及胸 9 ~ 12 脊髓内异常信号灶，考虑恶性病变可能性大；②腰 4/5 椎间盘变性并突出，腰 5/ 骶 1 椎间盘变性并向左后突出。2022-11-08，外院胸部 CT 示：①双肺病变，考虑炎症；②胸 11 椎体旁软组织病变，注意结核；③胸主动脉下段病变。

（二）病史

既往史：平素健康状况一般，2013 年有"脑梗死、高血压"病史，治愈后可扶墙行走，生活可自理，遗留言语不清，双上肢精细活动稍受限，不能写字、持匙，咽部吞咽困难，饮水时有呛咳。规律服用氯沙坦氢氯噻嗪片控制血压，血压控制尚可，否认肝炎、结核等传染病史，否认糖尿病等慢性病病史，预防接种史不详，否认药物、食物过敏史，否认手术史，否认外伤史，否认输血史。

（三）医护过程

体格检查：体温 37.4℃，脉搏 89 次 / 分，呼吸 20 次 / 分，血压 99/63 mmHg；因卧床，体重未测量。

专科检查：背部可见多处瘀斑，骶尾部皮肤发黑，脊柱生理性弯曲变直，胸棘突压痛、叩击痛（+），双侧椎旁肌压痛，叩痛（+）。双上肢肌力、肌张力正常，肱二头、肱三头、桡骨膜反射正常，指鼻试验正常；肛门括约肌肌力减弱，双下肢肌力 0 级，肌张力下降，膝反射、踝反射消失，病理征未引出。双侧腹股沟以下浅感觉消失，腹壁反射存在。

临床诊断：①胸 11 椎体感染（结核）？②下肢完全性瘫痪；③脑梗死。

治疗经过：患者因胸背部疼痛、双下肢乏力至我院脊柱外科住院治疗，考虑胸 11 椎体感染，排除手术禁忌证后，2022-11-16 于手术室行胸 11 椎体病灶刮除、髂骨取骨植骨、椎管减压、椎弓根螺钉内固定术，术程顺利，术后患者生命体征平稳，术后予抗感染，低分子量肝素抗凝、镇痛等对症治疗。2022-11-17 07:01 突然出现意识丧失，呼之不应，经抢救后恢复意识。2022-11-18 05:30 再次出现心脏呼吸骤停，予气管插管、胸外按压、肾上腺素升压、纠酸等对症治疗后于 2022-11-18 转入我院重症医学科。2022-11-18 肺动脉 CT 血管成像（CTA），①肺动脉 CTA：右肺上、中、下叶肺动脉部分栓塞；②双肺上叶散在纤维增殖灶，注意继发性肺结核可能。2022-11-18 结核分枝杆菌核酸定性（胸、腹腔积液）（外送）：结核分枝杆菌定性（+）。治疗上，予气管接管接呼吸机辅助通气、头孢噻肟钠舒巴坦钠（2∶1）（3 g，q8h，11-18 至 11-19）、伏立康唑粉针（0.2 g，bid，11-18 至 11-21）、美罗培南（1 g，q8h，11-19 至 11-20、2 g，11-20 至 11-21）、哌拉西林钠他唑巴坦钠（4.5 g，q6h，11-21）抗感染、纠酸、阿加曲班抗凝、抗结核、抑酸护胃、营养支持、输注白蛋白、调节水电解质平衡、丙戊酸钠抗癫痫等治疗。2022-11-18 行支气管镜检查。

【护理】

（一）治疗护理

1. 用药护理

（1）去甲肾上腺素维持血压。

（2）头孢噻肟钠舒巴坦钠、伏立康唑、美罗培南、哌拉西林钠他唑巴坦钠抗感染、纠酸。

（3）阿加曲班抗凝治疗肺栓塞。

（4）异烟肼片、利福平胶囊、吡嗪酰胺片、盐酸乙胺丁醇片、左氧氟沙星氯化钠注射液抗结核治疗。

（5）丙戊酸钠抗癫痫治疗。

（6）咪达唑仑、布托啡诺镇静、镇痛。

2．机械通气护理

评估患者肺部、痰液情况，及时按需吸痰，保持呼吸道通畅；常规予加温、加湿，及时倾倒呼吸机管道内的冷凝水，若患者痰液黏稠，可遵医嘱予雾化吸入、机械排痰后，再行吸痰。做好气管导管外固定，导管的气囊压力、外露长度，做好每班交接并记录。若无禁忌证，常规予抬高床头 30°~45°，q12h 予口腔护理，做好口腔内的吸痰，预防呼吸机相关肺炎的发生。

3．呼吸道隔离护理

遵医嘱予呼吸道隔离，予负压病房单间隔离，进入病房需做好个人防护，手卫生消毒，避免发生交叉感染。隔离单间内，配备专用医疗用物垃圾桶和感染衣物收集桶，处理时需做好专用的标记，并提前告知转运消毒人员。单间内用浓度为 1 000 mg/L 健之素消毒溶液进行环境的日常消毒。

4．抗凝护理

遵医嘱予使用抗凝药物，严密观察患者身上有无新发的出血点、瘀斑，观察患者身上黏膜、穿刺口、尿液等有无出血或血性液引出；监测患者凝血指标，集中操作，避免频繁穿刺，穿刺后做好按压止血。

（二）观察护理

1．评估

神经系统：GCS 评分 4T 分，昏迷状态，压眶无反应，双侧瞳孔等圆等大，双侧瞳孔 2 mm，对光反射迟钝，RASS –3 分。

呼吸系统：呼吸机辅助呼吸，VC-SIMV 模式，氧浓度 55%，潮气量 400 mL，呼吸频率 15 次/分。心律齐，双肺呼吸粗，未闻及明显啰音。双下肢无水肿。入室血气：pH 6.996，PaO_2 68.7 mmHg，$PaCO_2$ 53 mmHg，HCO_3^- 12.3 mmol/L，BE –16.9 mmol/L，SaO_2 78.9%，Na^+ 132 mmol/L，K^+ 4.3 mmol/L，Ca^{2+} 1.44 mmol/L。

泌尿系统：尿素 13.35 mmol/L，尿酸 225 μmol/L，肌酐 109 μmol/L。

循环系统：去甲肾上腺素 0.1~0.13 μg/（min·kg）维持血压；血常规组合

+ 快速 C- 反应蛋白（CRP）：快速 CRP 100.95 mg/L，白细胞 9.11×10^9/L，中性粒细胞总数 7.88×10^9/L，血红蛋白 102.00 g/L，血小板 108.00×10^9/L；2022–11–18 腺苷脱氨酶（ADA）77.2 U/L；2022–11–18 急诊肝功组合：丙氨酸氨基转移酶 57.1 U/L，总胆红素 58.0 μmol/L，直接胆红素 56.45 μmol/L，白蛋白 21.6 g/L，淀粉酶 250 U/L，胆碱酯酶 1532 U/L，碱性磷酸酶 507.0 U/L；2022–11–18 NT 端 B 型利钠肽前体（NT–ProBNP）+ 降钙素原：NT–ProBNP 3 576 pg/mL，降钙素原 1.71 ng/mL。

消化系统：暂予禁食，停留鼻胃管接负压引流瓶胃肠减压，予肠外营养支持。

凝血指标：2022–11–18 DIC 组合 + 凝血常规试验，凝血酶原时间 15.0 s，D- 二聚体 26 884 ng/mL，凝血酶原活度 63%，纤维蛋白原（Fbg）降解产物 225.14 μg/mL，凝血酶原比值 1.36，纤维蛋白原 1.80 g/L。

2. 护理

病情观察：予特级护理，严密监测患者生命体征变化，注意患者酸碱平衡及水电解质情况，如患者尿量减少甚至无尿，及时报告医生；患者使用较大量的去甲肾上腺素，注意患者指端循环情况，做好保暖，必要时予特殊物理升温。

（1）气体交换受损：与肺栓塞导致换气功能障碍有关。

1）护理措施：遵医嘱予机械通气，及时按需吸痰，保持呼吸道通畅，密切注意患者血氧饱和度的变化。

2）护理评价：机械通气期间，患者外周血氧饱和度均维持在 98% 以上。

（2）水电解质紊乱：与心脏骤停有关。

1）护理措施：遵医嘱予监测动脉血气，及时用药纠正酸碱失衡、水电解质紊乱。严密监测患者出入量情况，及时报告医生。

2）护理评价：患者经入室抢救后，pH 基本维持在 7.30 ~ 7.40，BE 维持在 –3 ~ 3。

（3）活动无耐力：与长期卧床、结核病史有关。

1）护理措施：遵医嘱予肠内、肠外营养，协助患者予被动运动锻炼上肢。

2）护理评价：患者入室时双上肢肌力均为 0 级，出院时可达 2 级。

（4）营养失调：与长期卧床、结核病史有关。

1）护理措施：遵医嘱予肠内、肠外营养，积极行抗结核治疗，监测患者体内蛋白情况，遵医嘱及时补充。

2）护理评价：患者期间体内蛋白一直能维持正常水平。

（5）有皮肤完整性受损的可能性：与长期卧床、下肢完全性瘫痪有关。

1）护理措施：三班做好皮肤情况的交接与记录，予 q2h 翻身，予翻身枕、水垫、气垫床防压疮；患者大小便失禁，予留置尿管持续引出尿液，予肛袋贴肛门外收集大便，避免肛周长期潮湿，及时清洁，保持干燥。

2）护理评价：患者带入的二期压力性损伤未有加重，未发生失禁性皮炎。

（6）潜在并发症：脑出血与抗凝治疗有关。

1）护理措施：严密监测患者瞳孔、神志的变化情况，遵医嘱使用抗凝药物，监测凝血指标，观察患者身上有无新发的出血点、瘀斑，观察患者身上黏膜、穿刺口、尿液等有无出血或血性液引出。

2）护理评价：未发生脑出血。

（7）潜在并发症：下肢深静脉血栓与下肢完全性瘫痪有关。

1）护理措施：予启用 DVT 风险评估单评估，遵医嘱予抗凝药物使用，qd 记录患者双下肢腿围及足背动脉搏动情况，遵医嘱予使用气压治疗仪防 DVT 治疗。

2）护理评价：未发生下肢深静脉血栓。

（三）生活护理

（1）饮食护理：①予留置肠管，给予肠内营养，保证足够热量；②请营养科会诊，制订营养计划，并有效落实；③密切关注患者各项营养指标。

（2）皮肤护理：每天予 2% 葡萄糖酸氯己定湿巾行床上擦浴，q12h 予会阴抹洗，及时清理排泄物，保持骶尾部清洁、干净。

（四）心理护理

每日予固定探视，与家属和患者做好沟通，告知家属患者的病情变化，取得家属的配合和同意，并鼓励患者和家属树立战胜疾病的信心，保持乐观的态度。

（五）健康宣教

嘱咐患者及家属转院后要配合医务人员进行康复训练，向患者及家属讲解功能锻炼的意义，使患者及家属能主动配合，提高功能锻炼效果，包括已瘫痪与未瘫痪的肌肉和关节的活动。

【小结】

结核患者只要积极配合治疗，按时按量服药，是能够治愈的。但突发的肺栓塞往往是致命的，需要立即就地抢救，提供高级生命支持，进行严密监测各器官功能，才能逐步好转。

【参考文献】

［1］王金素，刘越敏.《静脉血栓栓塞症防治护理指南》出版：静脉血栓栓塞症预防方法与护理问题研究［J］. 介入放射学杂志，2024，33（11）：1270.

［2］李乐之. 外科护理学［M］. 长沙：湖南科学技术出版社，2019.

（何明炜）

案例 2　肺炎合并呼吸衰竭

【案例介绍】

（一）一般资料

患者男，76 岁。

主诉：（代述）反复发热 1 月余，加重伴意识障碍 20 余天。

现病史：患者 1 月余前无明显诱因下出现发热，伴寒战，最高温度 39.5℃，伴咳嗽、咳黄痰，伴头晕，无头痛，无意识障碍、四肢抽搐，无二便失禁，家属喂服自备退热药后患者可退热，但仍反复。20 余天前患者突发意识障碍，嗜睡、呼之可应，伴发热、咳嗽、咳黄痰，伴呼吸困难，送往外院治疗，入院完善相关检查，予气管插管呼吸机辅助通气、心电监护、抗感染、化痰、营养支持等对症治疗后，患者病情较前稍好转，自起病以来，精神、食欲较差，睡眠可，小便如常，依靠药物辅助排便，近期未见明显体重减轻。外院血培养，溶血葡萄球菌感染，万古霉素、利福平敏感。胸部 CT：考虑双肺感染。现患者家属要求进一步治疗，于外院车床转入我院重症医学科。

（二）病史

既往史：有高血压 10 余年，规律服药，血压控制在 110 ～ 120/70 ～ 80 mmHg；有 2 型糖尿病史 10 余年，空腹血糖波动在 5 ～ 7 mmol/L、餐后血糖波动在 7 ～ 9 mmol/L；3 年前因"脑梗"治疗后留有行动不便、生活无法自理、流涎等后遗症。3 年前因"前列腺增生"行前列腺手术，无其他特殊疾病史。

（三）医护过程

入重症医学科体查：平卧位，平车入室，查体不合作，停留气管插管接呼吸机辅助通气（SIMV 模式，潮气量 420 mL，呼吸频率 16 次 / 分，吸入氧浓度 49%，PEEP 3 cmH$_2$O），脉搏 93 次 / 分，呼吸 16 次 / 分，血压 108/70 mmHg，血氧饱和度 100%，体温 36.6℃，GCS 评分 7T 分，嗜睡，双侧瞳孔等大等圆，直径约 3 mm，对光反射灵敏，双肺呼吸音粗，可闻及明显干、湿啰音，心率 93 次 / 分，律齐，各瓣膜未闻及病理杂音，腹平坦，右上腹压痛，无反跳痛，左右上肢肌力Ⅳ级，左右下肢肌力Ⅲ级，肌张力高，脑膜刺激征阴性，双侧巴宾斯基征（＋），颈无抵抗感，双下肢搏动正常。停留右股深静脉置管，尿管。

临床诊断：①肺炎；②呼吸衰竭；③高血压病 3 级（极高危）；④ 2 型糖尿病；⑤脑梗死后遗症。

治疗经过：停留气管插管接呼吸机辅助通气，予车床入重症医学科，予抗感染治疗，禁食、护胃抑酸、抗感染、改善循环、营养支持，纠正电解质紊乱及酸碱平衡等对症支持处理，患者留置胃管困难，予胃镜协助下留置鼻空肠管，尿管堵塞后插管困难，泌尿科医生会诊后置管成功，多次纤维支气管镜吸痰改善气道情况，2023-06-27 行经皮气管切开术，根据氧合情况，间断尝试脱机治疗后经皮气管切开接高流量氧机辅助呼吸（FiO$_2$ 49%），患者血培养、尿液培养均提示真菌感染，痰液培养提示肺炎克雷伯菌感染。2023-07-04 凌晨患者突然出现血尿，色深红，查体见下腹部膨隆，叩诊呈浊音，床边 B 超见膀胱充盈，内有血块。请泌尿外科会诊后予以金属导尿管血块冲洗，冲出 200 ~ 300 mL 暗红色血块，冲洗后尿液为淡红色，予以更换 20 F 三腔尿管以持续膀胱冲洗。

【护理】

（一）治疗护理

1．用药护理

（1）拉氧头孢抗感染治疗，因发热，白细胞及中性粒细胞百分比明显升高，予停用拉氧头孢，改为哌拉西林他唑巴坦抗感染，后因血培养出真菌孢子，予加用伏立康唑抗真菌治疗，注射用美罗培南＋伏立康唑粉针联合抗感染治疗。

（2）白蛋白改善低蛋白血症。

（3）贝米肝素预防深静脉血栓形成。

（4）布托啡诺镇痛。

（5）胺碘酮控制心率。

2．高热护理

密切监测患者体温变化情况，采用冰敷等物理降温方式降低患者的体温，遵医嘱留取血培养，注意观察患者尿量变化情况，避免出汗过多而导致电解质失衡，防止着凉，遵医嘱补充液体，使用抗生素抗感染治疗，密切监测感染指标，观察药物使用后的疗效，及时调整抗生素，治疗发热原发病，密切监测生命体征变化情况。

3．疼痛护理

对患者进行动态连续的镇痛评估，遵医嘱使用镇痛药物，逐渐减量，及时停药，在评估的同时，遵医嘱调整镇痛药物的剂量。播放舒缓、合适的音乐。及时清理呼吸道分泌物，做好气道的护理，保持管道的通畅，减少影响疼痛的其他因素。

4. 尿管护理

每天做好尿道口的清洁消毒，防止逆行感染，注意观察患者尿量、尿液颜色、性质的变化情况，出现异常，及时报告医生，若患者出现血尿，则遵医嘱予膀胱冲洗，严格在无菌操作下更换尿管。

5. 肺部感染护理

加强气道湿化，无禁忌证时床头抬高 30° ~ 45°，遵医嘱执行雾化吸入，协助患者翻身拍背促排痰，及时吸痰，保持呼吸道通畅，注意观察患者痰液的量、性质，加强口腔护理，减少口咽部定植细菌，保持口腔清洁。配合医生做好纤维支气管镜吸痰、严格无菌操作。遵医嘱规范使用抗感染药物。做好痰液标本等的留取，标本及时送检，为抗菌药物的选择提供依据，加强营养，提高机体抵抗力。严格执行消毒隔离制度，提高防范意识，加强手部卫生，采取标准预防措施，切断传播途径；做好呼吸机管道的护理，当管路破损或污染时应及时更换；及时排空呼吸机管道内的冷凝水；定期检查人工气囊或持续监测气囊压力，压力维持在 25 ~ 30 cmH$_2$O，予声门下分泌物吸引；评估脱机拔管指征，根据病情尽量减少机械通气的时间；积极治疗基础性疾病。

（二）观察护理

1. 评估

神经系统：GCS 评分 7T 分，双侧瞳孔等大等圆，直径约 3 mm，对光反射灵敏。

呼吸系统：胸部 X 线片提示胸腔积液，气管插管接呼吸机辅助通气（SIMV 模式，潮气量 420 mL，呼吸频率 16 次 / 分，吸入氧浓度 49%，PEEP 3 cmH$_2$O），脉搏 93 次 / 分，呼吸 16 次 / 分，血压 108/70 mmHg，血氧饱和度 100%，后更换 CAPA 模式（FiO$_2$ 45%，PEEP 3 cmH$_2$O），血气分析：酸碱度 7.480，二氧化碳分压 32.00 mmHg，氧分压 170.00 mmHg，实际碳酸氢盐 23.9 mmol/L，碱剩余 1 mmol/L，经皮气管切开术后接呼吸机 CPAP 模式，逐渐脱机过渡到高流量氧机给氧，T 管高流量给氧，心率 80 ～ 110 次 / 分，血压 96 ～ 120/56 ～ 76 mmHg，外周血氧饱和度 100%。血气分析：酸碱度 7.490，二氧化碳分压 40.90 mmHg，氧分压 161.00 mmHg，实际碳酸氢盐 31.1 mmol/L，碱剩余 8 mmol/L。

泌尿系统：1 000 ～ 2 000 mL/24 h，尿液由澄清突变血尿，经治疗后无肉眼血尿。

循环系统：2023-07-04 起小剂量多巴胺维持血压，血压 89 ～ 130/40 ～ 70 mmHg，双下肢搏动正常。脑钠肽（BNP） 404 pg/mL。

消化系统：禁食期间，予静脉内营养支持；胃镜下停留鼻空肠管，予伊力佳 500 ～ 1 000 mL/24 h 匀速，未出现反流。

内分泌系统：血糖波动 7 ～ 14.1 mmol/L，予胰岛素泵控制血糖。

凝血指标：凝血酶原时间 12.7 s，凝血酶原活度 79%，部分凝血活酶时间 30.4 s，纤维蛋白原 2.61 g/L，凝血酶时间 16.1 s，抗凝血酶Ⅲ 48%，D- 二聚体 373 ng/mL。

2. 护理

病房保持适宜的温度、湿度，保持安静，提供一个舒适的居住环境。密切观察患者生命体征变化情况，做好气道护理，按需吸痰，保持气道的通畅，评估患者痰液的性质和量，关注血气分析结果。严格控制输液量和滴速，条件允许情况下使用输液泵控制滴速，以免增加心肺负担，造成心力衰竭甚至多器官衰竭，输液过程中密切观察患者反应，准确记录液体输入量和输出量，评估病情变化。

（1）体温过高：与肺部感染有关。

1）护理措施：密切监测患者体温变化情况，予物理降温，及时更换衣物，监测出入量变化情况，及时补充液体，遵医嘱使用抗生素抗感染。

2）护理评价：患者体温较前明显下降，无发热。

（2）清理呼吸道无效：与肺部感染、呼吸道分泌物多有关。

1）护理措施：做好气管插管、气管切开患者的护理，加强气道湿化，按需吸痰，监测气囊的压力，予声门下分泌物吸引，配合医生做好纤维支气管镜吸痰，保持呼吸道的通畅。遵医嘱规范使用抗感染药物，规范气管切开的伤口换药，监测有无皮下血肿，气肿，伤口渗血、渗液的发生。

2）护理评价：患者痰液较前减少，无发热，白细胞下降。

（3）有皮肤完整性受损的危险：与长期卧床有关。

1）护理措施：使用 Braden 评分表对患者进行压力性损伤风险评估，根据评分结果制订相应的预防措施；协助患者翻身，摆放肢体，保持一个舒适的功能体位；使用气垫床、水垫、泡沫敷料等减压装置，以减少对受压部位的压力，受压皮肤完整部位涂抹赛肤润、泡沫敷料等进行保护，预防压力性损伤的发生。

2）护理评价：患者皮肤完好，无压力性损伤的发生。

（4）潜在并发症：深静脉血栓的形成，与患者长期卧床、活动减少有关。

1）护理措施：予静脉血栓风险评估，查看入室后相关的检查，排除有血栓后，遵医嘱采取间歇充气加压装置及梯度压力弹力袜等减少下肢深静脉血栓形成率。功能康复指导结合患者实况开展早期功能训练，加速血液回流，降低下肢深静脉血栓率，协助患者予被动的踝泵运动；遵医嘱予贝米肝素等药物预防深静脉血栓形成。

2）护理评价：彩超结果示，患者双下肢血流通畅，住院期间没有出现下肢深静脉血栓。

（三）生活护理

（1）饮食护理：患者胃管置入困难，予内镜中心辅助行鼻空肠管置入术，鼻空肠管较胃管较细小，护理期间注意妥善固定胃管，鼻饲前后予温开水检查管道的通畅性，口服药需充分碾碎，溶解后予鼻饲，避免堵管，做好管道的维护，给予肠内营养，间断温开水冲管，保持管道的通畅，遵医嘱给予静脉内营养，保证足够能量及营养供给；每天进行肠内营养耐受评估，密切关注患者各项营养指标，注意抬高床头，避免反流误吸；患者发热期间，遵医嘱予少量温开水鼻饲，避免一次性进食过多。

（2）皮肤护理：保持面部干洁，注意眼睛、耳朵分泌物的及时清洁，每天给予葡萄糖酸氯己定湿巾床上擦浴，更换衣物，保持皮肤清洁，发热出汗后，及时擦干身体，更换衣物，床上大便后及时清理，避免刺激皮肤。保持床单位的整洁，皮肤干洁，避免感染。

（3）遵医嘱予开塞露等辅助排便，保持大便通畅，避免便秘。

（四）心理护理

与家属做好沟通，告知家属患者的病情变化，取得家属的配合和同意。并鼓励家属树立战胜疾病的信心，保持乐观的态度去照顾患者，给予患者更多来自家庭的支持。

（五）健康教育

向家属讲解康复锻炼的意义，鼓励家庭支持，使家属能主动配合，提高功能锻炼效果。讲解相关疾病知识和预后情况，指导他们正确使用药物，避免自行成医，出现身体不适等状况时，及时就医。

【小结】

重症肺炎是由肺组织（细支气管、肺泡、间质）炎症发展到一定疾病阶段，恶化加重形成，引起器官功能障碍甚至危及生命，重症肺炎的护理需要全面而细致的管理，确保患者能够得到有效的治疗和护理，从而促进其早日康复。

【参考文献】

［1］杨诗秀. 重症监护病房重症肺炎合并呼吸衰竭患者的护理研究［J］. 中国医药指南，2021，19（11）：185-186.

［2］于翠香，王西艳.《中国成人医院获得性肺炎与呼吸机相关性肺炎诊断和治疗指南（2018年版）》解读［J］. 中国医刊，2021，56（9）：951-953.

［3］武利凤. 预见性护理干预预防脑梗死患者下肢深静脉血栓形成的效果［J］. 吉林医学，2023，44（11）：3227-3230.

（张艳艳）

案例 3　重症肺炎伴腹胀

【案例介绍】

（一）一般资料

患者男，65 岁。

主诉：（代诉）反复咳嗽、咳痰伴气促 4 月余。

现病史：患者 4 月余前出现咳嗽、咳黄色黏痰，伴气促明显于外院 ICU 住院就诊，住院期间多次痰培养提示 MDRAB（对多黏菌素、替加环素、米诺环素敏感）、鲍曼不动杆菌、嗜麦芽窄食单胞菌；中段尿培养提示：热带假丝酵母菌。无法脱离呼吸机。现为进一步治疗，转至重症医学科。

（二）病史

既往史：平素健康状况较差，因早产而大脑性瘫痪，遗留四肢萎缩，无法言语；3 年前因"脑梗死"，遗留右侧肢体瘫痪，否认药物、食物过敏史。

（三）医护过程

体格检查：被动体位，平车入室，查体不合作，停留气管切开套管接呼吸机辅助通气（P–SIMV 模式），体温 36.3℃，脉搏 87 次 / 分，呼吸 18 次 / 分，血压 124/56 mmHg。患者神清，不言语，查体不合作，GCS 评分：E4VTM4，双侧瞳孔等圆等大，左瞳孔 2.0 mm，右瞳孔 2.0 mm，对光反射正常。双肺呼吸音粗，双肺可闻及散在湿啰音，心率 87 次 / 分，心律齐整，心音正常，未闻及额外心音，未闻及杂音，腹平软。四肢肌肉萎缩，肌力 0 级，肌张力增高。骶尾部可见 8 cm×8 cm，Ⅲ期压疮。足背动脉搏动正常，生理反射存在，病理反射未引出。留置胃管、尿管、左贵要经外周静脉穿刺的中心静脉导管（PICC），各管道通畅。

临床诊断：①重症肺炎；②炎症后肺纤维化？③双侧胸腔积液；④慢性心力衰竭；⑤大脑性瘫痪；⑥骶尾区Ⅲ期压疮。

治疗经过：患者气管切开接呼吸机辅助通气，SIMV-PC 模式（f 22 次 / 分，P 20 cmH$_2$O，FiO$_2$ 60%，PEEP 6 cmH$_2$O），予纤维支气管镜吸痰，可见隆突黏膜红肿破损，黏膜稍红肿。右侧主支气管可见脓苔；左侧支气管及右侧支气管均可见少量白色稀薄痰液喷出，双侧支气管黏膜充血水肿。入院第三天，予去甲肾上腺素维持血压。报危急值：高敏肌钙蛋白 T 高，床边心电图无明显心肌梗死样改变，心脏彩超提示收缩功能下降，患者腹部膨隆明显，叩诊呈鼓音，床边超声提示胃肠气体多，有发热，最高体温 38.6℃，予抗感染、雾化祛痰治疗。开塞露通便效果不佳后予甘油灌肠，腹胀依然明显，中医科会诊后予中药灌肠及中药封包热敷腹部，加以口服乳果糖、双歧杆菌三联活菌肠溶胶囊、甲氧氯普胺等促进胃动力，改善肠道菌群，软化大便，骶尾部伤口加强换药，多次纤维支气管镜吸痰治疗，氧合较好时予 T 管试脱机，最终脱机成功。

【护理】

（一）治疗护理

1. 用药护理

（1）氢吗啡酮镇痛。

（2）吡非尼酮抗纤维化治疗。

（3）头孢哌酮舒巴坦抗感染治疗，中段尿培养提示肺炎克雷伯菌，对头孢他啶 – 阿维巴坦及黏菌素敏感。

（4）予开塞露通便，乳果糖、双歧杆菌三联活菌肠溶胶囊软化大便，调节肠道菌群。

（5）诺欣妥、达格列净、螺内酯加强抗心衰治疗。

（6）呋塞米，利尿，减轻四肢水肿，减轻心脏负荷。

（7）沙丁胺醇、异丙托溴铵雾化祛痰。

（8）雷贝拉唑护胃。

（9）去甲肾上腺素维持血压。

2. 疼痛护理

对患者进行动态连续的镇痛评估，遵医嘱使用镇痛药物，逐渐减量，及时停药，在评估的同时，遵医嘱调整镇痛药物的剂量。严密监测患者的生命体征变化情况，避免低血压、低血氧。加强人文关怀，对患者采取音乐治疗，播放舒缓、合适的音乐。及时清理呼吸道分泌物，做好气道的护理。做好患者的生活护理，加强骶尾部压力性损伤的护理，减少疼痛的因素。

3. 肺部感染护理

采取严谨的促排痰策略：依据痰液的具体特性，精准评估湿化需求，并妥善实施气道湿化措施。严格遵循医嘱，执行雾化吸入治疗，同时积极协助患者进行体位转换及背部拍打，促进痰液的有效排出。确保及时清除痰液，维持气道的畅通。密切关注患者痰液的量及性质变化，并强化口腔护理工作，确保口腔环境的清洁与卫生，避免痰痂的形成。与医疗团队紧密合作，执行纤维支气管镜吸痰操作，并严格遵守无菌操作规范。在药物治疗方面，应严格按照医嘱规范使用抗感染药物，并精确控制用药时间间隔，以保障药物的疗效。同时，需密切关注患者用药后的反应情况，以便医生及时调整治疗方案。

（二）观察护理

1. 评估

神经系统：RASS 0 分，CPOT 4 分，GCS 评分 E4VTM4，双侧瞳孔等圆等大，左瞳孔 2.0 mm，右瞳孔 2.0 mm，对光反射正常。

呼吸系统：双肺呼吸音粗，双肺可闻及散在湿啰音，入室血气：酸碱度 7.323，二氧化碳分压 49.50 mmHg，氧分压 146.00 mmHg，总二氧化碳浓度 27 mmol/L，实际碳酸氢盐 25.7 mmol/L，碱剩余 0 mmol/L，氧饱和度 99.0%。胸部 CT 平扫：①双肺多发渗出；②双侧胸腔中有大量积液。经治疗脱机成功，予 T 管高流量给氧。血气分析：氧分压 253.00 mmHg，实际碳酸氢盐 28.9 mmol/L，碱剩余 4 mmol/L，氧饱和度 100.0%。

泌尿系统：中段尿培养、菌落计数，肺炎克雷伯菌对头孢他啶 - 阿维巴坦、黏菌素敏感。予呋塞米利尿，每日尿量 1 000 ~ 2 000 mL。肌酐正常。

循环系统：入院第三天去甲 0.01 ~ 0.05 μg/（min·kg）维持血压，后期小剂量维持，至暂停，四肢水肿，双下肢搏动正常。

消化系统：予禁食、胃肠减压期间，给予静脉内营养支持，后期予静脉内营养支持 + 能全力 12 ~ 50 mL/h。

内分泌系统：血糖 6.0 ~ 9.0 mmol/L。

凝血指标：凝血酶原时间 11.0 s，凝血酶原活度 100%，凝血酶原国际比值 1.00，部分凝血活酶时间 32.6 s，纤维蛋白原 3.35 g/L，D- 二聚体 241 ng/mL。

其他：骶尾部可见 8 cm×8 cm Ⅲ 期压疮，胃管、尿管、左贵要 PICC 管，管路通畅。

2. 护理

（1）病房保持适宜的温度、湿度，保持安静，提供一个舒适的居住环境。保持舒适体位，无禁忌证时床头抬高 30°～45°。

（2）密切观察患者生命体征的变化情况，以及血氧变化情况。

（3）加强各管道的固定，避免意外脱管，定期更换管道的各附属装置；PICC 管道使用期间，做好班班交接，注意监测管道的外露、臂围情况，穿刺点有无渗血、渗液，导管回抽是否有回血，无特殊，定期更换敷料，输液前后给予生理盐水冲管。

（4）气体交换受损：与肺部感染，肺纤维化，呼吸道分泌物增多有关。

1）护理措施：①促进有效排痰，患者痰液黏稠，根据痰液的性质，评估湿化程度，做好气道的湿化，遵医嘱执行雾化吸入，协助患者翻身拍背，及时吸痰，保持气道通畅，注意观察患者痰液的量、性质，加强口腔护理，保持口腔清洁，无痰痂。配合医生做好纤维支气管镜吸痰、严格无菌要求，做好手卫生。②遵医嘱规范使用抗感染药物，严格按照时间间隔要求执行，保持药物的疗效，注意观察用药后的反应。③患者耐药菌感染，严格执行清洁、消毒措施。患者的物品尽可能做到一次性使用，不能一次性使用的则应做到一用一消。仪器和设备使用后进行清洁消毒，加强手卫生，避免交叉感染，医疗废物应严格放置于黄色医疗废物袋中，双层扎紧，标注好医疗废物，放置于指定位置。严格执行消毒隔离管理制度，做好标准性预防措施和接触性隔离措施，遵循无菌技术原则，预防呼吸机相关肺炎（VAP）的发生。④做好气切切口和套管护理。每日给予气管切开伤口处消毒、换药，保持气切伤口周围皮肤清洁、干燥，气管套管口用纱布覆盖防止异物落入。严格无菌操作，气道内吸痰、口腔吸痰严格区分，预防感染。⑤撤离呼吸机后，加强气道管理，做好气道湿化，避免再次上机。

2）护理评价：患者痰液较前减少，感染指标下降，氧合改善，试脱机成功，T 管中流量吸氧，无发热。

（5）皮肤完整性受损：与长期卧床有关。

1）护理措施：①风险评估。使用 Braden 评分表对患者进行压力性损伤风险评估，根据评分结果制订相应的预防措施。体位评估：对受压部位皮肤进行评估，去除安全隐患。定期监测：每日进行皮肤检查和清洁，及时发现并处理潜在的风险因素。②按需协助患者翻身，摆放肢体，保持一个舒适的功能体位；使用气垫床、水垫、泡沫敷料等减压装置，减少对受压部位的压力，受压皮肤完整部位涂抹赛肤润进行保护，预防压力性损伤的加重及预防新的压力性损伤的发生；保持床单位的整洁，皮肤干洁，避免感染；患者腹胀，肠内营养减少，遵医嘱予静脉内营养，输注白蛋白，提供必要的营养支持，以增强其整体康复能力，提高机体抵抗力。③请示重症医学科伤口专科护士，制订针对性措施给予护理指导，予聚维酮消毒，藻酸盐覆盖，美皮康敷料保护，灌肠、大便后有污染时及时更换，伤口加强换药，按需翻身，做好皮肤的护理，灌肠排便后及时清理，保持肛周、骶尾部的干洁。

2）护理评价：3 期压力性损伤伤口范围逐渐缩小，最终愈合。

（6）腹胀：与长期卧床、肠胀气有关。

1）护理措施：①密切监测患者腹胀变化，关注腹围变化情况，及时报告医生，顺时针按摩腹部，促进胃肠蠕动，遵医嘱予开塞露通便、甘油灌肠、乳果糖口服等措施通便、软化大便、调节肠道菌群，促进胃动力。灌肠时，动作轻柔，温度、高度适宜，避免增加患者的不适感，灌肠后，注意观察患者的排便情况。②多学科合作，中西医结合，遵医嘱予中药灌肠、中药封包外敷，增强胃肠蠕动、改善胃肠功能，使用中药外敷期间注意观察患者治疗后的效果评价，有异常及时与医生沟通。③评估患者的生命体征，各系统的状况，制订个性化的康复锻炼计划，早期开展康复锻炼，患者无法进行主动运动，护理人员应协助患者进行被动运动，在锻炼过程中注意患者的疼痛反应，适当调整锻炼强度，评估康复疗效。医护合作，多学科合作，请求康复科予专业的康复锻炼。

2）护理评价：患者有大便排出，腹胀缓解，腹软。

（7）疼痛：与骶尾部压力性损伤的发生有关。

1）护理措施：遵医嘱使用镇痛药物，多学科合作，予专业指导护理，加强骶尾部伤口换药及敷料的使用，灌肠后及时清理大便，翻身后予功能体位的摆放。

2）护理评价：患者伤口逐渐愈合，疼痛减轻。

（三）生活护理

（1）饮食护理：禁食期间，给予静脉营养。留置胃管，尽早开始肠内营养，小剂量开始，逐渐加量，匀速饮食，避免一次性进食过多，鼻饲前抬高床头，避免反流误吸，监测胃潴留情况，每天进行肠内营养耐受评估，密切关注患者各项营养指标。

（2）皮肤护理：保持面部干洁，注意眼睛、耳朵分泌物的及时清洁，每天葡萄糖酸氯己定湿巾给予床上擦浴，会阴抹洗，重点腋窝、指缝、腹股沟等部位清洁，保持皮肤的干洁，每周床上洗发。

（四）心理护理

加强与患者的沟通，虽无法回应，但患者可听见声音，做操作前注意与患者的沟通，争取患者的配合。加强与患者家属对病情的沟通，告知病情变化情况。

（五）健康教育

向家属讲解康复锻炼的意义，鼓励家庭支持，使家属能主动配合，提高功能锻炼效果，指导照顾者掌握压力性损伤危险因素的正确评估方法和预防护理措施，使其出院后对患者实施正确的护理，避免压力性损伤的再次发生。

【小结】

中药热敷为传统外治之法，将中药加入布袋内加热，借助热效应及药效通过表皮层透入人体经络，起到温经散寒、活血通络之效，有助于增强胃肠蠕动、改善胃肠功能，促进腹部滞留气体排出。

【参考文献】

[1] 姚青芳，江湖，文雪柯，等. 院外带入压力性损伤的护理研究进展 [J]. 当代护士（上旬刊），2023，30（05）：15-18.

[2] 彭刚艺，陈伟菊. 临床护理技术规范 [M]. 2版. 广州：广东科技出版社，2022.

[3] 崔雯，马楠楠. 早期肺康复训练对重症肺炎机械通气患者的效果 [J]. 中国医学创新，2023，20（11）：86-90.

[4] 王亮霞，欧阳露露. 中药热敷联合穴位按摩对 ICU 机械通气伴腹胀患者胃肠功能恢复的影响 [J]. 医疗装备，2024，37（08）：140-143.

[5] 洪林娟，林彩云，高晶晶. 中药封包联合穴位贴敷在剖腹产后促进肠蠕动和排气排便的运用 [J]. 基层医学论坛，2023，27（15）：120-122.

[6] 黄成琼. 重症肺炎患者的护理措施 [J]. 人人健康，2023（11）：26.

（张艳艳）

案例 4　重症肺炎

【案例介绍】

（一）一般资料

患者男，76 岁。

主诉：（代诉）呼吸困难 5 月余。

现病史：患者于 5 月余前无明显诱因下出现咳嗽、咳痰，多为黄白色痰，伴气促、发热，为不规则热，峰值 38.5℃，伴意识昏迷，于外院治疗，行气管插管接呼吸机辅助呼吸，痰培养提示多重耐药铜绿假单胞菌，患者未能顺利脱离呼吸机，今日转我院 ICU 治疗。

（二）病史

既往史：3 个月前阴囊破溃，行阴囊脓肿切开引流术。

个人史：吸烟 10 年，平均 2 支 / 日，已戒烟，无其他不良嗜好。

（三）医护过程

体格检查：神志昏迷，平卧位，平车入室，查体不合作。停留经鼻气管插管接呼吸机辅助通气（SIMV 模式，潮气量 380 mL，呼吸频率 18 次 / 分，吸入氧浓度 50%，PEEP 3 cmH$_2$O），心率 88 次 / 分，呼吸 18 次 / 分，血压 76/42 mmHg，血氧饱和度 99%，体温 38.0℃，GCS 评分 7T 分，双侧瞳孔等大等圆，直径约 3 mm，对光反射稍迟钝；双肺叩诊呈清音。呼吸规整，双肺呼吸音粗，双肺可闻及散在湿啰音，语音传导不配合，心律齐，未闻及杂音；腹部平坦，腹肌柔软，压痛、反跳痛不配合，肠鸣音正常，未闻及腹部血管杂音。骶部可见Ⅳ期压疮，VSD 负压引流状态，四肢无明显水肿，四肢肌张力增强、肌力查体不配合，病理征阴性，双下肢足背动脉搏动正常，停留胃管、右颈内静脉置管、尿管，管道通畅。

临床诊断：①重症肺炎；②受压区Ⅳ期压疮；③高血压病 3 级（极高危）；④冠状动脉粥样硬化性心脏病。

治疗经过：患者停留经鼻气管插管接呼吸机辅助通气（SIMV 模式，潮气量 380 mL，呼吸频率 18 次 / 分，吸入氧浓度 50%，PEEP 3 cmH$_2$O），入室后予完善相关检查，拔除右颈深静脉导管并送细菌培养，留置左股静脉置管，原 VSD 负压有漏气，于骶尾部行"骶尾部压疮清创 +VSD 负压引流术"，予纤维支气管镜治疗，氧合较好时尝试脱机治疗，其余予抗感染治疗，预防性补充维生素 K$_1$、祛痰、平喘、护胃、维持有效循环、内环境稳定、输注同型血制品、改善贫血、营养支持等对症治疗。

【护理】

（一）治疗护理

1. 用药护理

（1）拉氧头孢、头孢哌酮舒巴坦钠抗感染治疗。

（2）去甲肾上腺素维持血压。

（3）沙丁胺醇、异丙托溴铵雾化祛痰。

（4）雷贝拉唑护胃。

（5）静脉营养袋 24 h，能全力给予营养支持。

2. 输血护理

血红蛋白 57.00 g/L，遵医嘱予红细胞静脉输注，输血前进行交叉配型，输血从始至终严格做好患者查对制度，避免意外的发生，在输血过程中，密切监测患者的反应及生命体征变化情况，特别是输血开始的前 15 分钟内，患者自身有发热，注意观察患者有无其他输血反应的发生，注意输血的速度，不宜过快，红细胞出血库后 4 小时内输注完毕，输血结束后也需注意观察患者的反应。

3. 发热护理

密切监测患者体温变化情况，采用冰敷等物理降温方式降低患者的体温，遵医嘱留取血培养，注意观察患者尿量变化情况，避免出汗过多而导致电解质失衡，防止着凉，遵医嘱补充液体，使用抗生素抗感染治疗，密切监测感染指标，及时调整抗生素，治疗发热原发病，密切监测生命体征变化情况，警惕感染性休克的加重。

4. 疼痛护理

对患者进行动态连续的镇静、镇痛评估，遵医嘱使用镇静、镇痛药物，执行每日唤醒，逐渐减量，及时停药，在评估的同时，遵医嘱调整镇静、镇痛药物的剂量。使用镇静过程中，严密监测患者的生命体征变化情况，避免低血压、低血氧。对患者采取音乐治疗，舒缓、合适的音乐，可缓解患者烦躁不安的情绪，保持镇静，减少镇静药物的使用。镇静、镇痛药物使用过程中，患者咳嗽反射减弱，及时清理呼吸道分泌物，做好气道的护理。做好患者的生活护理，减少疼痛的外在因素。

5. 肺部感染护理

采取有效的促排痰措施：患者痰液黏稠，根据痰液的性质，评估其湿化程度，并实施恰当的气道湿化，严格遵照医嘱执行雾化吸入治疗，协助患者进行翻身拍背以促进痰液的有效排出，积极体位引流，及时吸痰，确保气道通畅，注意观察患者痰液的量、性质的变化；加强口腔护理，保持口腔清洁，预防痰痂形成。及时清除管道内的冷凝水；定期检查人工气囊或持续监测气囊压力，确保其压力在适宜的范围内（25 ~ 30 cmH$_2$O）；根据患者病情评估拔管指征，减少不必要的机械通气时间，并积极治疗原发病。

（二）观察护理

1. 评估

神经系统：RASS −4 分，CPOT 2 分，GCS 评分 7T 分，双侧瞳孔等大等圆，直径约 3 mm，对光反射稍迟钝。

呼吸系统：经鼻气管插管接呼吸机辅助通气（SIMV 模式，潮气量 380 mL，呼吸频率 18 次 / 分，吸入氧浓度 50%，PEEP 3 cmH$_2$O），双肺叩诊呈清音。呼吸规整，双肺呼吸音粗，双肺可闻及散在湿啰音，语音传导不配合，Ⅲ度中量黏稠痰。入室血气：pH 7.512，PaCO$_2$ 41.7 mmHg，PaO$_2$ 104 mmHg，BE 10 mmol/L，HCO$_3^-$ 33.4 mmol/L，SaO$_2$ 98%；胸部前后位（床边）：①双肺多发感染性病变；②拟双侧胸腔积液。

泌尿系统：尿量约 2 000 mL/24 h；尿液分析：潜血弱阳性。

循环系统：去甲 0.01 ～ 0.1 μg/（min·kg）维持血压，中心静脉压 3 ～ 9 mmHg，四肢无明显水肿，双下肢搏动正常。

消化系统：留置胃管，予肠内营养，能全力 25 mL/h。

内分泌系统：血糖 6.0 ～ 11.0 mmol/L。

凝血指标：凝血酶原时间 14.1 s，凝血酶原活度 67%，凝血酶原比值 1.28，纤维蛋白原 4.49 g/L，彩超：双下肢静脉血流通畅。

其他：阴囊有陈旧性伤痕，骶尾部 Ⅳ 期压力性损伤，VSD 负压吸引状态。

2. 护理

病房保持适宜的温度、湿度，保持安静，提供一个舒适的居住环境。保持舒适体位，无禁忌证时床头抬高 30° ～ 45°。密切观察患者生命体征的变化情况，做好气道护理，注意患者的血氧饱和度，出入量的变化情况。留置深静脉置管、尿管、胃管、气管插管等，注意妥善固定导管，评估患者的神志变化情况，适当予以保护性约束，避免意外脱管，保持管道通畅，做好管道的维护，定期更换管道附属装置。重新置管时，严格执行无菌操作，注意手卫生，怀疑管道感染时，做好管道的细菌培养，定期评估各管道的留置时间及作用，及时拔管，减少管道感染的发生。

（1）气体交换受损：与患者肺部感染、呼吸道分泌物黏稠有关。

1）护理措施：在对气管插管患者的护理过程中，需严格遵循常规护理流程，强化气道的湿化处理。细致观察患者的痰液量及其性质，确保对气囊压力进行持续监测，维护其适宜状态。在配合医疗团队进行纤维支气管镜吸痰操作时，应确保操作规范、安全。严格遵照医嘱，规范使用抗感染药物，确保患者得到及时、有效的治疗。患者多重耐药菌感染，严格执行清洁、消毒措施：患者的物品尽可能做到一次性使用，不能一次性使用的则应做到一用一消。听诊器、呼吸机、监护仪和输液泵等仪器和设备使用后用消毒湿巾进行擦拭，加强手卫生，避免交叉感染，医疗废物应严格放置于黄色医疗废物袋中，双层扎紧，标注好医疗废物，放置于指定位置。严格执行消毒隔离管理制度，确保各项标准性预防措施与接触性隔离措施得到妥善实施。遵循无菌技术原则，以严谨、细致的态度落实预防呼吸机相关肺炎发生的各项措施，确保患者安全及医疗质量。

2）护理评价：患者未脱机，但双肺呼吸音对称，双侧未闻及干、湿啰音，痰液减少。

（2）皮肤完整性受损：与长期卧床、发热有关。

1）护理措施：①风险评估，使用 Braden 评分表对患者进行压力性损伤风险评估，根据评分结果制订相应的预防措施。体位评估，对受压部位皮肤进行评估，去除安全隐患。定期监测，每日进行皮肤检查和清洁，及时发现并处理潜在的危险因素。②按需协助患者翻身，摆放肢体，保持一个舒适的体位；使用气垫床、水垫、泡沫敷料等减压装置，减少对受压部位的压力；

保持皮肤干燥清洁，避免感染，提供必要的营养支持，增强其整体康复能力。③骶尾部Ⅳ期压力性损伤，加强换药处理，多学科合作，予骶尾部压疮清创+VSD 负压引流术，VSD 引流时，注意观察引流液的量和颜色，并定期更换引流瓶，协助患者翻身时不拉扯、按压或弯曲引流管，保持一个持续有效的负压。发现密闭性不良时，及时报告医生，协助处理。

2）护理评价：患者骶尾部压力性损伤范围较入院时减少，其他部位无压力性损伤。

（三）生活护理

（1）饮食护理：留置胃管，注意保持管道的通畅，给予肠内营养，遵医嘱给予静脉内营养，保证足够能量及营养供给；每天进行肠内营养耐受评估，密切关注患者各项营养指标，注意抬高床头，避免反流误吸，患者发热期间，遵医嘱予少量温开水鼻饲。

（2）皮肤护理：确保个人卫生状况，维持面部的干洁，特别注意眼睛、耳朵等敏感区域的分泌物，需做到及时清理，每天给予葡萄糖酸氯己定湿巾进行身体擦浴，更换整洁的衣物，以维持皮肤的清洁与舒适，出现发热或出汗后，应立即采取措施擦干身体，并更换衣物，以防汗液对皮肤造成不良影响，床上排便时，及时清理，避免对皮肤及骶尾部伤口产生刺激，确保该区域保持干洁。每日还需对会阴部位进行细致的清洁护理，以保持其干洁状态。

（3）口腔护理：为预防口腔感染，每日至少进行两次口腔清洁。同时，需及时执行吸痰操作，确保气管插管不被分泌物堵塞，并防止分泌物在口腔内积聚形成痰痂，降低口腔感染的风险。

（四）心理护理

镇静药物减少或暂停时，注意观察患者的神志、情绪变化状况，及时给予心理安慰，做好有效沟通；积极与家属沟通，了解家属的心理需求，鼓励家属在探视时给予患者更多的信心支持。

（五）健康教育

叮嘱患者家属转院后要配合医务人员进行康复训练，向家属讲解功能锻炼的意义，使家属能主动配合，提高功能锻炼效果。指导家属关于压力性损伤的护理，勤翻身，借助一些预防用物减轻患者的不适感，对重症肺炎知识的教育，使其了解肺炎的病因和诱因。

【小结】

见案例 2 "肺炎合并呼吸衰竭"。

【参考文献】

［1］刘艳，包茜，张燕丹．多重耐药菌感染护理策略在神经内科重症监护室患者中的应用效果［J］．中西医结合护理（中英文），2023，9（04）：84-86.

［2］中华医学会重症医学分会重症呼吸学组，中国临床实践指南联盟．中国成人重症患者镇痛管理专家共识［J］．中华重症医学电子杂志，2023，09（2）：97-115.

［3］于翠香，王西艳．《中国成人医院获得性肺炎与呼吸机相关性肺炎诊断和治疗指南（2018 年版）》解读［J］．中国医刊，2021，56（9）：951-953.

［4］血管导管相关感染预防与控制指南（2021 版）［J］．中国感染控制杂志，2021，20（4）：387-388.

（张艳艳）

案例 5 肺部感染

【案例介绍】

（一）一般资料

患者男，67 岁。

主诉：气促 2 日余，加重 1 日。

现病史：患者 2 日前无明显诱因出现气促、气喘，伴头痛、发热，最高
37.2℃，无四肢酸痛、有背部肌肉酸痛。偶有咳嗽，咳出少量灰褐色黏稠痰
液。1 日前症状加重，精神、食欲差。今日因"呼吸困难 2 小时"，意识不
清，家属呼叫"120"，我院急诊出车接回。到现场时患者出现昏迷状、点头
呼吸、面色晦暗，测血氧 52%，搬运期间意识障碍加重，大动脉搏动不清。
我院急诊科拟诊断"呼吸衰竭、慢性阻塞性肺气肿支气管炎伴急性加重"，
行气管插管，吸痰、机械通气辅助呼吸后转入重症医学科进一步诊治。

（二）病史

既往史：既往慢性阻塞性肺疾病病史 5 年余，经尿道膀胱镜膀胱激光碎
石取石术。

家族史：母亲曾患"肺气肿"。

（三）医护过程

体格检查：体温 38.5℃，脉搏 100 次 / 分，呼吸 18 次 / 分，血压 100/
70 mmHg。神志深度昏迷，被动体位，平车入室，查体不合作。双侧瞳孔等
圆等大，左瞳孔 2.5 mm，右瞳孔 2.5 mm，对光反射迟钝，全身皮肤黏膜色泽

正常，未见皮疹，未见皮下出血点及瘀斑，未见皮下结节或肿块。头颅大小正常，无畸形。心脏相对浊音界正常，心率100次/分，心律齐；腹软，肝脾未触及，肠鸣音正常。四肢无畸形，关节无红肿、强直，肌肉无萎缩，下肢静脉无曲张，无杵状指（趾），四肢关节活动正常，四肢肌力 V 级，肌张力正常，足动脉搏动正常。

临床诊断：①肺部感染；②Ⅱ型呼吸衰竭；③肺性脑病；④阻塞性肺气肿性支气管炎伴急性加重；⑤感染性休克?

治疗经过：2024-01-31 拔除经口气管插管，并予鼻导管高流量吸氧，2024-02-02 患者烦躁不安，不能对答，予高流量通气后血氧饱和度仍上升不明显，行气管插管及呼吸机辅助通气，患者肺功能差，脱机拔管困难，2024-02-07 13:00 予以拔除经口气管插管后转呼吸科继续治疗。

【护理】

（一）治疗护理

1. 用药护理

头孢哌酮钠他唑巴坦钠、亚胺培南、左氧氟沙星、美罗培南、多黏菌素 E 甲磺酸钠、替加环素、甲苯磺酸奥马环素抗感染治疗。

2. 高热护理

降低体温，常采用的有物理降温，如冰袋、冰敷、冰枕等，若腋窝温度＞38.5℃时遵医嘱给予药物降温，30分钟后复测体温。持续高热患者应用冰毯机等特殊物理降温设备。

3. 肺部感染护理

保持呼吸道通畅，采取有利于呼吸的体位，每天给予机械排痰，鼓励患者多咳嗽排痰，必要时给予雾化吸入。做好痰液的细菌培养。嘱患者保持良好的心情，必要时给予开塞露灌肠，保持大便通畅。

（二）观察护理

1. 评估

神经系统：神志深度昏迷，被动体位，双侧瞳孔等圆等大，左瞳孔2.5 mm，右瞳孔2.5 mm，对光反射迟钝，全身皮肤黏膜色泽正常。

呼吸系统：呼吸18次/分，听诊呼吸音稍减弱，偶有咳嗽，无咳痰。

循环系统：心脏相对浊音界正常，心率100次/分，律齐，各瓣膜区未闻及病理性杂音。

消化系统：未诉腹胀、腹痛等不适，腹软，肠鸣音正常，入院后未解大便。

2. 护理

（1）清理呼吸道无效：与呼吸道感染、痰液黏稠有关。

1）目标：肺部感染得到改善，痰液稀薄容易吸出。

2）措施：保持呼吸道通畅，为患者吸痰，吸痰前后需给予患者吸纯氧，以保证充足氧储备。吸痰时注意无菌操作。雾化吸入，有助于痰液的液化和咳出。

3）评价：患者肺部感染得到改善，痰液得到稀释。

（2）气体交换受损：与肺功能减退有关。

1）目标：患者呼吸平顺，氧气改善。

2）措施：保持室内温度适宜。给予有创呼吸机辅助呼吸，雾化吸入，稀释痰液，有利于痰液的排出。

3）评价：肺功能得到改善。

（3）皮肤完整性受损：与长期卧床有关。

1）目标：患者未在院内发生新的压疮，原有压疮未进一步恶化。

2）措施：严格交接制度，给气垫床，勤翻身，抬高床头 15°～30°。按照需要给予受压皮肤泡沫敷料进行保护。

3）评价：患者未在院内发生新的压疮，原有压疮未进一步恶化。

（4）语言沟通障碍：与机械通气有关。

1）目标：语言沟通得到改善。

2）措施：采取有效的交流方式和示意方法（如写字板、认字板）。

3）评价：呼唤沟通得到改善。

（5）有感染的风险：与长期气管切开，留置导尿有关，机体免疫力下降有关。

1）目标：感染在住院期间未发生。

2）措施：遵嘱使用抗生素，气管切开吸痰时注意无菌操作，定期更换导尿管。

3）评价：目前未发生感染。

（6）潜在并发症：误吸、呼吸机相关肺炎、呼吸机相关损伤、毒血症、深静脉血栓形成。

（三）生活护理

1. 饮食护理

（1）留置肠管，每天给予肠内营养，保证足够热量。

（2）每天进行肠内营养耐受评分。

（3）密切关注患者各项营养指标。

2. 皮肤护理

每天给予氯己定湿巾床上擦浴，保持皮肤清洁。

（四）心理护理

与家属和患者做好沟通，告知家属患者的病情变化，取得家属的配合和同意。并鼓励家属树立战胜疾病的信心，保持乐观的态度去照顾患者。

（五）健康教育

（1）保持呼吸道通畅，有痰及时咳出，掌握正确的咳痰方法。

（2）拍背：取坐位或侧卧位，家属将手指并拢，手背隆起，指关节微屈，从肺底自下而上，由外向内叩拍胸壁，震动气道，同时患者咳嗽，每侧肺叶叩击 1 ～ 3 分钟，每分钟 120 ～ 180 次，在饭前 30 min 或饭后 1 h 进行。

【小结】

肺部感染患者的护理工作既复杂又重要，它要求护理人员具备扎实的专业知识、丰富的实践经验和敏锐的观察力。在面对护理过程中的重点和难点时，护理人员需要灵活运用各种护理技巧和方法，确保患者得到全面、细致的照顾。同时，家属的参与和支持也是护理工作不可或缺的一部分。

【参考文献】

［1］孙明秀，左东辉，吴宇欣. 脑梗死患者合并肺部感染的危险因素及预防措施［J］. 湖南师范大学学报（医学版），2020，17（5）：87–89.

［2］杨鸿雁，袁菲，解红文. "互联网＋"持续性营养管理模式在脑梗死吞咽障碍患者家庭肠内营养中的应用研究［J］. 解放军护理杂志，2021，38（6）：9–12.

［3］胡荣. 急性脑梗死合并肺部感染的护理［J］. 护士进修杂志，2022，22（13）：1196.

［4］王沛沛，李勤娥，屈文龙，等. 急性脑梗死患者治疗中行康复护理的临床价值研究［J］. 实用心脑肺血管病杂志，2019，27（S1）：157–158.

（吴玉慧）

第二章
心内科急危重症护理

案例1　急性心肌梗死

【案例介绍】

（一）一般资料

患者男，62岁。

主诉：胸痛1个月，再发加重7天。

现病史：患者于1个月前开始无明显诱因下出现胸痛，为胸骨后持续性疼痛，非压榨样，无向他处放射，每次持续5分钟，伴大汗淋漓、面色苍白，无黑蒙、晕厥，无心悸、气促，无咳嗽、咳痰，无恶心、呕吐，双下肢无水肿，未自行服用任何药物。7天前患者胸痛症状加重，反复出现心前区压榨感，4小时前患者胸痛难以忍受，自行到达我院急诊就诊，首份心电图提示：窦性心律，显著ST段压低，T波异常。心肌酶示：CK-MB 14.06 ng/mL；Myo 67.7 ng/mL；cTnI 2.38 ng/mL。于04:15通知重症医学科紧急会诊，04:40给予阿司匹林300 mg、波利维300 mg、阿托伐他汀40 mg，口服，07:18启动导管室，07:26导管室激活，07:29家属签订介入知情同意书，07:43 患者到达介入室，07:56 行冠脉造影术，09:11 指引导丝通过血管。

（二）病史

既往史：否认高血压、糖尿病等慢性病病史，否认肝炎、结核等传染病史，预防接种史不详，否认药物、食物过敏史，否认手术史，否认外伤史，否认输血史。

（三）医护过程

体格检查：体温 36.5℃，脉搏 108 次 / 分，呼吸 21 次 / 分，血压 106/80 mmHg。平车入室，查体合作。

辅助检查：首份心电图提示，窦性心律，显著 ST 段压低，T 波异常；心肌酶示，CK–MB 14.06 ng/mL；Myo 67.7 ng/mL；cTnI 2.38 ng/mL。

临床诊断：①急性非 ST 段抬高型心肌梗死，Killip Ⅱ级；②心源性休克；③急性肾功能不全。

治疗经过：入院后完善相关检查，患者于 07:49 ~ 09:20 在放射科介入室局麻下行冠脉造影术，术中见右冠脉远段局限性狭窄 90%，长约 5 mm；左主干无异常，回旋支近段狭窄 90%，长约 5 mm；回旋支远段局限性狭窄 80%，长约 5 mm；前降支开口急性闭塞。穿刺右股动脉，置血管鞘，送主动脉气囊反搏（IABP）导管至左锁骨下动脉处，以 1 ：1 反搏。患者术中血氧饱和度低，请麻醉科行气管插管，并行球囊辅助通气，鉴于患者血氧饱和度较低而且比较烦躁，无法配合手术。故先处理回旋支近段病变，植入支架一枚，复查造影见支架扩张充分，回旋支近段狭窄消除，择期再处理前降支血管。患者目前血氧饱和度低、血压低，心脏泵功能衰竭，与患者家属沟通病情后计划转入重症医学科进一步治疗。治疗上予呼吸机辅助通气、禁食、胃肠减压、导尿、监测及控制血糖，维持球囊反搏、去甲肾上腺素 + 多巴胺维持血压、充分镇静、镇痛；遵心内科意见予双抗抗血小板、低分子量肝素抗凝；结合目前感染指标暂予头孢哌酮他唑巴坦抗感染；同时予营养心肌、护胃、调节酸碱平衡、增强免疫、营养支持等治疗。

【护理】

（一）治疗护理

1. 用药护理

（1）咪达唑仑镇静、瑞芬太尼镇痛。

（2）去甲肾上腺素、多巴胺维持血压。

（3）头孢哌酮他唑巴坦、美罗培南、利奈唑胺片抗感染。

（4）兰索拉唑护胃。

（5）低分子量肝素抗凝。

2. 急性心肌梗死护理

予心电图检查，必要时行 18 导联心电图检查，严密监测患者心率情况，遵医嘱予双抗治疗，监测患者心肌酶、凝血指标，注意患者黏膜、穿刺口等有无出血，注意患者瞳孔变化。严格控制出入液量，q2h 监测记录，匀速补液。

3. 冠脉造影介入术后护理

穿刺侧测肢体常规予加压止血 6 h，制动 12 h，穿刺侧肢体禁穿刺、禁测压。交接班落实腿围监测及足背动脉搏动情况，关注穿刺口是否有渗血和瘀斑，有异常及时报告医生，必要时予保护性约束进行制动。

4. 镇静、镇痛护理

遵医嘱使用镇静、镇痛药物，q4h 对患者进行镇静、镇痛评分，根据情况遵医嘱逐渐减量，调整药物后半小时复评一次，及时停药。

（二）观察护理

1. 评估

神经系统：GCS 评分 3T 分（镇静状态），神志昏迷，呼之不应，双侧瞳孔等大，直径 2.0 mm，对光反应迟钝。

呼吸系统：双肺呼吸音粗，双肺底可闻及湿啰音。血气分析：pH 7.251，PaO_2 42 mmHg，$PaCO_2$ 34.6 mmHg，HCO_3^- 15.2 mmol/L，BE –12 mmol/L，SaO_2 70%，Na^+ 142 mmol/L，K^+ 3.7 mmol/L，Hct 45%，Hb 45 g/dL，FiO_2 100%。

循环系统：予去甲肾上腺素 + 多巴胺维持血压，心前区无隆起，心尖搏动位于第 5 肋间左锁骨中线内侧 0.5 cm，心尖搏动正常，未触及震颤，未触及心包摩擦感，心脏相对浊音界正常，心率 108 次 / 分，心律齐整，心音正常，未闻及额外心音，未闻及杂音，未闻及心包摩擦音。

泌尿系统：尿素 10.71 mmol/L，肌酐 118 μmol/L，尿酸 488 μmol/L，直接胆红素 8.36 μmol/L。

内分泌系统：葡萄糖 10.76 mmol/L。

血液系统：白细胞 16.06×10^9/L，中性粒细胞总数 13.14×10^9/L，中性粒细胞百分数 81.80%，血红蛋白 155.00 g/L，血小板 267.00×10^9/L。

凝血指标：凝血酶原时间 14.6 s，凝血酶原活度 65%，凝血酶原比值 1.32，纤维蛋白原 5.74 g/L，抗凝血酶Ⅲ 81%，D- 二聚体 2 509 ng/mL。无异常血管征。双下肢无水肿，四肢肌力查体无法配合，双侧病理征阴性。

2. 护理

病情观察：严密监测患者心率、血压等生命体征的变化情况，监测介入术后穿刺侧的腿围及足背动脉搏动情况，关注穿刺口是否有渗血和瘀斑，如有异常及时报告医生。保持呼吸道通畅，按需吸痰。

（1）气体交换受损与急性心肌梗死有关：评估患者肺部、痰液情况，及时按需吸痰，保持呼吸道通畅；常规予加温、加湿，若患者痰液黏稠，可遵医嘱予雾化吸入、机械排痰后，再行吸痰。积极治疗原发病。

（2）组织灌注不足与急性心肌梗死后的心力衰竭有关。遵医嘱予强心利尿药物，严密监测患者血压、心率及出入量情况，量出为入，q2h 监测出入量，匀速补液，严格控制补液速度，维持在 20 ~ 30 滴 / 分，注意总入液量的叠加速度。密切观察患者有无气促、心率加快、咳出粉红色泡沫痰，警惕急性心衰的发生。

（3）活动无耐力与急性心肌梗死有关：积极治疗原发病，遵医嘱予肠外营养，补足热量，病情允许，在医生的指导下，予患者行康复锻炼，为患者行被动运动。

（4）有皮肤完整性受损的危险与长期卧床有关：三班做好皮肤情况的交接与记录，予 q2h 翻身，予翻身枕、水垫、气垫床防压疮；及时清理排泄物，保持肛周清洁、干燥。

（5）潜在并发症心源性休克与急性心肌梗死有关：严密监测患者血压、心率及出入量情况，量出为入，q2h 监测出入量，及时调整补液速度，避免大出大入。

（三）生活护理

（1）饮食护理：①予留置肠管，给予肠内营养，保证足够热量；②请营养科会诊，制订营养计划，并有效落实；③密切关注患者各项营养指标。

（2）皮肤护理：每天予 2% 葡萄糖酸氯己定湿巾行床上擦浴，q12h 予会阴抹洗，口腔护理。

（四）心理护理

同第一章案例 1 "胸椎结核合并肺栓塞"。

（五）健康宣教

患者顺利撤机转往下级医院继续治疗，嘱咐患者及家属积极配合医护人员进行康复训练，有条件予高压氧治疗，坚持康复锻炼。坚持遵医嘱服用抗凝药物，定期复诊，切忌自行减药、停药。

【小结】

急性心肌梗死是一种严重的医疗紧急情况，需要立即就医。及时的治疗可以挽救生命，减少心肌损伤，并改善预后。

【参考文献】

［1］朱陶锦，周望梅，甘秋萍，等. 《急救护理学（第2版）》出版：急救护理路径对急性心肌梗死患者急救效果的影响［J］. 介入放射学杂志，2022，31（05）：529.

［2］汪凤兰，董伟芹，杨琨，等. 急性心肌梗死合并糖尿病患者衰弱发生及影响因素［J］. 中国老年学杂志，2021，41（10）：2193-2196.

［3］沈建江. 113例急性心肌梗死病人的护理体会［J］. 江苏医药，2009，35（12）：1534.

（何明炜）

案例2 心力衰竭合并Ⅱ型呼吸衰竭

【案例介绍】

（一）一般资料

患者女，66岁。

主诉：双下肢水肿半月余。

现病史：患者半月前无明显诱因出现双下肢水肿，伴有胸闷气促，心悸，活动后加重，尿量减少，无胸痛，无放射痛，无咽痛，无发热、畏寒，无头晕、头痛，无恶心、呕吐，无腹痛、腹泻，遂于2022-08-17至当地医院心内科就诊，诊断为"心力衰竭、风湿性心脏病、冠心病、高血压、糖尿病"，治疗上予以重组人脑力钠肽泵入抗心衰、呋塞米注射液利尿消肿及减轻心脏负荷、营养心肌、抗血小板聚集、调脂稳斑治疗、抑酸护胃、控制血压及血糖等对症治疗。2022-08-19 19:30突发意识改变，应答迟钝，双侧瞳孔对光反射稍迟钝，双肺听诊闻及湿啰音，血氧在85%左右，血气提示2型呼吸衰竭，经强心等对症处理后患者血氧饱和度回升至93%，但仍嗜睡，呼吸性酸中毒仍无法纠正，多脏器功能障碍情况改善不明显，于2022-08-19转至该院的ICU进行重症监护。入ICU后予无创呼吸机辅助通气，镇静、镇痛，使用呋塞米等抗心衰处理，患者气促难以缓解，呼吸衰竭进一步加重，于08-20在纤维支气管镜引导下行经鼻气管插管并接呼吸机辅助通气，间断纤维支气管镜治疗，先后予哌拉西林舒巴坦（08-20至08-26，09-04至09-08）、左氧氟沙星（08-22至08-26，09-02至09-08）、头孢哌酮舒巴坦（08-26至09-04）+阿米卡星（08-26至09-04）抗感染治疗，其余治疗为营养心肌、抗血小板聚集、利尿、改善肺动脉高压、控制血压、化痰、护胃、调节肠道菌群、补充白蛋白、纠正电解质紊乱、营养支持治疗及中药、针灸等治疗。后症状较前有所好转，生命体征相对平稳，但仍需呼吸机辅助通气，患者家属要求转院。现为进一步诊治，以"心力衰竭、呼吸衰竭"收入重症医学科。

（二）病史

既往史：平素健康状况一般，否认肝炎、结核等传染病史，有高血压、糖尿病、冠心病（无心脏支架置入）等慢性病病史，预防接种史不详，否认药物、食物过敏史，否认手术史，否认外伤史，否认输血史。

（三）医护过程

体格检查：体温 36.7℃，脉搏 75 次 / 分，呼吸 16 次 / 分，血压 105/65 mmHg。平车入室，查体合作，GCS 评分 9T 分。双肺叩诊呈浊音，双肺呼吸音粗，可闻及散在湿啰音，语音传导正常，未闻及胸膜摩擦音。心尖区可闻及 4/6 级收缩期杂音，未闻及心包摩擦音。

临床诊断：①风湿性心脏病，二尖瓣狭窄（中度），三尖瓣关闭不全（重度），肺动脉高压（重度）；②心力衰竭；③肺部感染，Ⅱ型呼吸衰竭；④冠状动脉粥样硬化性心脏病；⑤高血压 3 级（很高危）；⑥ 2 型糖尿病；⑦肾功能不全；⑧双侧肾结石；⑨高尿酸血症；⑩电解质紊乱；⑪低蛋白血症。

治疗经过：入院以持续呼吸机机械通气，密切监控血气，完善血常规、尿液分析、血气分析、凝血常规、病原学检查、生化、心电图、胸部 X 线片、彩超等相关检查评估病情。予禁食、胃肠减压、记出入量，治疗上暂予抗感染、护胃、促排痰、化痰、营养支持等治疗。2022-09-09 B 超示，风湿性心脏病。双房增大，以左房为著。轻度主动脉瓣反流。轻微二尖瓣狭窄并轻重度反流。二尖瓣前瓣局部脱垂可能。重度三尖瓣反流。可疑中度肺动脉高压。2022-09-14 B 超示，右侧胸腔积液（中量），左侧胸腔积液（少量）。为减轻胸腔积液压迫症状，明确胸腔积液性质，2022-09-16 行胸腔穿刺术。

【护理】

（一）治疗护理

1. 用药护理

（1）瑞芬太尼镇痛。

（2）去甲肾上腺素维持血压。

（3）左氧氟沙星抗感染。

（4）低分子量肝素钠抗凝预防血栓发生。

（5）新活素强心。

2. 心力衰竭护理

遵医嘱予强心利尿药物，严密监测患者血压、心率及出入量情况，量出为入，q2h 监测出入量，匀速补液，严格控制补液速度，维持在 20～30 滴/分，注意总入液量的叠加速度。密切观察患者有无气促、心率加快、咳出粉红色泡沫痰，警惕急性心衰的发生。

3. 机械通气护理

评估患者肺部、痰液情况，及时按需吸痰，保持呼吸道通畅；常规予加温、加湿，及时倾倒呼吸机管道内冷凝水。若患者痰液黏稠，可遵医嘱予雾化吸入、机械排痰后，再行吸痰。做好气管导管外固定，导管的气囊压力、外露长度，做好每班交接并记录。若无禁忌证，常规予抬高床头30°～45°，q12h 予口腔护理，做好口腔内的吸痰，预防呼吸机相关肺炎的发生。

4. Ⅱ型呼吸衰竭护理

定时监测患者动脉血气情况，监测患者二氧化碳分压情况，及时按需吸痰，保持呼吸道通畅。

（二）观察护理

1. 评估

神经系统：神志清醒，GCS 评分 9T 分，双侧瞳孔等大等圆，大小约 3.0 mm，对光反射迟钝。

呼吸系统：持续呼吸机辅助通气，SIMV 模式（f 16 次 / 分，VT 380 mL，FiO_2 45%）呼吸运动正常，呼吸节律正常；血气分析：pH 7.451，$PaCO_2$ 45.9 mmHg，PaO_2 122 mmHg，BE 8 mmol/L，HCO_3^- 32 mmol/L，SaO_2 99%，Na^+ 124 mmol/L，K^+ 4.3 mmol/L，Ca^{2+} 1.25 mmol/L，Hct 30%，Hb 10.2 g/dL，FiO_2 100%。

循环系统：持续予去甲肾上腺素维持血压，心前区无隆起，心率 75 次 / 分，心律齐整，心音正常低钝，未闻及额外心音，心尖区可闻及 4/6 级收缩期杂音。

血液系统：血常规组合，白细胞 6.32×10^9/L，中性粒细胞总数 5.06×10^9/L，红细胞 3.32×10^{12}/L，血红蛋白 84.00 g/L，血小板 153.00×10^9/L；2022-09-09 乳酸 0.88 mmol/L。

凝血指标：凝血酶原时间 14.1 s，凝血酶原比值 1.28，凝血酶原国际比值 1.28，部分凝血活酶时间 34.3 s，纤维蛋白原 3.45 g/L，凝血酶时间 12.7 s，D-二聚体 589 ng/mL。

腹部平坦，腹肌柔软，无压痛、反跳痛，未触及腹部包块，输尿管压痛点无压痛，肾区无叩击痛，双下肢轻度水肿，四肢冰冷。

2. 护理

病情观察：严密观察患者心率、血氧饱和度等生命体征的变化，q2h 监测患者出入量，量出为入，密切关注患者动脉血气分析中的氧分压，以及二氧化碳分压情况；及时评估患者肺部痰液情况。

（1）体液过多：与心力衰竭有关。

1）护理措施：遵医嘱予强心利尿药物，严密监测患者血压、心率及出入量情况，量出为入，q2h 监测出入量，匀速补液，严格控制补液速度，维持在 20 ～ 30 滴 / 分，注意总入液量的叠加速度。密切观察患者有无气促、心率加快、咳出粉红色泡沫痰，警惕急性心衰的发生。

2）护理评价：患者未发生急性心衰。

（2）气体交换受损与心力衰竭、Ⅱ型呼衰有关：评估患者肺部、痰液情况，及时按需吸痰，保持呼吸道通畅；常规予加温、加湿，若患者痰液黏稠，可遵医嘱予雾化吸入、机械排痰后，再行吸痰。密切监测患者动脉血气情况。

（3）活动无耐力与心力衰竭有关：遵医嘱积极治疗原发病，若病情允许，可在医生的指导下，予患者行康复锻炼，从被动运动逐渐过渡到患者自行主动运动。

（4）营养失调与心力衰竭、Ⅱ型呼吸衰竭有关：遵医嘱予肠内、肠外营养，积极行抗结核治疗，监测患者体内蛋白情况，遵医嘱及时补充。

（5）皮肤完整性受损：与长期卧床有关。

1）护理措施：三班做好皮肤情况的交接与记录，予 q2h 翻身，予翻身枕、水垫、气垫床防压疮；及时清理排泄物，保持肛周清洁、干燥。

2）护理评价：患者带入的二期压力性损伤好转为一期。

（6）潜在并发症：心源性休克。

1）护理措施：严密监测患者血压、心率及出入量情况，量出为入，q2h 监测出入量，及时调整补液速度，避免大出大入。

2）护理评价：未发生心源性休克。

（三）生活护理

同第二章案例 1 "急性心肌梗死"。

（四）心理护理

同第一章案例 1 "胸椎结核合并肺栓塞"。

（五）健康宣教

患者转往下级医院继续治疗，嘱咐患者及家属积极配合医护人员进行康复训练，坚持康复锻炼。

【小结】

老年患者器官功能减退，常容易发生心力衰竭合并呼吸衰竭，护理上应同时从两方面共同干预护理，才能达到更好的效果。

（何明炜）

案例 3　心力衰竭突发脑梗死

【案例介绍】

（一）一般资料

患者女，59 岁。

主诉：肾移植术后 5 月余，发热 2 天。

现病史：患者因"慢性肾功能衰竭 – 尿毒症期"行同种异体肾移植术，术后血肌酐逐步下降至 192 μmol/L 左右后出院。出院后定期复查，血肌酐波动在 100 μmol/L 左右，血药浓度稳定。2 天前开始无明显诱因地出现发热，体温最高 39℃左右，感轻度尿急、尿频，在当地医院查尿白细胞 3+，考虑为"泌尿系统感染"，给予住院抗感染治疗（美罗培南）及"甲泼尼龙"抗感染治疗，体温下降，今日出现尿量减少。为进一步诊治，来门诊就诊，拟"①移植肾功能不全；②发热；③泌尿系统感染；④ 2 型糖尿病"收入器官移植科。起病以来，精神、食欲、睡眠一般，大便正常，小便减少，体重及体力无明显增加或下降。2023-02-05，患者出现气促、乏力加重，不能平卧，伴咳嗽、咳痰，胸闷，无胸痛、心悸。考虑急性心衰加重，16:00 车床转重症医学科。

（二）病史

既往史：有高血压病史 5 年，服用拜新同 + 倍他乐克 + 培哚普利叔丁 + 盐酸特拉唑嗪降压。有糖尿病病史 7 年，服用利格列汀降糖。有肾性贫血病史 4 年，服用红源达治疗贫血。有高血脂病史 5 年，服用立普妥降血脂。自诉既往曾因糖尿病视网膜出血分别行左右眼手术和激光治疗。5 个月前行肾移植术，否认其他重大外伤史、手术史。

（三）医护过程

体格检查：患者车床入重症医学科，不能平卧，查体配合，患者高流量氧机辅助呼吸状态（氧浓度50%），脉搏120次/分，血压120/72 mmHg，呼吸28次/分，血氧99%，体温37℃，GCS评分13分，双侧瞳孔等大，左、右侧直径约3.0 mm，对光反射灵敏；双肺呼吸音对称，未闻及干、湿啰音；律齐；腹部平坦，腹肌柔软，右下腹可见一长约12 cm瘢痕，其下可触及移植肾，四肢无水肿，四肢肌力4级，肌张力正常，病理征阴性。

临床诊断：①急性心力衰竭；②肺部感染；③脑梗死；④泌尿道感染；⑤2型糖尿病；⑥异体肾移植状态。

治疗经过：患者入住移植科后给予抗感染、护肾及补充"人免疫球蛋白及白蛋白"等支持治疗，免疫方案为"环孢素+泼尼松"三联抗排异治疗。2023-02-05患者出现气促、乏力加重，不能平卧，伴咳嗽、咳痰，胸闷，无胸痛、心悸，转重症医学科后立即给予高流量氧机辅助呼吸、行左股静脉血透管置管、予氯吡格雷+阿司匹林抗血小板，并予血液净化、抗心衰、抗感染、控制血压、降血糖、降血脂、营养补液、稳定内环境等对症支持治疗。2023-02-08因患者外周血氧饱和度下降，神志转差，立即予气管插管、呼吸机辅助通气，2023-02-10脱机拔管，改为鼻导管吸氧。2023-02-13下午患者出现左侧肢体无力，复查头颅CT及胸部CT，脑梗死，患者病情重，再次转入重症医学科，予抗心衰、血液滤过、抗感染、纤维支气管镜吸痰、维持血压及内环境稳定、抗移植肾排异、抗板、保护胃黏膜、营养脑细胞、调脂、雾化化痰、营养支持、维持酸碱平衡、维持水和电解质平衡等治疗。

【护理】

（一）治疗护理

1. 用药护理

（1）头孢哌酮他唑巴坦、美罗培南、米卡芬净、利奈唑胺、多黏菌素抗感染治疗。

（2）环孢素＋甲泼尼松抗排异治疗后停用环孢素。

（3）罗沙司他纠正贫血。

（4）氯吡格雷＋阿司匹林抗血小板，后停用改为依诺肝素抗凝治疗。

（5）呋塞米利尿。

2. 镇静护理

遵医嘱使用镇静药物，动态评估患者的神志及配合程度，及时调整用药剂量。若患者烦躁，做好约束的评估，予约束告知并实施保护性约束。

3. 输血护理

遵医嘱予红细胞静脉输注，输血前进行交叉配型，遵循输血技术规范，控制输血速度。

4. 高热护理

密切监测患者体温变化情况，采用冰敷等物理降温方式降低患者的体温，遵医嘱留取血培养，床边连续性血液净化治疗，使用抗生素抗感染治疗，密切监测感染指标，及时调整抗生素，治疗发热原发病，密切监测生命体征变化情况。

5. 感染护理

遵医嘱规范使用抗生素，严格无菌操作，做好深静脉置管、血透管的维护。采取有效的促排痰措施，遵医嘱进行雾化吸入，舒张气道，促进痰液的稀释，按需吸痰，保持呼吸道通畅，留置气管插管期间注意预防呼吸机相关肺炎的发生。痰培养结果异常，做好床边的接触性隔离，加强手卫生，避免交叉感染。

6. 连续性血液净化护理

严格无菌操作，根据医嘱采集血标本，密切监测仪器参数指标、实验室检查结果的变化情况，及时调整参数及药物的速度，合理使用抗凝药物，避免出血、血小板减少等并发症的发生。做好患者的液体管理：准确计算患者的入量、出量，及时调整脱水量速度，做好血透管路的维护，确保血管通路的畅通，预防导管相关并发症的发生，根据治疗的时效性，及时更换滤棒、管路等。注意患者血压情况，及时调整出超量。

（二）观察护理

1. 评估

神经系统：入移植科后 GCS 评分 13 分，双侧瞳孔等大，左、右侧直径约 3.0 mm，对光反射灵敏。患者烦躁，于 2023-02-06 使用镇静药物，2023-02-07 暂停。气管插管前神志呼之不能配合睁眼，疼痛刺激可定位，GCS 评分 8 分，双侧瞳孔等大等圆，直径 3 mm，对光反射灵敏。2023-02-08 GCS 评分 5T 分，血压双侧瞳孔不等大，左侧直径约 3.0 mm，右侧直径约 2.0 mm，对光反射迟钝。2023-02-10 拔管后 GCS 评分 12 分，双侧瞳孔不等大，左侧直径约 3.0 mm，右侧直径约 2.0 mm，对光反射迟钝。

呼吸系统：高流量氧机辅助通气 FiO_2 50%，脉搏 120 次 / 分，血压 120/72 mmHg，呼吸 28 次 / 分，血氧 99%，双肺呼吸音对称，未闻及干、湿啰音。不能平卧，伴咳嗽、咳痰、胸闷。2023-02-08 因患者外周血氧饱和度下降，神志转差，立即予气管插管、呼吸机辅助通气，SIMV 模式（f 18 次 / 分，VT 380 mL，FiO_2 70%，PEEP 4 cmH_2O）；血气分析 + 血糖 + 离子（ICU）：

酸碱度 7.589，二氧化碳分压 26.00 mmHg，氧分压 75.00 mmHg，碱剩余 3 mmol/L。2023-02-07 体温最高达 39℃。行纤维支气管镜吸痰术，见少量 Ⅱ度白黏痰。2023-02-10 血气分析 + 血糖 + 离子（ICU）：酸碱度 7.494，二氧化碳分压 35.00 mmHg，氧分压 204.00 mmHg，总二氧化碳浓度 28 mmol/L，实际碳酸氢盐 26.9 mmol/L，碱剩余 4 mmol/L，予纤维支气管镜吸出少量血性稀薄痰液后，拔除气管插管后予鼻导管吸氧（氧流量 4 L/min）。

泌尿系统：肾移植术后，尿量减少，肌酐 120 ~ 265 μmol/L，行床边连续性静脉 – 静脉血液滤过（CVVH）治疗，呋塞米利尿。

循环系统：气促、乏力加重，不能平卧，伴咳嗽、咳痰，胸闷，四肢无水肿。

消化系统：予禁食、胃肠减压期间，给予静脉营养支持。

内分泌系统：血糖波动在 5.9 ~ 20.0 mmol/L，予胰岛素泵入控制血糖。

凝血指标：D- 二聚体 3 846 ng/mL，部分凝血活酶时间 27.4 s，抗凝血酶Ⅲ 133%。

2. 护理

密切监测患者生命体征变化情况，控制出入液量，单间病房放置，做好床边接触性隔离、保护隔离，避免交叉感染，遵医嘱使用抗排斥药物，注意观察药物的不良反应及监测药物的浓度，配合医生及时调整抗排斥药的浓度。

（1）气体交换受损：与肺水肿有关。

1）护理措施：主要以卧床休息为主，采取半卧位或坐位，减轻患者心脏负荷，予高流量氧机进行给氧治疗，指导患者进行有效的咳嗽和咳痰，保持呼吸道的通畅，严格控制输液速度和总量，q2h 记录患者出入液量情况，遵循量出为入的原则，确保输液量与患者的生理需求相匹配，避免因输液过多或过快而导致心脏负担加重。病情进展，气促加重予呼吸机辅助通气后加强气道的护理，及时吸痰，预防呼吸机相关肺炎的发生，动态评估拔管指征，及早拔管。遵医嘱予呋塞米等脱水利尿，患者尿量减少，予连续床边血液净化治疗。

2）护理评价：患者气促、乏力症状较前缓解，停止呼吸机辅助通气。

（2）清理呼吸道无效：与卧床休息咳嗽无力，意识障碍有关。

1）护理措施：保持病房的适宜温度在 22 ～ 24℃，湿度 40% ～ 60%，良好的通风，确保空气新鲜，指导有效的排痰方法，鼓励咳嗽、咳痰，协助吸痰，加强气道湿化，雾化吸入稀释痰液，翻身拍背，配合医生纤维支气管镜吸痰。

2）护理评价：患者气道通畅，无痰痂堵塞。

（3）活动无耐力：与心功能不全导致患者活动能力下降有关。

1）护理措施：以卧床休息为主，保障充足的睡眠，指导或协助其进行床上主动或被动活动，在康复师的指导下，为患者制订个性化的康复计划，严密监测患者生命体征变化情况，锻炼时如出现呼吸加快，气促严重，应适当限制活动量。合理调整饮食，加强营养，增加蛋白的含量。

2）护理评价：活动耐力有所增加，病情突变后左侧肢体肌力 1 级。

（4）躯体移动障碍：由于脑梗死导致的肢体偏瘫或功能障碍有关。

1）护理措施：医护结合，动态评估患者的病情变化情况，早期予康复干预，将患肢置于功能位，做好良肢位摆放、协助被动活动等康复训练，如帮助患者适当按摩，被动或主动屈膝、伸展肩部等。

2）护理评价：左侧肢体肌力 1 级。

（5）体温过高：可能与感染有关。

1）护理措施：密切监测患者体温变化情况，予物理降温，及时更换衣物，监测出入量变化情况。床边连续性血液净化治疗，体温下降后，注意保暖。遵医嘱使用抗生素抗感染。

2）护理评价：患者体温下降，无发热。

（6）潜在并发症：深静脉血栓的形成。

1）护理措施：对患者进行深静脉血栓风险评估，确定患者的风险程度，根据评估结果采取针对性的预防措施，患者以卧床为主，抬高下肢，禁止腘窝及小腿下单独垫枕，垫枕不可过硬，避免下肢血管穿刺，尤其是左下肢，早期康复锻炼，进行下肢的主动或被动运动，如足背屈、膝踝关节的伸屈、举腿等活动，观察皮肤黏膜、穿刺点、脏器有无出血倾向，有出血倾向为口腔黏膜出血、穿刺口渗血、血性痰、排血性粪便等。遵医嘱使用抗凝药物，监测有无出血倾向。密切观察病情，注意生命体征、四肢循环的变化。

2）护理评价：无深静脉血栓的发生。

（7）有皮肤完整性受损的危险：与患者水肿、长期卧床有关。

1）护理措施：使用 Braden 评分表对患者进行压力性损伤风险评估，根据评分结果制订相应的预防措施；协助患者翻身，摆放肢体，保持一个舒适的功能体位；使用气垫床、水垫、泡沫敷料等减压装置，减少对受压部位的压力，受压皮肤完整部位涂抹赛肤润、泡沫敷料等进行保护，预防压力性损伤的发生。

2）护理评价：患者皮肤完好，无压力性损伤的发生。

（三）生活护理

1. 饮食护理

禁食期间，遵医嘱予白蛋白输注、静脉营养维持，清淡饮食，避免太过油腻饮食、避免饱餐，避免便秘，便秘本身会加重心脏负荷，诱发心衰，必要时予开塞露通便治疗，同时保证蛋白的摄入，并控制水分。

2. 皮肤护理

每日使用葡萄糖酸氯己定湿巾对皮肤进行清洁，密切观察患者的皮肤状况，保持皮肤清洁、干燥，避免使用刺激性强的清洁用品，每日更换衣物，维持床单位的干洁、整齐。每周进行床上洗头。按需协助患者翻身，改变其体位、按摩受压部位，促进血液循环，利用气垫床或水垫以减轻压力，预防压力性损伤的发生。每日进行两次口腔清洁和会阴部擦拭，协助患者床上二便的护理。

（四）心理护理

提供心理支持和疏导，帮助患者应对情绪波动和焦虑，积极与患者家属沟通，告知病情变化情况，取得配合。

（五）健康教育

告知患者及家属疾病相关知识，了解患者疾病的情况和护理的重要性，提供情感支持和帮助，鼓励家属主动参与患者的康复过程。

【小结】

急性心力衰竭是一种严重的临床综合征，是指由于急性发作或加重的左心功能异常所导致的心肌收缩力降低、心脏负荷加重，进而造成急性心排血量骤降、肺循环压力升高、周围循环阻力增加。临床表现主要包括呼吸困难，急性左心衰竭最常见的症状：咳嗽与咳痰，频繁咳嗽，咳出粉红色泡沫状痰，这是肺淤血和肺水肿的特征性表现等。

脑梗死，又称缺血性脑卒中，是指因脑部循环障碍、缺血缺氧所致的局限性的脑组织缺血性坏死，脑梗死的临床表现包括主观症状，如头痛、头昏、头晕、眩晕、恶心呕吐等；脑神经症状，如双眼向病灶侧凝视、中枢性面瘫及舌瘫，假性延髓性麻痹如饮水呛咳和吞咽困难等；躯体症状，如肢体偏瘫或轻度偏瘫、偏身感觉减退、步态不稳、肢体无力、大小便失禁等。头颅 CT 扫描和脑 MRI 是常用的影像学检查方法。

【参考文献】

［1］全国肺栓塞和深静脉血栓形成防治能力建设项目专家委员会《医院内静脉血栓栓塞症防治质量评价与管理指南（2022 版）》编写专家组．医院内静脉血栓栓塞症防治质量评价与管理指南（2022 版）［J］．中华医学杂志，2022，102（42）：3338-3348．

［2］张健，王运红．2015 年急性心力衰竭指南解读［J］．临床内科杂志，2016，33（1）：5-7．

［3］郭丽娟．预见性护理措施对预防脑梗塞患者下肢深静脉血栓形成的效果分析［J］．临床研究，2020，28（09）：169-170．

（张艳艳）

案例 4　左心衰竭

【案例介绍】

（一）一般资料

患者女，87 岁。

主诉：反复胸闷、双下肢水肿 2 月，活动后气促 3 天。

现病史：患者 2 月前无明显诱因出现胸闷，主要表现为心前区不适，伴双下肢水肿，夜间不能平卧休息，无胸骨后持续性压榨样疼痛。近 3 日感症状加重，平卧时喘息明显，向左侧卧位可稍缓解，为求进一步诊治，至我院急诊就诊，行心电图提示房颤伴快速心室率，下壁心肌梗死？显著 ST 段压低，收入心血管监护病房。患者自发病以来，无发热、畏寒，无咳嗽、咳痰，无腹泻、腹胀，无尿频、尿急、尿痛。患者精神一般，睡眠、食欲差，二便如常。平日以素食为主，近半年无明显体重变化。2023-05-18 患者血压 75/61 mmHg，四肢冰冷、双足发绀，予盐酸多巴胺注射液、重酒石酸间羟胺注射液静脉泵注升压治疗及加大补液扩容后病情稳定，夜间患者血流动力学不稳定，感染指标高，于 2023-05-19 经会诊及家属同意后于 01:30 予车床转入重症医学科进一步治疗。

（二）病史

既往史：健康状况一般，家属诉 4 年前于外院行"心脏造影检查"，诊断"冠状动脉粥样硬化性心脏病"，行冠脉造影药物球囊置入治疗。2 年前 8 月因"①急性心力衰竭；②冠心病"住院治疗，出院后规律服用阿司匹林肠溶片＋单硝酸异山梨酯缓释片。诊断"高血压"多年，近期规律服用酒石酸美托洛尔片，血压控制在 130/80 mmHg 左右。无过敏史。

（三）医护过程

体格检查：患者车床入重症医学科，查体配合，持续高流量氧机面罩吸氧（FiO_2 65%），脉搏 113 次 / 分，血压 75/45 mmHg，呼吸 31 次 / 分，外周血氧饱和度 75% ~ 90%，体温 36℃，GCS 评分 12 分，双侧瞳孔等圆等大，直径约 2.5 mm，对光反射灵敏，唇无发绀，肺部听诊呼吸音粗，双肺可闻及较多干、细湿性啰音，肺底明显，心律不齐，第一心音强弱不等，脉搏短绌，四肢肌张力正常，肌力 V 级。双下肢见局部发绀。

临床诊断：①急性左心衰竭，心功能 Ⅲ 级（NYHA 分级）；②冠状动脉粥样硬化性心脏病；③心房颤动；④肺部感染；⑤急性非 ST 段抬高型心肌梗死。

治疗经过：入室后患者持续高流量氧机面罩给氧，行颈深静脉置管术及股静脉双腔血透管置管术，予血管活性药物维持，美罗培南抗感染治疗，并予白蛋白扩容，予抑酸护胃、雾化舒张气道、营养支持、血液净化等治疗，2023-05-20 心电图示非 ST 段抬高性心肌梗死，予胺碘酮控制心率，患者凝血功能差，结合患者病史及近期辅助检查结果，予成分血输注改善凝血功能，患者复查血红蛋白稳定。

【护理】

（一）治疗护理

1. 用药护理

（1）多巴胺、间羟胺等血管活性药物维持血压。

（2）白蛋白扩容、纠正低蛋白血症。

（3）喷他佐辛镇痛。

（4）雷贝拉唑护胃。

（5）头孢哌酮钠他唑巴坦钠、美罗培南抗感染。

（6）胺碘酮、兰地洛尔控制心率。

（7）呋塞米利尿。

（8）艾司奥美拉唑是一种质子泵抑制剂，其主要作用是抑制胃酸的分泌。

2. 输血护理

输血前交叉配血，控制输血速度，一般每分钟 20 ~ 30 滴，避免过快输血导致心脏负荷增加，输血前 15 分钟密切巡视，输注过程密切观察患者是否有输血相关的并发症，认真倾听患者的主诉。输血后，及时遵医嘱执行抽血等，监测实验室指标。

3. 疼痛护理

遵医嘱予喷他佐辛镇痛，定时监测患者的疼痛评分和生命体征，确保镇痛效果达到最佳，并保障患者安全，镇痛过程中，逐渐减量，避免突然停药导致不适，及时停药。

4. 连续性血液净化护理

严格无菌操作，根据医嘱采集血标本，密切监测仪器参数指标、实验室检查结果的变化情况，及时调整参数及药物的速度，合理使用抗凝药物，避免出血、血小板减少等并发症的发生。做好患者的液体管理：准确计算患者的入量、出量，及时调整脱水量速度，做好血透管路的维护，确保血管通路的畅通，预防导管相关并发症的发生，根据治疗的时效性，及时更换滤棒、管路等。注意患者血压情况，及时调整出超量，必要时遵医嘱调整升压药的剂量。

5. 感染护理

遵医嘱规范使用抗生素，严格无菌操作，做好深静脉置管、血透管的维护。进行雾化吸入，舒张气道，促进痰液的稀释，指导有效咳嗽的方法。

6. 心律失常护理

持续进行心电监护，严格遵医嘱使用胺碘酮、兰地洛尔等药物控制心率，密切观察患者的心率变化情况，动态复查心电图、心脏彩超等，一旦发现任何异常，立即报告医生。保持患者的排便通畅，必要时可以使用开塞露来帮助排便，需要指导患者在排便时避免用力过猛，以免对心脏造成额外的负担。

7. 高流量氧疗护理

设置适宜的氧流量（通常初始设置为 30 ~ 40 L/min，最高可调至 60 ~ 80 L/min）、氧浓度（FiO_2）、温度（通常为 37 ℃），提供恒定温湿度的气体，密切监测患者的 SpO_2、呼吸频率及血气分析结果，以评估氧疗效果，并及时调整治疗参数。注意调节鼻塞固定带的松紧，避免固定带过紧引起颜面部损伤，过松引起鼻塞导管移位，影响治疗效果。鼻塞位置高度应保持高于机器和管路水平，警惕积聚在管路中的冷凝水误入气道引起呛咳和误吸。

（二）观察护理

1. 评估

神经系统：数字评分法 5 分，入重症医学科 GCS 评分 12 分，双侧瞳孔等圆等大，直径约 2.5 mm，对光反射灵敏，2023-05-20 出现瞳孔等圆不等大，左眼直径 2.5 mm、右眼直径 2 mm，右眼对光反射迟钝、左眼对光反射灵敏，GCS 13 分，2023-05-22 GCS 评分 10 分，双侧瞳孔不等大，左眼瞳孔直径约 2.5 mm，对光反射灵敏；右眼瞳孔直径约 2 mm，对光反射迟钝。

呼吸系统：FiO_2 65%，脉搏 113 次/分，血压 75/45 mmHg，呼吸 31 次/分，

外周血氧饱和度 75% ~ 90%，吸氧后，外周血氧饱和度 95% ~ 100%。2023-05-19 血气分析组合：pH 7.366，二氧化碳分压 26.4 mmHg，氧分压 70 mmHg，碱剩余 –9 mmol/L，标准碳酸氢盐 15.1 mmol/L。

泌尿系统：尿量 400 ~ 500 mL/24 h，肌酐 140 ~ 166 μmol/L，予床边连续性血液净化治疗。

循环系统：多巴胺、间羟胺维持血压，NT 端 B 型利钠肽前体 1 798 pg/mL；高敏肌钙蛋白 T 204.6 ng/L，血红蛋白由 127 g/L 持续下降到 89 g/L，2023-05-21 心电图及心肌梗死三项结果提示非 ST 段抬高性心肌梗死。

消化系统：大便潜血试验阳性，呕吐物隐血试验阳性（+），禁食、胃肠减压期间，给予静脉内营养支持，后期予能全力 25 mL/h，未出现潴留情况，无腹胀。

内分泌系统：血糖波动 3.8 ~ 14.54 mmol/L，偶尔使用胰岛素降血糖，50% 葡萄糖升血糖。

凝血指标：2023-05-19 凝血酶原时间 38.5 s，D- 二聚体 3 432 ng/mL，Fbg 降解产物 24.20 μg/mL，凝血酶原比值 1.93，部分凝血活酶时间 29.0 s。

2. 护理

（1）气体交换受损：与左心衰致肺淤血有关。

1）护理措施：主要以卧床休息为主，采取半卧位或坐位，以减轻患者心脏负荷，予高流量氧机进行给氧治疗，指导患者进行有效的咳嗽和咳痰，保持呼吸道的通畅，严格控制输液速度和总量，q2h 记录患者出入液量情况、遵循量出为入的原则，确保输液量与患者的生理需求相匹配，避免因输液过多或过快而导致心脏负担加重。

2）护理评价：患者呼吸较前平顺，吸氧浓度逐渐调节下降。

（2）体液过多：与体循环瘀血有关，表现为下肢水肿。

1）护理措施：q2h 记录出入液量，控制输液速度。根据医生的要求设置床边血液净化的净出超滤量，观察患者生命体征变化情况，双下肢水肿情况。

2）护理评价：入量少于出量，双下肢水肿较前减轻。

（3）活动无耐力：与心排血量下降有关。

1）护理措施：评估患者的活动耐力，患者心功能Ⅲ级，体力活动明显受限，指导患者以卧床休息为主，早期尽量少下床活动，指导进行床上主动或被动的肢体活动，以保持肌张力。

2）护理评价：心功能评估Ⅲ级，无变化。

（4）深静脉血栓形成。

1）护理措施：及时查看患者的检查结果，对患者进行深静脉血栓风险评估，确定患者的风险程度，根据评估采取针对性的预防措施，B超显示右小腿肌间静脉血栓形成，注意严禁按摩及热敷患肢，右下肢避免穿刺，悬挂警示标识牌，抬高下肢，禁止腘窝及小腿下单独垫枕，尽量避免下肢血管穿刺，尤其是左下肢。观察皮肤黏膜、穿刺点等有无出血倾向，双下肢有无色泽改变、浅静脉怒张和肌肉有无深压痛，每天测量两侧下肢相对应的不同平面的周径，以了解其有无变化。肺栓塞是下肢静脉血栓最严重的并发症，若患者突然出现呼吸困难、胸痛、咳嗽、恐惧感等症状时，需警惕肺栓塞的可能。

2）护理评价：未有新增的深静脉血栓形成。

（5）有皮肤完整性受损的危险：与患者水肿、长期卧床有关。

1）护理措施：每班、翻身时、皮肤清洁时进行皮肤检查，评估患者的皮肤状况，按需协助翻身，改变患者的体位，避免长时间同一部位受压，清洁皮肤后，确保彻底干燥，特别是皮肤皱褶处，防止潮湿引起皮肤损伤，对于易受损的皮肤，使用赛肤润或敷料，减少摩擦和压力，避免压力性损伤的发生，摄入充足的营养物质和水分，记录皮肤状况的变化。

2）护理评价：患者无出现皮肤损伤。

（三）生活护理

1. 饮食护理

以静脉内营养为主，患者实验室检查结果阳性，予留置胃管，禁食，胃肠减压。q4h 监测血糖变化情况，低血糖发生时予 50% 葡萄糖注射液，指导患者出现心慌、冷汗、颤抖、头晕等低血糖症状时，及时告知医护人员。不能单纯地以素食为主，指导患者适度进食其他种类的食物，实现食物的多样化，以便提供不同的营养需求。

2. 皮肤护理

每日使用葡萄糖酸氯己定湿巾对皮肤进行清洁，尤其注意皮肤褶皱部位，确保皮肤保持干洁。适度使用润肤乳涂抹于身体干燥区域，以提升舒适度。每日更换衣物，维持床单位的干洁、整齐。每周进行床上洗头。协助患者翻身，改变其体位，利用气垫床或水垫以减轻压力。每日两次进行口腔清洁和会阴部擦拭，预防感染的发生。予被子、暖炉等措施，加强保暖。

3. 环境护理

保持病房的适宜温度在 22 ~ 24℃，湿度 40% ~ 60%，良好的通风，确保空气新鲜，空气净化器的循环使用。保持灯光适宜，晚上留壁灯，关闭照明灯，病房安静，尽量安排在单间病房，每天两次物体表面的清洁消毒。

（四）心理护理

主动与患者进行深入的沟通，提供必要的心理支持，帮助建立起积极向上的心态，教导患者学会自我放松的方法，以便在面对疾病和治疗时能够更好地应对压力。同时，与患者家属保持密切的沟通，了解他们对患者的关心程度和需求，鼓励他们在入室探视期间，积极地与患者进行交流，给予患者更多的关爱和支持，从而帮助患者树立起对抗疾病的信心。

（五）健康教育

嘱患者及家属在出院后要定期进行体检和复查，以便及时发现和处理任何可能出现的健康问题。如果患者在日常生活中感到有任何不适，应立即就医，不拖延。患者需要注意休息，避免劳累和体力劳动，以确保身体的恢复和健康。家属应尽量多陪伴患者，提供必要的关心和支持。如果有条件，最好安排专人陪护，以确保患者在独居时不会发生意外，从而保障其安全和健康。最好避免长期素食，予低盐（＜2克/天）、低热量、易消化、清淡饮食；少食多餐、晚餐不宜过饱，适当限制水分，服用利尿剂，尿量多时多吃橘子、香蕉等含钾高的食物，适当补钾。

【小结】

心力衰竭是由于心脏结构和（或）功能异常导致心室充盈和（或）射血能力受损的一组临床综合征，其病理生理学特征为肺淤血和（或）体循环淤血、伴或不伴有组织器官低灌注，主要临床表现为呼吸困难、乏力（活动耐量受限）和（或）液体潴留（外周水肿），以及血浆利钠肽水平升高。心衰是大部分心血管疾病发展的最终阶段，其发病率高，目前我国≥35岁人群心衰的患病率为1.3%。

【参考文献】

［1］黄宇光，左明章，鲍红光，等. 经鼻高流量氧疗临床麻醉规范应用专家共识（2023版）［J］. 临床麻醉学杂志，2023，39（08）：881–887.

［2］中国医疗保健国际交流促进会急诊医学分会，中华医学会急诊医学分会，中国医师协会急诊医师分会，等. 急性心力衰竭中国急诊管理指南

（2022）［J］. 中华急诊医学杂志，2022，31（8）：1016-1041.

［3］全国肺栓塞和深静脉血栓形成防治能力建设项目专家委员会《医院内静脉血栓栓塞症防治质量评价与管理指南（2022版）》编写专家组. 医院内静脉血栓栓塞症防治质量评价与管理指南（2022版）［J］. 中华医学杂志，2022，102（42）：3338-3348.

（张艳艳）

第三章
中毒创伤及其他急危重症护理

案例1　急性药物中毒合并抑郁性精神病

【案例介绍】

（一）一般资料

患者女，17岁。

主诉：发现昏迷5小时余。

现病史：5小时前（2024-01-24晚，约21:30）患者被人发现在宿舍昏迷不醒，呼之不应，当时无恶心呕吐，无遗二便，无抽搐；现场发现药物空盒，计算如下：喹硫平16片、氟哌噻吨美利曲辛20片、马来酸氟伏沙明片105片，具体服用药量不详。立即送往当地医院急诊就诊，急诊予洗胃（机械洗胃约16 000 mL后洗胃液清）、口服活性炭50 g、补液等对症支持治疗，后送我院急诊行进一步治疗，送来急诊科后患者较前好转，呼之有反应。为进一步监测患者生命体征及治疗，于2024-01-25 02:07收入我院重症医学科治疗。

（二）病史

既往史：患者数月前因失眠于外院就诊诊断为"抑郁症"，服药治疗。

（三）医护过程

体格检查：体温 37.0℃，脉搏 119 次 / 分，呼吸 20 次 / 分，血压 126/82 mmHg，血氧饱和度 100%，GCS 12 分，呼之可应，可简单遵嘱，双侧瞳孔等圆等大，直径 3 mm，对光反射灵敏。APACHE Ⅱ 评分 13 分，死亡风险 23.9%，SOFA 评分 5 分。

辅助检查：血常规示白细胞、血小板正常范围，血红蛋白 93 g/L。肌酐 34 μmol/L。总胆固醇、甘油三酯正常；入室血气，2024-01-25 血气分析 + 血糖 + 离子（ICU），酸碱度 7.327，二氧化碳分压 40.10 mmHg，氧分压 204.00 mmHg，钾离子 4.00 mmol/L，钠离子 140.0 mmol/L，离子钙 0.92 mmol/L，血糖 6.60 mmol/L，血细胞比容 32%，总二氧化碳浓度 22 mmol/L，实际碳酸氢盐 21.0 mmol/L，碱剩余 -5 mmol/L，氧饱和度 100.0%，血红蛋白 109 g/L。

入院诊断：①昏迷查因，急性药物中毒；②心律失常：窦性心动过速；③消化道出血？④抑郁性精神病。

治疗经过：予血液净化治疗、抑酸护胃、补液、纠正电解质、改善循环、雾化祛痰等对症支持治疗。2024-01-29 患者病情较前好转，予转全科医学继续治疗。

【护理】

（一）治疗护理

1. 用药护理

（1）止血治疗：生长抑素。少数患者用药后产生恶心、眩晕、脸红等反应。由于生长抑素抑制胰岛素及胰高血糖素的分泌，在治疗初期会引起短暂的血糖水平下降，每隔 3 ~ 4 小时应测试一次血糖浓度。

（2）止血治疗：雷贝拉唑。用药期间应监测有无出现发热、咳嗽、呼吸困难，以及肝功能，若出现肝转氨酶升高，应评估损伤情况，考虑停药。

（3）镇痛治疗：喷他佐辛。喷他佐辛使用过程中可能出现针尖样瞳孔、便秘、少尿、尿频、尿急、体位性低血压等不良反应。

（4）抗抑郁、抗焦虑治疗：氯硝西泮。氯硝西泮的代谢主要依赖于肝脏，如果患者有严重的肝功能损害，药物的代谢和排泄可能会受到影响，增加药物的半衰期，进而导致药物积累并引发严重的不良反应。注意监测肝功能。

2. 血液净化护理

（1）预冲液：使用 5 000 ～ 10 000 IU/L 肝素生理盐水预冲；预冲速度：80 ～ 100 mL/min。

（2）上机前，进行血管通路通畅性评估：用 5 mL 注射器回抽导管内封管肝素，推注在纱块上，检查是否有血凝块，回抽量为动、静脉端各 3 mL，若有血凝块，再回抽 3 mL 血液，推注在纱块上检查，直到没有血凝块为止；用 20 mL 注射器回抽动静脉端，6 秒钟内抽满 20 mL 注射器，说明管道通畅，血流量充分（250 ～ 300 mL/min）。

（3）血流动力学监测，上机前严密观察患者生命体征，上机血流速度为 80 ～ 100 mL/h，引血时应密切观察患者血压情况，防止因为血流动力学不稳定造成低血压。管路连接后，应妥善固定血路管，防止在翻身时牵拉管路。

（4）治疗过程中，观察动脉压、静脉压、滤器压及跨膜压变化，电解质变化，通过血气结果调节患者的内环境，并严格执行三级液体管理。

（5）抗凝与抗凝并发症监测，治疗前、中、后的凝血状态监测，通过 APTT 结果来调节抗凝剂使用速度。

（二）观察护理

1. 护理评估

神经系统：GCS 评分 15，左侧瞳孔直径 2.5 mm，右侧瞳孔直径 2.5 mm，左侧瞳孔对光反射灵敏，右侧瞳孔对光反射灵敏。

呼吸系统：经鼻导管吸氧状态（氧流量 5 L/min），外周血氧饱和度 98% ~ 100%，双肺呼吸音粗，双侧未闻及明显湿啰音。

泌尿系统：肌酐 34 μmol/L，入量 1 230 mL，总出量 2 430 mL。

循环系统：体温 36.3 ~ 37.0℃，心率 80 ~ 90 次 / 分，律齐，血压 100 ~ 120/55 ~ 80 mmHg。

消化系统：呕吐物隐血试验阳性（+），腹部平坦，压痛及反跳痛未引出。

内分泌系统：血糖 4.7 ~ 6.8 mmol/L。

凝血指标：DIC 组合 + 凝血常规试验，部分凝血活酶时间 25.0 s，纤维蛋白原 1.65 g/L，凝血酶时间 18.4 s。

2. 监测

喹硫平、氟哌噻吨美利曲辛、马来酸氟伏沙明，这 3 种药物过量均无特效解毒药物，主要是对症支持治疗：早期使用活性炭、洗胃等。而且这 3 类药物的蛋白结合率比较高，表观分布容积也较大（尤其是氟伏沙明），血液透析或滤过的效果较弱，若病情危重时，使用血液置换效果更佳，故须密切监测心率、血压、呼吸、血气分析等变化。监测心电图，观察心脏毒性。监测肝、肾功能。

2024–01–25 血气分析 + 血糖 + 离子（ICU）：酸碱度 7.340；二氧化碳分压 47.00 mmHg，氧分压 242.00 mmHg。

2024–01–26 CREAT+ 急诊肝功组合：总蛋白 61.1 g/L。

3．护理

做好气道、呼吸、循环的管理，若有癫痫、抽搐等可给予苯二氮䓬类镇静。

（三）饮食护理

病情稳定后，给予能全力 250 mL 胃管入，维持 20 h，逐步过渡为出血饮食。

（四）心理护理

患者性格内向，少语少动，不愿与人交流，刚到病房的时候情绪很低落，医护人员主动跟她交流，她也不回复。后来经过沟通了解到，患者药物中毒是由于在工作上被领导批评了，当时非常生气，就想吓唬领导，想着吃完药，马上去急诊洗胃，但没想到自己吃完药就昏迷了。医护人员向患者表示，身为员工，当自己的工作没做好时，被领导批评两句也是很正常的，与其如此消极，不如积极面对，如果是自己错了，就积极改正，身体是自己的，不管发了什么事都不能伤害自己的身体。患者表示从小跟着爷爷奶奶生活，平时没什么兴趣、爱好，而且诊断重度抑郁已有 1 年多，一直服用抗抑郁药物，医护人员根据患者情况，给予音乐肌肉渐进式放松，缓解紧张、恐惧、焦虑等负性情绪，保持心情平静。并与患者一起折千纸鹤、涂秘密花园画本，感受生活的美好，鼓励患者积极培养自己的兴趣、爱好。

（五）健康教育

嘱咐患者按医嘱服用抗抑郁药物，积极运用音乐放松，缓解焦虑情绪，积极培养自己的兴趣、爱好。宜进食清淡、易消化、高蛋白、粗纤维饮食，如鱼、瘦肉、蛋类、新鲜蔬菜水果等。控制盐的摄入，不宜进食油腻、辛辣、胀气食品。保证能量和蛋白质供给，防止营养不良。

【小结】

抑郁性精神病是情感性精神障碍的一种。此病一般为慢性或长期处于不良环境，如家庭关系破裂、失业、贫困、慢性躯体疾病，恶性生活事件等因素诱发而导致患者发生显著而持久的情感、心境及相应的认知和行为的改变，从而出现情绪低落、思维缓慢，以及语言动作迟缓或减少的抑郁状态。

临床表现为三联征，即情绪低落、思维迟钝和言语动作减少，开始常表现为失眠、食欲缺乏、精神萎靡，工作效率下降等症状，以后情绪低落、悲观失望甚至自杀等症状逐渐突出。

治疗伴精神病性抑郁症需多元化的治疗方案如下：

（1）药物疗法：抗抑郁药物调整大脑神经递质失衡，如血清素、去甲肾上腺素和多巴胺，辅以小剂量抗精神病药，双管齐下，显著缓解精神病性抑郁症状。

（2）心理疗法：认知行为疗法、人际治疗、精神动力疗法及正念认知疗法等，各展所长，或助患者挑战消极思维，或修复人际裂痕，或揭示潜意识冲突，或借正念之力提升应对能力。

（3）辅助疗法：冥想、瑜伽等身心练习，搭配健康生活方式、行为激活疗法（替换消极行为），宛如彩虹桥连接传统治疗，增强疗效，加速康复。

（4）社会支持：亲朋好友的温暖陪伴、理解接纳，以及鼓励参与劳作、娱乐活动、体育锻炼，滋养患者心灵，增强体质。宁静有序的家庭环境、规律作息与充足睡眠，则为患者筑起抵御抑郁侵扰的坚实防线。

尽管伴精神病性抑郁症因个体表现形式各异，但只要选择恰当治疗路径，患者与家属携手共进，有望在科学与爱的双重光照下，驱散阴霾，重拾生活斑斓的色彩与温暖的温度。每一个困于黑暗的灵魂，都有破晓重生的可能。

【参考文献】

［1］刘丹丹，曾麟娟，陈维维，等．基于 CiteSpace 的文献计量学分析近 20 年国内外音乐治疗焦虑研究热点的演化与趋势［J］．广州医药，2024，55（07）：712-722.

［2］赵宝生，李振香，马超群，等．青少年自杀未遂患者心理体验质性研究的 Meta 整合［J］．中华护理杂志，2023，58（08）：979-986.

［3］马骏，李丽，陈晓凤，等．自杀性药物中毒患者急救护理与共情共赢心理干预效果探讨［J］．当代临床医刊，2021，34（04）：57+77.

［4］廖慧，杨静，涂燕平．共情共赢心理护理联合医护一体化工作模式在自杀性药物中毒患者中的应用效果［J］．中西医结合护理（中英文），2022，8（11）：166-168.

［5］周伟丽，常玉霞，吴亚．共情共赢护理模式对自杀性药物中毒患者焦虑、抑郁情绪及治疗依从性的影响［J］．临床医学工程，2022，29（10）：1389-1390.

［6］骆秀云，庄一佳，陈全红，等．情感共鸣护理在急诊自杀性药物中毒患者中的应用［J］．齐鲁护理杂志，2021，27（09）：146-148.

［7］周利娟．心理护理对康复期精神分裂症患者抑郁情绪及生活质量的影响分析［J］．心理月刊，2021，16（17）：28-29.

（伍丽婵）

案例 2　脓毒血症

【案例介绍】

（一）一般资料

患者男，69 岁。

主诉：胆囊切除术 10 天，腹胀伴无尿 3 天。

现病史：患者于 2024-01-11 我院腹腔镜下行胆囊切除术，术后症状逐步缓解，好转出院，于 2024-01-17 出现小便减少，腹胀，无畏寒、发热、胸闷、胸痛、心慌、心悸、头晕、头痛等不适，症状未见好转，晚 19:00 到我院急诊科就诊，门诊拟"低白蛋白血症"收入重症医学科进一步治疗。现患者神志清，无恶心、呕吐、畏寒、发热、心慌、心悸、腹胀、腹泻等不适，患者睡眠、精神、食欲可，大小便正常，近期体重未见明显变化。

（二）病史

既往史：高血压病史 5 ~ 6 年，平时不规律予苯磺酸氨氯地平控制血压，血压控制情况不详；2023-12-03 行"胆管造影 + 胆管引流术"，2023-12-17 行"经皮选择性动脉造影 + 动脉栓塞术"。

（三）医护过程

体格检查：体温 36.5℃，脉搏 75 次 / 分，呼吸 20 次 / 分，血压 97/63 mmHg。神志清楚，自主体位，步行入室，查体合作。

临床诊断：①脓毒血症；②急性肾衰竭；③胆囊切除术后状态；④肺部感染；⑤胆管肿瘤（胆管内乳头状肿瘤）；⑥重度贫血；⑦低蛋白血症；⑧蛋白质 - 能量营养不良。

治疗经过：患者入院后，结合病史及检查结果提示患者感染极重，合并急性肾功能衰竭，从肝胆外科转入重症医学科治疗。予面罩中流量吸氧（氧浓度 4 L/min），目前存在脓毒血症，尿量少，感染指标高，行 CVVH 术，清除炎性介质，改善肾功能，维持内环境稳定；同时予加强抗感染、营养支持等综合治疗。

【护理】

（一）治疗护理

1. 用药护理

（1）美罗培南、米卡芬净、苯磺酸奥玛环素、头孢哌酮抗感染。

（2）氢吗啡酮镇痛。

（3）艾司奥美拉唑护胃。

（4）去甲肾上腺素升压。

（5）白蛋白、静脉营养袋营养治疗。

2. 高热护理

降低体温，常采用的有物理降温，如冰袋、冰敷、冰枕等，若腋窝温度 > 38.5℃时遵医嘱给予药物降温等。30 分钟后复测体温。持续高热患者应用冰毯机等特殊物理降温设备。

3. 肺部感染护理

保持呼吸道通畅，采取有利于呼吸的体位，每天给予机械排痰，鼓励患者多咳嗽排痰，必要时给予雾化吸入。做好痰液的细菌培养。

（二）观察护理

1. 评估

神经系统：神志清楚，精神尚可，眼球活动自如，无外突，结膜无充血及水肿，巩膜无黄染，角膜透明，双侧瞳孔等大等圆，对光反应灵敏。

呼吸系统：胸廓无畸形，双侧呼吸动度对称，语颤无增强，双肺叩诊清音，双肺呼吸音清晰，未闻及干、湿性啰音和胸膜摩擦音。

泌尿系统：尿量少，感染指标高，予 CVVH 术，清除炎性介质，改善肾功能。

循环系统：心前区无隆起，心尖搏动位于第五肋间左锁骨中线内 0.5 cm，未触及细震颤，心界无扩大，心率 75 次 / 分，律齐，心音无明显增强和减弱，各瓣听诊区未闻及病理性杂音。

2. 护理

（1）脓毒性休克：与血压急降、灌注不足有关。

1）护理措施：24 小时心电监护，床旁超声、持续有创血压监测以提供患者血流动力学数据。去甲肾上腺素以 4 ~ 6 mL/h 泵入升压。

2）护理评价：灌注增加，血压回升。

（2）气体交换受损：与肺部感染导致肺换气功能障碍有关。

1）护理措施：指导患者自主咳嗽，帮助患者翻身、拍背、气道湿化，促进排痰。指导患者呼吸功能锻炼：腹式呼吸、缩唇呼吸。取平卧位，上身肌群放松做深呼吸，一手放于腹部，一手放于胸前，吸气时尽力挺腹，尽量将气体呼出，一般吸气 2 s，呼气 4 s。吸气与呼气时间比为 1 : 2。用鼻吸气，用口呼气，要求缓呼深吸。

2）护理评价：促进自主排痰，加强肺活量，增加交换。

（3）感染：与肺部感染、脓毒血症有关。

1）护理措施：强化无菌操作，严格执行无菌操作原则，如静脉穿刺或侵入性操作，护士做好自身消毒工作。监测痰液培养结果，动态复查炎性指标及痰培养。

2）护理评价：消毒严格，感染逐渐好转。

（4）潜在并发症，便秘与长期卧床有关：密切关注患者排便情况，予顺时针按摩腹部，促进肠蠕动，按需予患者使用助排便药物。

（三）生活护理

1. 营养支持

根据患者的病情和身体状况，制订合理的饮食计划和营养支持方案，保证患者的营养需求得到满足。

2. 皮肤护理

每天给予氯己定湿巾床上擦浴，保持皮肤清洁。

（四）心理护理

与患者建立良好的沟通关系，了解其心理状态和需求，提供必要的心理支持和安慰，帮助患者积极面对治疗。

【小结】

脓毒血症和脓毒性休克是急危重症医学面临的重要临床问题，全球每年脓毒症患者数量超过 1 900 万，其中有 600 万患者死亡，病死率超过 1/4，存活的患者中约有 300 万人存在认知功能障碍。患者术中并发脓毒性休克，关键在于快速液体复苏及维持循环，本案根据患者病情、血压情况使用去甲肾上腺素，以 4～6 mL/h 的速度泵入，术后快速液体复苏，使患者快速苏醒、维持血流动力学稳定。

【参考文献】

［1］李苗苗，李静静，王辰辰. 强化感染护理联合无缝隙护理模式对呼吸重症患者多重耐药菌感染的影响［J］. 临床医学工程，2022，29（5）：667-668.

［2］张艳慧. 重症监护室患者并发肺部感染成因与护理效果评价［J］. 医学食疗与健康，2022，20（10）：95-98.

［3］冯美芳. ICU 危重症患者行床旁 CRRT 治疗的护理干预［J］. 实用临床护理学电子杂志，2019，4（49）：26-27.

（吴玉慧）

案例3 创伤性腹膜后血肿

【案例介绍】

（一）一般资料

患者男，46岁。

主诉：滑倒致左腰部疼痛1天余。

现病史：患者于1天前冲凉时滑倒致左腰部疼痛，呈持续性钝痛，伴头晕、恶心呕吐，呕吐物为胃内容物，未排肉眼血尿，遂自行服用止痛药，效果不佳，为求进一步治疗前往我院急诊就诊。患者自起病以来，无发热、无胸痛、胸闷，无咳嗽、咳痰，无放射痛，大便未排，食欲缺乏，精神睡眠差，体重未见明显下降。2022-08-22我院急诊彩超提示：左侧腹直肌后方可见低回声包块，范围20 mm×3 mm，考虑血肿形成；腹部CT平扫提示：①左侧腹膜后及左肾周血肿形成，范围12.4 cm×8.9 cm×8.6 cm，向下延伸至左侧髂窝，血肿累及左侧腰大肌、髂腰肌，与脾脏分界欠清；请结合临床，必要时CT增强进一步检查；②L3左侧横突骨折；③拟左肾囊肿。2022-08-24 CT，左侧腰动脉、左肾动脉造影＋左侧第二、三腰动脉栓塞术，对比2022-08-22全腹部CT：①左侧腹膜后及左肾周血肿形成，向下延伸至左侧髂窝，血肿累及左侧腰大肌、髂腰肌，范围较前大致相仿，现未见明确活动性出血；腹、盆腔积血、积液；②腰3椎体左侧横突骨折；③左肾囊肿；④胆囊腔、部分肠管内高密度影，考虑为对比剂；⑤所示双侧胸腔少量积液，邻近肺组织膨胀不全。2022-08-24 B超，左侧腹膜后区混合回声团，结合病史，考虑血肿可能。脾肾隐窝及盆腔少量积液。

（二）病史

既往史：既往右肾有"肾结石"史，经治疗后好转。2014 年因擦伤导致右大腿巨大血肿，否认肝炎、结核等传染病史，否认高血压、糖尿病等慢性病史，病史、预防接种史不详，否认药物、食物过敏史，否认手术史，否认输血史。

（三）医护过程

体格检查：体温 36.6℃，脉搏 96 次 / 分，呼吸 20 次 / 分，血压 132/94 mmHg。卧床发育正常，营养良好，急性面容，表情痛苦，神志清楚，平卧位，平车入室，查体合作。

专科检查：左腰部瘀斑，范围 5 cm×2 cm，腹软，左肾区无隆起，双肾未触及，左肾区叩击痛（+），左侧肋脊点、肋腰点压痛（+），双侧输尿管各行程无压痛。膀胱区不胀，无压痛。外生殖器无畸形，尿道口不红，无异常分泌物。

临床诊断：①左侧创伤性腹膜后血肿；②左侧创伤性肾周血肿；③左腰部挫伤；④泌尿道感染；⑤ L3 左侧腰骶横突骨折；⑥左单纯性肾囊肿。

治疗经过：入院完善相关检查，全腹部 CT 增强提示，①左侧腹膜后及左肾周血肿形成（范围 12.4 cm×8.9 cm×8.6 cm），存在活动性出血，向下延伸至左侧髂窝，血肿累及左侧腰大肌、髂腰肌；②腰 3 椎体左侧横突骨折；③左肾囊肿。考虑存在活动性出血，请介入科会诊，建议急诊行介入栓塞治疗，予左腰第二、第三腰动脉栓塞术，12:40 结束。2022-08-23 14:29，血红蛋白 66.00 g/L；2022-08-23 19:06 血红蛋白 62.00 g/L；血色素仍呈持续性下降趋势，予输注红细胞悬液 2 U 后复查 Hb 65 g/L。2022-08-24 复查 Hb 50 g/L；患者出现发热，最高体温 38℃；急诊复查全腹部 CT 平扫 + 增强提示：左侧腰动脉、左肾动脉造影 + 左侧第二、三腰动脉栓塞术，对比 2022-08-22 全腹部 CT，①左侧腹膜后及左肾周血肿形成，向下延伸至左侧髂窝，血肿累及左侧腰大肌及髂腰肌，范围较前大致相仿，现未见明确活动性出血；腹、盆腔积血、积液；②腰 3 椎体左侧横突骨折；③左肾囊肿；④胆囊腔、部分肠管内高密度影，考虑为对比剂；⑤所示双侧胸腔少量积液，邻近肺组织膨胀不全。予输注红细胞悬液 2 U+ 新鲜冰冻血浆 400 mL，再次复查 Hb 55 g/L，请介入科再次会诊，综合患者目前病情建议再次行介入，经患者及家属同意后行介入治疗。予介入栓塞左侧髂腰动脉。术后复查 Hb 50 g/L，予再次输注红细胞悬液 4 U，早晨 Hb 64 g/L。术后血色素未见明显提升，且血氧饱和度仅能维持在 80% ～ 93%，今转入重症医学科进一步治疗，予高流量给氧、维持水和电解质及酸碱平衡、抗感染、制酸护胃、营养支持等对症治疗。

【护理】

（一）治疗护理

1. 用药护理

（1）头孢呋辛、美罗培南抗感染。

（2）红细胞、血浆补充血容量。

2. 氧疗护理

指导患者腹式呼吸，配合高流量氧机送气，减少人机对抗，缓解缺氧情况，监测患者动脉血气结果，及时调整吸氧参数，在医生指导下，逐渐下调。

3. 输血护理

输血时严格落实查对制度，监测患者体温变化，开始 15 min 慢滴，关注是否发生输血反应，若发生输血反应，立即停止输血，报告医生予抢救，保留输血袋、输血器及剩余的血制品，上报不良事件，做好记录。

4. 腹腔血肿护理

翻身动作轻柔，指导患者切忌腹腔过度用力，若便秘，遵医嘱予开塞露等药物塞肛；若痰液难以咳嗽排出，遵医嘱予雾化吸入湿化气道。

（二）观察护理

1. 评估

神经系统：患者 GCS 评分 15 分，神志清楚，对答切题，精神倦怠，甲床、口唇苍白，双侧瞳孔等大等圆，双侧直径约 2.0 mm，对光反射灵敏。

呼吸系统：予高流量氧机吸氧，氧浓度 45%，外周血氧 85%。双肺呼吸音粗，未闻及明显干、湿性啰音。入室血气：pH 7.527，$PaCO_2$ 32.7 mmHg，PaO_2 51 mmHg，FiO_2 45%，BE 4 mmol/L，HCO_3^- 27.1 mmol/L，SaO_2 90%，Na^+ 138 mmol/L，K^+ 3.1 mmol/L，Ca^{2+} 1.19 mmol/L，Hct 17%，Hb 5.8 g/dL。

泌尿系统：肌酐 131 μmol/L，尿酸 448 μmol/L。

血液系统：血常规组合，白细胞 16.44×10^9/L，中性粒细胞总数 13.84×10^9/L，红细胞 4.14×10^{12}/L，血红蛋白 91.00 g/L，血细胞比容 28.90%，血小板 293.00×10^9/L。

凝血指标：凝血常规试验 +DIC 组合；凝血酶原活度 78%，抗凝血酶Ⅲ 67%。

腹肌稍紧，左腰部片状皮下瘀斑，阴茎及部分阴囊瘀斑，无明显压痛，双肾区无明显叩击痛，双侧足背动脉搏动可触及。

2. 护理

病情观察：严密监测患者血常规、凝血常规变化情况，注意心率、血压、血氧等生命体征变化，关注左腰部、阴囊瘀斑的进展范围，关注患者主诉及意识状态的变化，及时报告医生。

（1）活动无耐力：与失血性休克有关。

1）护理措施：监测患者血常规情况，遵医嘱予输血治疗。输血时严格落实查对制度，开始 15 min 慢滴，关注是否发生输血反应，若发生输血反应，立即停止输血，报告医生，保留输血袋、输血器及剩余的血制品，上报不良事件。

2）护理评价：未发生输血反应。

（2）气体交换受损：与血液循环不足导致的组织缺氧有关。

1）护理措施：遵医嘱予氧疗，高流量氧机给氧，指导患者腹式呼吸，配合高流量氧机送气，减少人机对抗，关注患者血氧饱和度的变化，有无缺氧发绀情况出现。

2）护理评价：未发生进一步缺氧。

（3）组织灌注量不足：与低血容量和血液循环障碍有关。

1）护理措施：遵医嘱予血制品补充容量，关注患者肢端末梢循环情况，做好保暖，监测患者中心静脉压及出入量情况。

2）护理评价：患者的中心静脉压维持在 5 ~ 7 cmH$_2$O，血氧饱和度监测的 PI 值＞ 1.0。

（4）营养失调：低于机体需要量。

1）护理措施：遵医嘱肠内外营养结合，鼓励患者进食，增加战胜疾病的信心。

2）护理评价：未发生进一步营养不良的情况。

（5）有皮肤完整性受损的危险：与长时间卧床、活动无耐力有关。

1）护理措施：三班做好皮肤情况的交接与记录，予 q2h 翻身，予翻身枕、水垫、气垫床防压疮；予留置尿管持续引出尿液，保持肛周清洁、干燥，及时清理排泄物，骨突处予泡沫敷料粘贴减压。

2）护理评价：未发生压力性损伤。

（6）潜在并发症：多器官功能障碍综合征（MODS）。

1）护理措施：予特级护理，监测患者 24 小时出入量，监测患者中心静脉压变化，若血压出现较大波动或尿量持续减少、心率增大等特殊情况，立即报告医生。

2）护理评价：未发生 MODS。

（三）生活护理

同第二章案例 1 "急性心肌梗死"。

（四）心理护理

同第一章案例 1 "胸椎结核合并肺栓塞"。

（五）健康宣教

指导患者适当锻炼，短期内避免剧烈运动，减少受伤发生的可能；遵医嘱规律用药，定期复查凝血指标，切忌自行停药。及时更换防滑鞋底，在家中浴室可铺上防滑垫。

【小结】

腹膜血肿、肾周血肿，常由外伤引起，一般通过介入栓塞后可止血，若血红蛋白仍进行性下降，则需要考虑是否存在血液病影响凝血功能。

【参考文献】

［1］黄每芹，廖煜，高建凯，等. 创伤性腹膜后血肿的紧急救治临床研究［J］. 世界最新医学信息文摘，2016，16（67）：65.

［2］高建凯，廖煜，黄每芹，等. 限制性液体复苏联合介入治疗对创伤性腹膜后血肿的临床观察［J］. 世界最新医学信息文摘，2016，16（67）：130.

［3］孟伟琴，毛明波，李玲芳，等. 创伤性腹膜后巨大血肿的护理［J］. 温州医学院学报，2013，43（01）：63–65.

［4］徐志姣. 创伤性腹膜后血肿的观察及护理［J］. 现代中西医结合杂志，2011，20（16）：2060–2061.

（何明炜）

案例 4　右侧颌面多间隙感染

【案例介绍】

（一）一般资料

患者男，59 岁。

主诉：右侧颌面部肿痛 10 余天，加重一周入院。

现病史：患者 10 余天前无明显诱因下出现右下牙痛，次日于当地诊所就诊，予"甲硝唑""头孢菌素"静脉抗感染治疗，2022-08-25 出现右侧颌面部肿胀，期间多次就诊于当地诊所予抗感染、补液等治疗，但效果不佳，颌面部肿痛呈进行性加重，遂于 2022-09-01 至当地口腔医院住院治疗，予"莫西沙星"静脉注射抗感染治疗，并于 2022-09-02 12:08 行"右面部多间隙感染切开引流术"，12:20 手术结束，12:22 患者复苏时突然出现室颤，给予提高室温及镇静药物后好转，12:38 出现谵妄，四肢不自主运动，予右美托咪定后处于镇静状态，急查血气分析示"pH 7.483，$PaCO_2$ 15.4 mmHg，PaO_2 127 mmHg，Lac 6.25 mmol/L"，考虑患者存在酸中毒，病情危重，遂立即转送至我院急诊科就诊，于 16:24 至我院急诊科，血压 95/58 mmHg，完善头颅 CT 平扫示，①右侧颊面部软组织广泛肿胀积气（范围如上述），考虑感染性病变可能；②右下颌牙槽旁见鱼钩样异常高密影；③双侧筛窦炎；④脑动脉硬化，同时予头孢呋辛钠抗感染治疗，后患者四肢不自主运动消失，遂于 2022-09-03 转回口腔医院专科治疗，住院期间予"头孢哌酮他唑巴坦钠"联合"甲硝唑氯化钠注射液"抗感染治疗，血常规示，WBC 15.6×10^9/L，NEU 88%，PCT 32.06 ng/mL，CRP 299.8 mg/L，当日晚上，患者出现发热，最高体温 37.7℃，无畏寒，无咳嗽、咳痰，但患者体温未见明显下降，考虑患者颌面部肿胀情况未见明显好转，感染重，为求进一步诊治，遂于今日转入重症医学科进一步诊治，拟"右侧颌面多间隙感染"收入重症医学科。患者自起病以来，精神、睡眠、食欲欠佳，二便正常，近 3 周来体重减少 10 kg。

（二）病史

既往史：既往有"白癜风"病史 6 年余，曾予药物治疗；3 周前体检发现血糖升高，予口服药物治疗，血糖控制情况不详，1 天前于当地口腔医院查糖化血红蛋白为 11.6%。否认肝炎、结核等传染病史，否认高血压、糖尿病等慢性病病史、预防接种史不详，否认药物、食物过敏史，否认外伤史，否认输血史，2022-09-02 因"右面部多间隙感染"于当地口腔医院行"右面部多间隙感染切开引流术"。

个人史：吸烟 40$^+$ 年，平均 20 支 / 日，未戒烟。

（三）医护过程

体格检查：体温 38.0℃，脉搏 97 次 / 分，呼吸 22 次 / 分，血压 140/63 mmHg，体重 65 kg。平车入室，查体合作。右侧面颈部明显红肿，未见瘘口，皮肤紧张、光亮，皮肤温度升高，颏下、右侧眶下及右侧颊部触诊质较硬，按压疼痛，未见肝掌，未见蜘蛛痣。

临床诊断：①面部皮肤脓肿、疖和痈；②右侧颌面部间隙感染；③脓毒血症；④ 2 型糖尿病；⑤白癜风。

治疗经过：患者入室后鼻导管给氧，入院后行头颅 CT 平扫示"右侧颊面部软组织广泛肿胀积气"，请口腔科会诊后予甲硝唑氯化钠注射液冲洗右侧下颌下区引流创口，并换药，更换敷料；结合患者之前伤口浅部及深部引流液初步培养为星座链球菌；治疗上予"美罗培南（09-04 至 09-09）+ 甲硝唑（09-04 至 09-14）"抗感染，同时我院口腔科积极伤口换药及切开引流，患者病情好转，感染指标下降，伤口颜面部红肿减轻，予抗生素降阶梯治疗，停美平改为头孢曲松（09-09 至 09-14）抗感染；其他方面：加强液体管理、调节酸碱平衡、营养支持、保护器官功能等。入院后进行相关辅助检查，2022-09-07 细菌培养（伤口分泌物）：无菌生长，未检出真菌。2022-09-05 在局麻下行右侧面部腮腺区行切开引流术，留置引流条。2022-09-06 予高流量氧机给氧。

【护理】

（一）治疗护理

1. 用药护理

（1）布托啡诺镇痛。

（2）美罗培南、甲硝唑、头孢曲松抗感染。

2. 高热护理

首选物理降温，予冰袋冰敷降温，当体温持续大于 38.5℃时，遵医嘱予药物降温如布洛芬混悬滴剂等，30 分钟后复测体温，仍持续高热可遵医嘱予冰毯机等特殊物理降温。

3. 氧疗护理

遵医嘱予高流量氧机给氧，做好宣教，指导患者正确配合高流量氧机输送氧气，减少人机对抗，保持气道通畅，做好加温及湿化，避免损伤黏膜。警惕伤口肿胀引起窒息。

4. 疼痛护理

遵医嘱使用镇痛药物，q4h 评估患者疼痛评分，根据情况遵医嘱逐渐减量，及时停药。

5. 伤口感染护理

遵医嘱按时使用抗生素，q4h 监测患者体温变化，床边操作应做好手卫生消毒，若伤口敷料有渗液、流脓等情况，及时报告医生进行换药处理。

（二）观察护理

1. 评估

神经系统：GCS 评分 15 分，双侧瞳孔等大等圆，直径 3 mm，对光反射灵敏。

呼吸系统：双肺呼吸音粗，双肺未闻及湿性啰音。双下肢无水肿，四肢肌张力、肌力检查正常，病理征阴性。高流量氧机给氧，氧浓度 60%。血气分析：pH 7.486，$PaCO_2$ 27.0 mmHg，PaO_2 56 mmHg，BE −3 mmol/L，HCO_3^- 20.4 mmol/L，SaO_2 92%，Na^+ 133 mmol/L，K^+ 3.3 mmol/L，Ca^{2+} 1.12 mmol/L，Hct 38%，Hb 12.9 g/dL。

内分泌系统：糖化血红蛋白 12.7%。

循环系统：NT-proBNP 1 264 pg/mL，降钙素原 6.02 ng/mL；血常规组合：白细胞 13.59×10^9/L，中性粒细胞总数 11.34×10^9/L，中性粒细胞百分数 83.50%，淋巴细胞百分数 12.20%，血红蛋白 125.00 g/L，血细胞比容 38.80%，血小板 157.00×10^9/L。

凝血指标：凝血酶原时间 16.5 s，凝血酶原活度 54%，凝血酶原比值 1.49，部分凝血活酶时间 33.0 s，纤维蛋白原 4.50 g/L，D- 二聚体 1 779 ng/mL。

泌尿系统：尿素 3.26 mmol/L，肌酐 52 μmol/L；右侧面部皮肤红肿、皮温高。

2. 护理

病情观察：密切注意患者生命体征变化，尤其注意患者的体温变化趋势及面部肿胀情况的变化，警惕呼吸困难的发生。同时关注感染指标的变化。

（1）气体交换受损：与右侧颌面部感染、肿胀有关。

1）护理措施：严密监测患者呼吸频率、血氧饱和度等生命体征的变化；关注患者主诉，监测患者动脉血气氧合情况的变化，指导患者配合高流量氧机的送气，避免人机对抗。

2）护理评价：患者在使用高流量氧机，配合抗生素使用后，氧合指数逐渐上升，缺氧情况好转，使用了 5 天后改鼻导管中流量给氧。

（2）体温过高：与感染有关。

1）护理措施：遵医嘱予物理降温，q4h 监测体温，持续高热则遵医嘱予药物降温或冰毯机特殊物理降温。

2）护理评价：患者入院时体温最高达 39.5℃，经 3 天治疗后，患者最高体温降至 38.1℃，后无出现发热。

（3）疼痛：与感染有关。

1）护理措施：予 NRS 量表进行评估，遵医嘱使用镇痛药物，q4h 评估，做好心理护理，指导患者分散注意力。

2）护理评价：患者入室时，NRS 评分 6 分，遵医嘱治疗后，逐渐下降至 1 分，患者能安稳入睡。

（4）有皮肤完整性受损的危险：与糖尿病、长期卧床有关。

1）护理措施：遵医嘱予胰岛素静脉泵入控制血糖，q2h 测量血糖，血糖范围控制在 8 ～ 10 mmol/L，q2h 翻身防压疮，予翻身枕、水垫、气垫床。

2）护理评价：在科期间，患者未发生压力性损伤。

（5）潜在并发症：窒息与颌面部感染、肿胀有关。

1）护理措施：密切监测患者右侧颌面部伤口肿胀情况的变化，三班做好交接，重视患者主诉，注意患者血氧饱和度。

2）护理评价：住院期间未发生窒息。

（6）潜在并发症：感染性休克与感染有关。

1）护理措施：遵医嘱使用抗生素控制感染，密切监测患者体温、血压等及感染指标变化，注意右颌面部伤口处渗液情况，及时更换敷料。

2）护理评价：住院期间未发生感染性休克。

（三）生活护理

同第一章案例 1 "胸椎结核合并肺栓塞"。

（四）心理护理

同第一章案例 1 "胸椎结核合并肺栓塞"。

（五）健康教育

指导患者转院后，积极配合治疗，坚持床上运动，清淡饮食，遵医嘱服用降糖药，控制血糖，控制饮食。

【小结】

颌面部间隙感染，严重的话不仅会造成颅内感染，还可能发生窒息等立即危害生命的并发症，需要早发现，早治疗，及早控制住感染，避免加重。

【参考文献】

［1］王颖. 1 例颌面多间隙感染合并气道梗阻患者手术后的护理［J］. 天津护理，2024，32（05）：610-613.

［2］杨毅. 个体化口腔护理对口腔颌面部间隙感染患者面部情况及心理状态的影响［J］. 吉林医学，2024，45（04）：984-987.

［3］范晶娴，吴嘉骏，葛奎，等. 口腔颌面间隙感染患者全麻术后机械通气时间延长的危险因素分析［J］. 中国口腔颌面外科杂志，2024，22（02）：158-164.

［4］赵卫花，李慧川，王烨华，等. 全面化护理干预策略在糖尿病合并口腔颌面间隙感染患者中的应用观察［J］. 实用糖尿病杂志，2021，17（01）：66+94.

（何明炜）

案例 5　用从高处跳下的方式故意自害

【案例介绍】

（一）一般资料

患者女，14 岁。

主诉：以"高处坠落伤半小时"为主诉入院。

现病史：患者半小时前自行从 3 楼高处坠落地面致伤，家属呼叫"120"到现场，患者右侧头面部挫伤、肿胀，呼之可应，无呕吐，无抽搐，立即予颈托固定、开通静脉通道，转运至我院急诊就诊，行头颅、全腹部 CT 示：头颅多处骨折，右侧肾上腺区、右肾上部后方少量积血，血红蛋白 119 g/L，予升压、扩容等对症处理后，现为求进一步治疗，2023-06-30 拟"闭合性颅脑损伤中型"收入重症医学科。

（二）病史

既往史："伴有精神病性症状的重度抑郁发作"1 月余，目前服用劳拉西泮、喹硫平、氟西汀、坦度螺酮。

（三）医护过程

体格检查：体温 36.0℃，脉搏 145 次/分，呼吸 20 次/分，血压 158/80 mmHg。颈部无抵抗，颈动脉双侧搏动减弱，颈静脉正常，气管居中。呼吸运动双侧增强，呼吸节律正常，肋间隙正常。心率 145 次/分，心律齐整，心音正常。腹部平坦，腹肌紧张，压痛、反跳痛未配合，无液波震颤，肠鸣音活跃，未闻及腹部血管杂音。脊柱检查、棘突无压痛及叩击痛检查不配合，活动度不配合。四肢无畸形，四肢关节活动正常，四肢肌力不配合，肌张力正常，双侧足动脉搏动减弱。

专科检查：神志昏睡，全身皮肤黏膜色泽苍白，右眼周可见瘀斑，右眼睑处可见一长约 3 cm 伤口，右下颌处可见一大小 2 cm×3 cm 伤口，球结膜可见淤血块，双侧瞳孔不等圆等大，左瞳孔 4.0 mm，右瞳孔 3.5 mm，双侧对光反射迟钝。

辅助检查：2023-06-30 腹部 CT 示，右侧肾上腺区、右肾上部后方少量积血；肝实质密度不均匀，肝 S5 稍低密度灶；盆腔积血、积液；片内诸骨未见明显错位性骨折征象。2023-06-30 胸部 CT 示，右侧第 1 肋骨骨折；左肺上叶舌段、下叶背段少许炎症。2023-06-30 头颅示，右侧上颌窦各壁、右侧眼眶内外侧壁、右侧腭弓、左侧上额窦外侧壁及双侧翼突多处骨折；右侧颜面部、额部软组织肿胀、局部血肿形成；双侧上颌窦、筛窦及蝶窦腔积血可能；其余脑实质 CT 平扫未见明显脑组织挫裂伤征象。2023-06-30 颈椎 CT 示，枢椎齿状突稍向右移，其余颈椎未见明确骨折征象。

入院诊断：①用从高处跳下的方式故意自害；②失血性休克查因：肾脏破裂？肝破裂？脾破裂？③闭合性颅脑损伤中型；④肋骨骨折（右侧第一肋）；⑤伴有精神病性症状的重度抑郁。

治疗经过：患者急诊入 ICU 后出现血压持续降低，最低可至 64/44 mmHg，血氧可降至 86%，血气分析提示血红蛋白降至 75 g/L，患者烦躁不配合，急行床旁妇科、消化系统、泌尿系统彩超，提示腹腔、盆腔积血，腹部可抽出不凝血，考虑患者存在腹腔内活动性出血、失血性休克，予立即经口、气管插管接呼吸机辅助通气，改善缺氧状态。

2023-06-30 急诊行"右肾动脉、腹腔动脉干、肠系膜上动脉、双侧髂动脉选择性造影术＋右侧肾上腺下动脉、肝动脉超选择性造影术＋靶动脉栓塞术"。

2023-07-01 急诊行"剖腹探查 + 肝破裂修补 + 腹腔、腹膜后血肿清除术"。术后调整抗生素为"美罗培南 + 万古霉素"联合抗感染治疗，动态复查血常规、降钙素原等感染指标；并继续予以抗感染、营养支持、化痰、减轻气道炎症等对症治疗，密切观察生命体征、血常规、血气分析、凝血功能、肝功能改变。

2023-07-26 患者生命体征平稳，转入肝胆外科治疗。

2023-07-27 全腹部 CT：拟小肠低位不全性肠梗阻，较前明显。行"上消化道碘剂造影 + 肠梗阻导管置入术"，术程顺利，术后予以禁食、肠外营养、解痉等对症治疗，患者腹痛、腹胀较前明显缓解。

2023-07-29 患者出现神情焦虑，烦躁，有自伤、自杀行为倾向，经精神医学科会诊后，考虑"伴有精神病性症状的重度抑郁发作"，予以丙戊酸钠、帕利哌酮治疗，患者情绪较前稳定。

2023-07-30 患者体温升高，最高 39.9℃，予以头孢哌酮钠舒巴坦钠、替考拉宁抗感染治疗后。

2023-08-03 感染指标较前未见好转，考虑"肝脓肿"，行超声引导下肝穿刺置管引流术，抽出暗红色液体约 60 mL，术程顺利，术后患者血压波动在 70 ~ 80/40 ~ 50 mmHg，心率 130 ~ 160 次 / 分，血色素动态下降，不排除"感染性休克"，转重症医学科行血液滤过治疗。

2023-08-04 急诊行"肝脏感染病灶切除 + 肝脓肿切开引流 + 胆囊造瘘 + 腹腔粘连松解术 + 腹腔置管引流术"，术后行胸腔穿刺置管引流术，并予以液体复苏、护肝、营养支持治疗等对症支持治疗。

2023-08-08 患者生命体征平稳，转入肝胆外科治疗。

2023-08-09 全腹部 CT 平扫 + 增强：肝脏破裂范围及其内出血范围较前减小。

2023-08-10 术后病理报告：（右肝）送检破碎的肝组织，部分肝组织呈凝固性坏死的组织学改变，仅见肝细胞轮廓，未见细胞核，可见核碎屑；坏死肝组织周围见肉芽组织及瘢痕形成，并可见含铁血黄素及多核巨细胞；未见中性粒细胞浸润及脓肿形成。符合外伤后肝脏破裂导致的肝脏坏死，伴坏死周围修复性改变。予抗感染、护肝、改善肠道功能、营养支持等对症治疗。

2023-08-23 患者一般情况可，精神一般，睡眠、食欲可，可正常进食，排气、排便通畅，小便如常。复查血常规、肝功指标等基本正常。患者欲出院，准予以办理出院手续。

【护理】

（一）治疗护理

1. 用药护理

（1）抗感染：哌拉西林钠、万古霉素。输注万古霉素可能出现"红人综合征"，为类过敏反应，它是一种与剂量相关的非免疫性、由组胺介导的变态反应，主要表现为颜面部、颈部及躯干上部斑丘疹样红斑，常伴有瘙痒，严重者会发生休克表现。护理人员在输注过程中，除严密观察不良反应外，需注意调节输液速度，并做好健康宣教。研究表明，1 g 万古霉素滴注时间＞1 小时，可降低红人综合征的发生。在发生红人综合征时，应立即停止万古霉素的输注，并联系医生进行评估。对于轻度症状的患者，给予口服或静脉注射抗组胺药物；对于重度症状的患者，可考虑给予吸氧、皮质类固醇和血管活性药物等治疗。

（2）抗菌治疗：替加环素。该药易引起消化道反应，主要表现为恶心、呕吐、腹泻；也可能引起肝脏损害，主要表现为转氨酶升高、胆红素升高、凝血酶原时间延迟等，用药期间应注意监测肝功能及凝血功能；该药可能导致胰腺炎，用药期间定期监测淀粉酶。

（3）镇静、镇痛：喷他佐辛、咪达唑仑、右美托咪定、丙泊酚、氢吗啡酮。右美托咪定最常见的不良反应为高血压、低血压、心动过缓及口干。临床上患者血压变化和心动过缓等不良反应与右美托咪定的给药剂量和输注速度有关，其发生率低于8%。对于重度心脏传导阻滞或严重心室功能不全的患者应谨慎使用。

2. 液体管理护理

尽快建立有效静脉通道，医生予进行中心静脉置管，护士及时输液、输血，纠正失血性休克。患者颅脑受损伤、胸腹部内脏损伤，既要维持血压，又要注意控制液体量，以防脑水肿、肺水肿。维持水、电解质和酸碱平衡。

3. 紧急输血护理

该患者合并失血性休克，其血液循环不稳定且出现了凝血功能障碍，因此，输血是治疗失血性休克的必要手段。为患者优先输注了新鲜冰冻血浆，并联合输注了红细胞。有研究表明，对于严重创伤患者，使用血浆与红细胞以 ≥ 1 ∶ 2 的比例输注，将会获得更高的生存率。

4. 剖腹探查 + 肝破裂修补 + 腹腔、腹膜后血肿清除术后护理

（1）观察伤口情况：术后需定期观察手术伤口敷料有无渗血、渗液等异常情况，如有渗血、渗液，报告医生及时为患者更换敷料，保持伤口干洁。

（2）引流管护理：明确各引流管放置位置及作用，引流管标识清晰，妥善固定并保持有效的引流，观察引流液颜色、性质及量的变化。当引流液量突然增多或颜色鲜红时立即通知医生并做好急救准备；若发现引流液突然减少，患者伴有腹胀、发热等不适，应及时检查管腔有无堵塞或引流管是否滑脱。

5. 高热护理

原发性高热主要是下丘脑、脑干等部位损伤引起；继发性高热主要是术后感染引起，其次是术野残腔血性脑脊液刺激体温调节中枢引起，易出现高

热，加重脑细胞的缺氧坏死。高热时要及时行药物或物理降温，必要时亚低温治疗，预防颅内压增高。降温时密切观察生命体征变化。

（二）观察护理

（1）监测意识、瞳孔变化，判断颅脑损伤程度。

（2）监测心率、血压、中心静脉压，补充血容量。

（3）监测脉搏血氧饱和度、呼吸频率、节律、血气分析；机械通气时观察人机配合顺应性、患者气道反应性，峰压高，咳嗽频繁，提示气道痉挛无改善，早期给予镇静，使患者得到休息，病情改善尽早停用镇静药，每日唤醒判断病情，今早脱离呼吸机。

（4）观察镇静药物的不良反应，如低血压、呼吸抑制等。

（5）准确记录出入量、监测血常规、凝血功能、肾功能，按医嘱输血、输液。

（6）留置胃管、尿管：观察胃液的性质、量、颜色，保持有效胃肠减压，降低胃的张力；观察尿量、颜色变化。

（7）配合必要的辅助检查：多发伤患者送检 X 线、CT 时，应有护士护送，途中注意意识、心率、血压、呼吸、血氧饱和度变化，输液是否通畅，搬运动作轻柔，体位按病情摆好。

（三）生活护理

1. 饮食护理

禁食，胃肠减压，术后予以全胃肠外营养，以满足机体高代谢和修复的需要，并提高机体抵抗力；监测患者人血白蛋白、总蛋白、电解质、血糖水平及其他生化指标；待病情稳定后，经鼻胃管予肠内营养混悬液 500 mL 泵入维持 20 小时，逐步过渡到半流饮食、普食。

2. 皮肤护理

保持床单位整洁，保持全身皮肤清洁、无异味；每次大便后用湿纸巾擦干净臀部皮肤，必要时使用皮肤保护粉；落实每 2 小时翻身、换水垫，每班做好皮肤交接和记录。按需使用皮肤保护性敷料或减压措施，预防压疮的发生。

（四）心理护理

做任何操作时均向患者做简单、清晰的解释；鼓励家属探视，向患者传递爱、关心与支持。患者精神、睡眠差，情绪易激动，故安排音乐治疗护士、心理专科护士，对患者进行音乐放松、心理干预。音乐放松时，根据患者喜好，为患者选择舒缓、优美的轻音乐，运用音乐肌肉渐进式放松技术，以缓解患者焦虑、抑郁等负性情绪，促进患者肌肉放松和入睡；患者日常爱好击剑，并且在省、市级的比赛中都获得一些奖项，医护人员把患者以往的奖牌、奖杯、获奖时的照片等悬挂在病房内，给予患者积极心理支持，使患者积极配合治疗。

（五）健康教育

嘱患者出院后精神心理科定期随诊。出院后保持切口敷料清洁、干燥，注意胆囊造瘘管及肝脓肿导管定期换药，定期到肝胆外科复查；保证能量和蛋白质供给，防止营养不良；合理地休息与运动；保持电话通畅，便于医护人员回访，若有体温 > 38.5℃、寒战、切口红肿、化脓、异常渗血、渗液、疼痛加重或严重腹痛等不适请立即就诊或与主管医生联系。

【小结】

抑郁症是一种常见的精神疾病。重性抑郁发作主要以持续的心境低落，兴趣降低，躯体症状，精神运动性激越或迟滞，无价值感，注意力下降及自杀观念反复出现为特征。2018 年的一项纳入 99 篇文献的荟萃分析发现，伴有精神症状的重度抑郁发作的终身患病率为 0.35% 至 1%。一项来自对中国的儿童和青少年的多阶段整群分层随机抽样研究发现，抑郁症患者的患病率为 3.0%，其中重度抑郁发作的患病率为 2.0%。不同于单纯性抑郁症，精神病性抑郁患者更易出现发病年龄早、体重减轻、失眠、睡眠障碍和自伤、自杀。另外，有研究发现精神病性抑郁患者相较于不伴精神病性抑郁患者更易患有焦虑障碍。

颅脑创伤合并胸腹腔多脏器破裂，是一种严重的多系统创伤，需要紧急而综合性的治疗。治疗的理念是救治患者的生命和最大限度减轻并发症，通常需要多学科协作和紧密的监护。治疗颅脑创伤合并胸腹腔多脏器破裂的患者需要不同专科的医师密切协作，这包括外科医师、神经外科医师、重症医学专家、麻醉医师、放射科医师、康复医学专家和护理团队。首要任务是确保患者的生命体征稳定，这包括确保通畅的气道、呼吸和循环。医护人员应尽快进行初步评估，确定伤势的严重性，特别是腹胸腔多脏器破裂的程度。如果存在明显的胸腹腔多脏器破裂，如肝脾破裂、胸腔内出血等，患者通常需要进行紧急手术干预。治疗方案应根据患者的具体情况进行个性化，目标是最大程度地挽救生命、减轻继发性并发症的风险，并帮助患者实现最佳的康复和生活质量。每一步骤都需要患者的家人和医疗团队之间密切协作。护理这类复杂的患者需要高度专业化的团队和协作，以确保患者的生命得到拯救、最小化并发的风险，并最大程度地帮助他们康复。护理重点应根据患者的具体情况进行个性化，并始终以患者的健康和福祉为优先考虑。

【参考文献】

［1］陈鹏远，杨旻斐，姚晓月．心脏破裂合并多处腹腔脏器破裂患者急诊床旁手术的急救护理［J］．当代护士（中旬刊），2023，30（04）：147-150.

［2］余浩，李贺，尹纯林，等．接受手术治疗的脾破裂患者创伤性凝血病的危险因素分析［J］．创伤外科杂志，2024，26（02）：110-114.

［3］黄柳青．创伤性脑损伤继发颅内出血的影响因素及护理干预体会［J］．全科护理，2021，19（24）：3393-3395.

［4］余倩倩．基于应激系统理论的护理模式对闭合性颅脑损伤轻型患者心理应激和生活质量的影响［J］．川北医学院学报，2023，38（03）：425-428.

［5］望运丹，王伟仙，胡德英，等．45 例住院自杀患者病例特征分析及预防对策［J］．护理学报，2019，26（05）：45-50.

［6］丁小萍，胡德英，万青，等．湖北省 45 所综合医院非精神科住院患者自杀行为的调查［J］．中华护理杂志，2019，54（06）：861-866.

［7］宋仕琪，孙雨蒙，周敏思，等．伴与不伴精神病性症状青少年重度抑郁发作者抑郁及焦虑症状比较［J］．国际精神病学杂志，2023，50（01）：52-56.

［8］赵宝生，李振香，马超群，等．青少年自杀未遂患者心理体验质性研究的 Meta 整合［J］．中华护理杂志，2023，58（08）：979-986.

（伍丽婵）

案例6　溺水

【案例介绍】

（一）一般资料

患者男，18岁。

主诉：溺水后意识障碍3小时。

现病史：入院前3小时，患者于泳池溺水约2分钟后被人救起，不省人事，呼之不应，立即予胸外按压，约5分钟后患者意识恢复，可简单对答，救护车到达现场后测外周血氧约70%，予吸氧后无改善，遂送我院急诊科，予高流量吸氧后无明显改善，意识逐渐变差，急诊予经口气管插管，插管过程中呕吐大量红色泡沫痰，插管后患者血氧仍无明显改善，2020-08-08拟"溺水，急性肺水肿"转入重症医学科行高级生命支持。

（二）病史

既往史：平素健康状况良好。

（三）医护过程

体格检查：脉搏170次/分，血压102/45 mmHg，呼吸30次/分，外周血氧75%。患者GCS评分6分，双侧瞳孔圆形，右侧直径约5 mm，左侧直径3.5 mm，对光反射迟钝，呼吸急促，心率170次/分，律齐，未闻及明显心脏杂音，右肺呼吸音减弱，双肺可闻及粗湿啰音，腹平软，肠鸣音4次/分，双下肢无水肿，四肢冰凉，四肢肌力检查不合作。

辅助检查：2020-08-08胸部X线片示，①双肺病变，结合病史，考虑溺水后双肺肺水肿；②右侧气胸，肺组织压缩约 40%；③气管插管管端约与胸 2 椎体水平；④双侧肋骨未见明确错位性骨折征象。

2020-08-08 心脏彩超：左室收缩功能正常。少量心包积液。双侧胸腔内未见明显积液。

2020-08-11 胸部 CT 平扫：①考虑双肺肺水肿伴左下肺局部肺组织实变，未排除肺泡积血可能；②右侧胸腔引流管留置。

入院诊断：①缺血缺氧性脑病；②溺水性肺水肿；③急性呼吸窘迫综合征（ARDS）；④急性心力衰竭；⑤急性呼吸衰竭；⑥肺挫伤；⑦肺部感染；⑧闭合性气胸；⑨心源性休克；⑩代谢性酸中毒（失代偿期）。

治疗经过：入室后予呼吸机辅助通气，但血氧饱和度仍为 65%，听诊右肺呼吸音低，即查胸部 X 线片示，右侧气胸肺组织压缩 40%，立即行右侧胸腔穿刺引流术并留置右侧胸腔闭式引流管，引流瓶可见少量气泡冒出。但患者血氧饱和度仍约为 70%，经患者家属知情同意，予床边行 ECMO 治疗，模式为 VV 模式，泵转速 2 030 r/min，流量 3.13 L/min。经上述抢救后，患者血氧饱和度保持在 96% 以上，心率 126 次 / 分，血压 114/68 mmHg，镇静状态，双侧瞳孔等大等圆，直径约 2.0 mm，对光反射迟钝。

2020-08-08 至 2020-08-10，行 CVVH 清除炎症介质及调整内环境。

2020-08-10 纤维支气管镜吸痰术。患者停止 ECMO 气流量后氧合好，循环稳定，考虑不需继续 ECMO 维持治疗，予移除 ECMO。

2020-08-11 纤维支气管镜吸痰术。

2020-08-12 纤维支气管镜吸痰术。

治疗方案：予行气管插管呼吸机辅助呼吸，右侧胸腔穿刺引流术 + 右侧胸腔闭式引流管；深静脉、动脉置管，VV-ECMO 治疗；行 CVVH 清除炎症介质及调整内环境；予头孢噻肟钠舒巴坦钠、美罗培南、万古霉素联合抗感染，米卡芬净抗真菌治疗、维持电解质及内环境稳定、纤维支气管镜吸痰、雾化排痰、护胃、营养支持等对症支持治疗。2020-08-17，患者病情较前好转，予转呼吸内科继续治疗。

【护理】

入室血气：pH 7.118，$PaCO_2$ 51.9 mmHg，PaO_2 54 mmHg，BE −13 mmol/L，HCO_3^- 16.8 mmol/L，SaO_2 76%，Na^+ 139 mmol/L，K^+ 2.9 mmol/L，Ca^{2+} 1.22 mmol/L，Hct 55%，Hb 18.7 g/dL。

（一）治疗护理

1. 用药护理

（1）同第三章"用从高处跳下的方式故意自害"。

（2）抗曲霉菌、念珠菌治疗：米卡芬净。米卡芬净容易起泡且泡沫不易消失，在溶解米卡芬净时，切勿用力摇晃输液袋。米卡芬净与万古霉素、西咪替丁、环丙沙星、盐酸多巴酚丁胺、喷他佐辛混合后会立即产生沉淀，要注意药物输注顺序。

（3）镇静、镇痛：右美托咪定、咪达唑仑、布托啡诺、瑞芬太尼。右美托咪定最常见不良反应为高血压、低血压、心动过缓及口干。临床上患者血压变化和心动过缓等不良反应与右美托咪定的给药剂量和输注速度有关，其发生率低于8%。对于重度心脏传导阻滞或严重心室功能不全的患者应谨慎使用。

布托啡诺不良反应：主要为嗜睡、头晕、恶心和（或）呕吐。

（4）多巴胺、多巴酚丁胺、去甲肾上腺素：正常血液的 pH 为 7.35 ~ 7.45，重酒石酸去甲肾上腺素注射液的 pH 为 2.5 ~ 4.5，易损伤静脉内膜上皮细胞。因为药物浓度高，血管刺激性强，极易导致药液渗漏至皮下组织、血管周围等部位，轻则导致静脉炎，表现为局部组织红肿、疼痛，严重时可致红斑、水疱，皮肤紫黑或坏死，形成溃疡。故高浓度去甲肾上腺素必须从中心静脉导管微量泵输注。

（5）抗凝治疗：那曲肝素钙。注意观察全身各个部位有无出血，如皮肤、牙龈、眼睛、消化道有无出血，若大便出现鲜血或黑便时，立即报告医生，并送检大便潜血检查。

2. 高热护理

降低体温，常采用的有物理降温：如冰袋、冰敷等，或者使用温水擦拭患者的身体，尤其是额头、腋窝等部位，有助于降低体温。若腋窝温度＞38.5℃时，遵医嘱给予药物降温，如肛门塞双氯芬酸钠栓剂等。30分钟后复测体温。持续高热时，遵医嘱使用抗生素等药物，应用冰毯机等特殊物理降温设备，以控制病情发展。

3. 血液净化护理

（1）预冲液：使用5 000 ~ 10 000 IU/L肝素生理盐水预冲，预冲速度：80 ~ 100 mL/min。

（2）上机前，进行血管通路通畅性评估：用5 mL注射器回抽导管内封管肝素，推注在纱块上，检查是否有血凝块，回抽量为动、静脉端各3 mL，若有血凝块，再回抽3 mL血液，推注在纱块上检查，直到没有血凝块为止；用20 mL注射器回抽动静脉端，6秒钟内抽满20 mL注射器，说明管道通畅，血流量充分（250 ~ 300 mL/min）。

（3）血流动力学监测，上机前严密观察患者生命体征，上机血流速为80 ~ 100 mL/h，引血时应密切观察患者血压情况，防止因为血流动力学不稳定造成低血压。管路连接后，应妥善固定血路管，防止在翻身时牵拉管路。

（4）监测血电解质及肾功能：配置置换液时必须严格遵医嘱加入钾、钠、钙、镁等电解质，遵嘱定期检测患者内环境状况，根据检测结果随时调整置换液配方，现配现用，以保证患者内环境稳定。

（5）治疗过程中，密切监测机器运转情况，以及动脉压、静脉压、滤器压及跨膜压变化，通过血气结果调节患者的内环境，并严格执行三级液体管理。

（6）抗凝与抗凝并发症监测，治疗前中后的凝血状态监测，通过 APTT 结果来调节抗凝剂使用速度，不同抗凝剂监测指标不同并发症。

4. 胸腔闭式引流护理

（1）观察创口有无出血、漏气、皮下气肿及胸痛情况。

（2）妥善固定胸引管：高举平台双重固定。患者躁动不能配合，给予波板手套保护性约束。

（3）防止意外脱管：床边常规准备两把 24 号圈钳，同时准备两块方纱（用于夹闭胸腔引流管时包裹引流管，圈钳不能直接夹闭引流管，以免引流管被夹破漏气），搬动患者时使用圈钳将引流管双重夹紧，防止在搬动过程中发生引流管滑脱、漏气等意外情况。若引流管不慎滑出胸腔时，立即捏闭引流管口皮肤，迅速用凡士林纱布封闭引流口。同时立即通知医师，严密观察患者病情变化，并根据病情评估是否需要重新置管。

（4）保证引流装置全程密闭：胸导管及引流管各连接口要紧密连接，引流管出口在水封瓶内，没入水下 1～2 cm 与大气隔绝，并保持水封瓶持续直立，水封瓶挂于床沿。

（二）观察护理

（1）护理评估。

1）神经系统：GCS 评分 6 分，双侧瞳孔圆形，右侧直径约 5 mm，左侧直径 3.5 mm，对光反射迟钝。

2）呼吸系统：经口气管插管呼吸机辅助呼吸（SIMV 模式，f 16 次 / 分，VT 380 mL，FiO$_2$ 50%），呼吸 30 次 / 分，血氧饱和度 75%，右肺呼吸音减弱，双肺可闻及粗湿啰音。

3）消化系统：禁食、胃肠减压。

4）循环系统：心率 170 次 / 分，律齐，未闻及明显心脏杂音，血压 87/45 mmHg。持续微量泵静脉注射多巴胺、多巴酚丁胺、去甲肾上腺素维持血压。

5）泌尿系统：尿量 50 ～ 100 mL/24 h。

（2）密切观察意识、面色、心率、心律、呼吸、血压、尿量的变化，听诊肺部啰音及心率、心律情况。

（3）保持呼吸道通畅，观察痰液的颜色、量，注意气道湿化等护理。纠正低氧血症，听诊双肺呼吸音，评估湿啰音的变化，使脉搏血氧饱和度 ≥ 95%。拔除气管插管后，应定时拍背，协助排痰，预防肺部感染。

（4）维持循环功能，患者心跳恢复后，常有血压不稳定或低血压状态，应注意监测有无低血容量，掌握输液的量和速度。

（5）观察皮肤、末梢循环颜色、温度的变化。

（6）机械通气期间，观察气道峰压、潮气量的变化，峰压 ≤ 40 cmH_2O，潮气量 6 ～ 8 mL/kg。

（7）进行血气分析、血流动力学监护和分析，2020–08–10 血气分析：pH 7.427，$PaCO_2$ 29.6 mmHg，PaO_2 266 mmHg，BE –4 mol/L，HCO_3^- 19.4 mmol/L，SaO_2 100%，Na^+ 140 mmol/L，K^+ 4.4 mmol/L，Ca^{2+} 1.21 mmol/L，Hct 32%，Hb 10.9 g/dL。

（三）生活护理

1. 饮食护理

采用肠内营养泵，缓慢匀速进行鼻饲，定时冲洗胃管并回抽了解患者消化及胃潴留情况。病情稳定后，逐步过渡为半流饮食、普食。

2. 皮肤护理

使用水垫、啫喱垫、气垫床减轻局部皮肤压力，防止局部皮肤缺血、缺氧，同时啫喱垫具有放热、抗压、减震等功能，可以有效保护皮肤；骶尾部、后枕等骨突、受压部位予赛肤润局部按摩，保持床单位干洁。

（四）心理护理

患者刚刚经历溺水，并且出现急性肺水肿，患者因严重呼吸困难、缺氧而烦躁不安，加之刚度过淹溺危险，会产生焦虑与恐惧，护理人员除了给予较多时间陪伴、向其解释治疗措施和目的外，同时制订个体化音乐康复治疗方案，给予音乐引导想象、音乐放松，帮助患者舒缓焦虑、紧张的情绪。病情稳定后尽早下床活动。

（五）健康教育

（1）康复治疗计划：1周内勿登高、乘坐飞机，当有不舒服时请门急诊就诊，建议 2～4 周内到呼吸科门诊随诊。

（2）营养膳食建议：保证能量和蛋白质供给，防止营养不良。

（3）健康宣教：勿从事能突然增加胸腹压动作，如大笑、搬重物、用力大便等，保持大便通畅，自发性气胸的复发率平均为 30%，多数出现在 2 年内，第 2 次复发后再复发率约 40%，3 次以后超过 50%，即为恶性循环。其中吸烟为主要危险因素，一定要避免主动、被动吸烟，合理调整饮食、休息，避免受凉，注意保暖。

【小结】

溺水又称淹溺，是人淹没于水或其他液体中，由于液体、污泥、杂草等物堵塞呼吸道和肺泡，或因咽喉、气管发生反射性痉挛，引起窒息和缺氧，肺泡失去通气、换气功能，使机体所处于的一种危急状态。淹溺是意外死亡的常见原因之一，每年全球有将近 45 000 人因淹溺而死亡。

缺氧是淹溺者最重要的表现，可引起全身缺氧，导致呼吸心脏骤停、脑水肿，肺部吸入污水可发生肺部感染。在复苏过程中可出现各种心律失常、肺水肿表现，甚至心室颤动、心力衰竭、ARDS、脑水肿、溶血性贫血、急性肾衰竭或 DIC 等各种临床表现。

现场急救：有自主呼吸及心跳者，给予排出溺水者呼吸道及胃内积水，可以采取头低位给予腹部抬高或垫高，按压背部排出积水。对于心跳呼吸停止者，应给予现场心肺复苏术，包括开放气道，清除口腔及鼻腔异物，口对口人工呼吸及胸外心脏按压，同时积极联系就医治疗。院内治疗主要是保障气道开放，维持酸碱平衡及内环境稳定，防治吸入性肺炎、肺感染等并发症。

【参考文献】

［1］黄晓云，罗恒秀，江炳贞，等. 胸腔闭式引流规范化护理方案的制订与应用［J］. 中华护理教育，2019，16（06）：446–449.

［2］陈静儒，杨慧，蒋秋焕，等. 成人胸腔闭式引流护理质量敏感指标的构建［J］. 护理研究，2023，37（18）：3248–3253.

（伍丽婵）

案例 7　呼吸心脏骤停心肺复苏术后

【案例介绍】

（一）一般资料

患者男，36 岁。

主诉：意识障碍 3 小时余。

现病史：患者于 3 小时余前与朋友饮酒聊天时，突然出现意识不清，呼之不应，伴有呕吐，无四肢抽搐，无双眼睑上翻，患者朋友立即送来我院急诊就诊，20:00 到达我院急诊时，查看患者当时全身呈紫黑色，无自主呼吸，未扪及大动脉搏动，心电图呈一条直线，两侧瞳孔散大，立即予心肺复苏术、电除颤、气管插管接呼吸机，予静脉注射肾上腺素、阿托品、纳洛酮，20:20 时心电监护示患者恢复自主呼吸及心率，血压 140/109 mmHg，后患者反复出现室颤、室速，予电除颤治疗，同时予多巴胺、去甲肾上腺素维持血压，静脉补充血钾、血镁、碳酸氢钠、白蛋白等治疗，纠正电解质紊乱、脱水、护胃、扩容改善休克等抢救措施，行右颈内静脉穿刺置管术及左侧肱骨骨髓腔穿刺，并行 ECMO 治疗，患者于抢救过程中曾出现呕血，予插胃管、PPI 抑酸护胃治疗，经上述抢救措施后，患者恢复窦性心律，为 ECMO 持续运行状态下，双侧瞳孔等大等圆，直径 4.5 mm，予开通绿色通道，2021-02-08 23:39 收入重症医学科进一步治疗。

（二）病史

既往史：2 年前因"肾结石"就诊，输液后症状好转。否认肝炎、结核等传染病史，否认药物、食物过敏史，否认手术史，否认外伤史。

个人史：吸烟 20 年，平均 20 支 / 日，未戒烟，社交饮酒。

（三）医护过程

体格检查：体温 36.0 ℃，心率 95 次 / 分，血压 122/60 mmHg，呼吸 20 次 / 分，血氧饱和度 100%，患者深度昏迷状态，GCS 评分 5T 分，双侧瞳孔等圆等大，左瞳孔 4.5 mm，右瞳孔 4.5 mm，对光反射消失。停留经口气管插管、右颈内静脉置管、左肱骨骨髓腔置管、右股静脉 ECMO 管、左股动脉 ECMO 管、尿管、胃管、ECMO 机入室，停留气管插管接呼吸机辅助通气（SIMV 模式：f 20 次 / 分，VT 400 mL，FiO$_2$ 100%），VA-ECMO 泵转速 3 730 r/min，流量 2.86 L/min，氧浓度 100%。APACHE Ⅱ 评分：25 分，死亡风险系数 30.66%。

辅助检查：2021-02-08 急诊血气分析，pH 7.064，PaCO$_2$ 23.5 mmHg，PaO$_2$ 75.9 mmHg，SaO$_2$ 87.1%，Ca^{2+} 0.54 mmol/L，Lac 10.3 mmol/L，BE −23.5，K$^+$ 1.9 mmol/L，Na$^+$ 144 mmol/L。

入 ICU 查床边血气分析：pH 7.259，PaCO$_2$ 25.3 mmHg，PaO$_2$ 92 mmHg，BE −14 mmol/L，HCO$_3^-$ 11.3 mmol/L，SaO$_2$ 96%，Na$^+$ 146 mmol/L，K$^+$ 3.4 mmol/L，Ca^{2+} 0.79 mmol/L，Hct 30%，Hb 10.2 g/dL。

2021-02-20 CT 示：①双肺多发渗出，拟炎症，以双肺下叶为著；双侧胸腔少量积液，双肺下叶轻度膨胀不全，双侧胸膜稍增厚；均较前稍有好转，建议继续复查；②右侧第 3 ~ 6 前肋骨折，以第 4 前肋为著，断端错位；右侧第 3/4 前肋间软组织肿胀，考虑合并积液、积血可能。

入院诊断：①呼吸心脏骤停心肺复苏术后；②低钾血症；③心律失常，心室颤动；④急性下壁心肌梗死。

治疗经过：2021-02-08 急诊行心肺复苏术、电除颤、气管插管接呼吸机辅助通气，并药物抢救，后患者反复出现室颤、室速，予 ECMO 治疗，并收入重症医学科。ECMO 治疗模式为 VA 模式，泵速为：3 000 ~ 3 500 转 / 分，血流速度：2.6 ~ 3.0 L/min。

2021-02-13 患者病情好转，撤除 ECMO。

2021-02-17 拔除经口气管插管。

2021-02-18 因痰多，血氧差，予纤维支气管镜检查 + 纤维支气管镜引导下经鼻气管插管术。

2021-02-19 行气管切开。

2021-02-25 腰椎穿刺术。

2021-03-04 PICC 置管。

2021-04-12 患者自主呼吸，氧合好，对答交流可，患者一般情况可，无特殊不适，经与患者家属沟通后，同意转院继续康复治疗。

【护理】

（一）治疗护理

1. 用药护理

（1）美罗培南（抗感染）：美罗培南仅能用生理盐水溶解，配制好的美罗培南溶液应立即使用，静脉滴注时间大于 15 ~ 30 分钟。如有特殊情况需放置，且室温下应于 6 小时以内使用。严重肾功能障碍患者，需根据其肌酐清除率调整剂量。严重肝功能障碍患者，有可能加重肝功能障碍。进食不良或全身状况不良的患者，可能引起维生素 K 缺乏症状。

（2）万古霉素（抗感染）：输注万古霉素可能出现"红人综合征"，为类过敏反应，主要表现为颜面部、颈部及躯干上部斑丘疹样红斑，常伴有瘙痒，严重者会发生休克表现。护理人员在输注过程中，除严密观察不良反应外，需注意调节输液速度，并做好健康宣教。研究表明，1 g 万古霉素滴注时间＞1小时，可降低红人综合征的发生。在发生红人综合征时，应立即停止万古霉素的输注，并联系医生进行评估，按医嘱处理。

（3）伏立康唑（抗真菌治疗）：滴注时间须1～2小时；可引起静脉炎、血栓性静脉炎；可引起QT间期延长。

2. ECMO护理

（1）血流量的监测，通过调节离心泵的转速来控制血流量；VA-ECMO初始设定血流速度一般为3～4 L/min。

（2）管道固定：采用3M透明敷贴外加自粘弹性绷带包绕ECMO动、静脉置管，减少穿刺侧肢体移动。

（3）ECMO前24 h，q2h监测ACT（TEG）及APTT。稳定后q4h监测。若无活动出血，ACT维持在160～200 s；有活动出血时，ACT维持在130～160 s。q4h观察膜肺表面有无血栓形成。

（4）并发症观察。

1）出血监测：置管部位伤口出血、肺出血、消化道出血、脑血管意外等。观察血常规、凝血常规，根据病情需要补充纤维蛋白原、新鲜冰冻血浆、血小板；吸痰动作轻柔、浅层吸痰，尽量避免损伤呼吸道。

2）末梢循环状态的监测：观察双侧足背动脉搏动情况，观察双下肢皮温、腿围、色泽、感觉及血管充盈情况，注意观察有无下肢肿胀、疼痛等骨筋膜室综合征的表现。

3）感染预防：严格无菌操作、严格执行手卫生，安置单间病房，减少人员走动。

4）水箱温度设定在36～37℃。

3. 气管切开术后护理

（1）严密观察气切处有无渗血，切口周围的皮肤有无皮下气肿，气管套管有无脱出、阻塞。皮下气肿是术后最常见的并发症，与气管前软组织分离过多、气管切口外短内长有关，大多数于数日后可自行吸收，不需作特殊处理。但发现患者出现皮下气肿，应及时报告医生，并做好记录，如皮下气肿的范围，有无发展趋势等。

（2）气管切开伤口，用"Y"切口纱布每天更换 2 次，如被污染随时更换，套管周围的皮肤用 0.5% 碘伏消毒，以切口为中心，从内向外环形消毒伤口周围皮肤，半径 > 10 cm，2 次 / 天，以防切口感染。

（3）每班检查固定有无松动，固定带松紧度以能够穿过一指为宜，过松可能套管脱出，过紧将引起不适宜刺激患者反复咳嗽。

（4）每班测气囊压力（25 ~ 30 cmH_2O），给予声门下吸引，听诊肺部痰鸣音。

（二）观察护理

1. 严密监测生命体征

密切观察心率、血压、呼吸频率、血氧饱和度、神志、中心静脉压、尿量变化，使用输液泵严格控制输液速度和液体入量，留置导尿管观察每小时尿量。避免可能加重心脏负担的因素，如用力排便、情绪烦躁等。

2. 心律失常观察

室性早搏，即早搏出现在前一心搏的 T 波上；频发室性早搏，每分钟超过 5 次；多源性室性早搏或室性早搏呈二联律。以上情况有可能发展为室性心动过速或心室颤动。

3. PICC 置管后护理

（1）评估 PICC 导管的置入深度、外露长度、敷料是否松脱；穿刺点周围的皮肤情况。穿刺部位以无菌透明敷料覆盖，敷料每周更换 2 次，如有污染、弄湿或脱落等及时更换。

（2）输注有两种配伍禁忌药物之间或输液结束后进行冲管，可将输入的药物从导管腔内清除，防止药物间发生配伍禁忌或药物残留。

（3）治疗间歇期每 3 ~ 7 天冲洗一次导管、在连续输液情况下应每 12 h 冲洗一次。

（4）输液管道 24 小时更换一次，无针密闭式接头 96 h 更换一次，如有污染及时更换。

（5）输液完毕，以 0.9% 氯化钠溶液 10 ~ 20 mL 脉冲式冲管，然后用肝素稀释液正压封管。

（6）进行静脉输液前均应抽回血，见回血后再输液。

（7）每天测量上臂围：肘关节上 10 cm。

（8）若穿刺部位出现红、肿、热、痛等炎症表现，或者不明原因的反复寒战、高热时，要排除是否导管相关感染时，可从导管抽血行细菌培养并同时抽对侧血行细菌培养送检；若确认导管感染，应立即拔除导管，并留取导管尖端进行细菌培养。

（三）生活护理

1. 饮食护理

早期禁食，胃肠减压，予加强营养支持，合理补充维生素、水、电解质等。病情稳定后，给予肠内营养经鼻胃管泵入，根据患者病情，邀请营养师介入指导，制订营养食谱，摄入食物为高热量、易消化饮食，宜少食多餐，进食时，抬高床头 30°，防止食物呛入气管引起窒息，逐步过渡至正常饮食。

2. 皮肤护理

使用水垫、啫喱垫、气垫床减轻局部皮肤压力，勤翻身，防止局部皮肤缺血、缺氧，骨突、受压部位予赛肤润局部按摩；及时清理患者大小便，保持会阴部、肛周皮肤干洁，避免发生压疮。

（四）心理护理

操作前向患者做简单、清晰的解释；以通俗易懂的语言来介绍 ECMO 治疗的作用及目的，减少患者的不安全感，患者情绪易激动，故安排音乐治疗护士，运用音乐引导想象技术，引导患者想象安全，舒适的环境，促进放松，缓解疼痛和焦虑，以缓解患者焦虑、激动等负性情绪，促进患者更好地配合治疗护理。

（五）健康教育

向患者及家属讲解疾病相关知识，制订个性化的康复计划，以耐心、关爱、专业的态度引导患者积极参与康复训练，帮助患者树立信心，从而尽快恢复身体功能，提高生活质量。

嘱咐患者及家属转外院后，继续行康复理疗治疗；注意胃肠道健康管理，避免低钾引起机械性肠梗阻；保证能量和蛋白质供给，防止营养不良；注意适当抬高床头，避免长期卧床引起坠积性肺炎；多翻身，避免压疮发生；定期复诊，不适随诊。

【小结】

急性心肌梗死（AMI），是在冠状动脉病变的基础上，发生冠状动脉血液供应急剧减少或完全中断，以致相应心肌发生持久而严重的急性缺血，引起这部分心肌缺血性坏死。临床表现常有持久的胸骨后剧烈疼痛、急性循环功能障碍、心律失常、心力衰竭、发热、白细胞计数和血清心肌酶损伤标记酶升，以及心肌急性损伤与坏死的心电图进行性演变。

通常 50% ~ 80% 的患者在心肌梗死发作前都会有一些预警的症状，心绞痛是最典型、最常见的症状。

预防心肌梗死如下：

（1）健康饮食：低油脂（低于 25 克 / 天）、低盐（4 克 / 天，约 1/2 啤酒瓶盖）、高纤维饮食有助于降低胆固醇，预防动脉粥样硬化。

（2）规律运动：定期进行有氧运动可以增强心血管功能，降低心脏病风险。

（3）控制血压和血糖：高血压和高血糖是心脏病的主要风险因素。

（4）戒烟限酒：吸烟和过量饮酒都会增加心脏病风险。

（5）定期检查：通过心电图、超声心动图等检查可以早期发现心脏问题。

发生心肌梗死时要注意以下事项：

（1）立即就医：如果怀疑自己或他人可能患有心肌梗死，应立即拨打急救电话或前往医院急诊室。

（2）保持冷静：在等待急救人员到场的过程中，保持冷静，避免慌张和过度运动。

（3）休息：在急性发作期，避免任何活动，保持绝对休息以降低心脏负担。

（4）避免不当行为：在急性发作期不要尝试自行驾车或使用公共交通工具。此外，不要随意服用未经医生指导的药物。

（5）接受专业治疗：一旦被诊断为心肌梗死，应积极配合医生的治疗和建议，包括药物治疗、介入治疗（如支架置入术）等。根据病情需要，患者可能需要接受长期的生活方式调整和药物治疗。

（6）预防再次发作：出院后，患者应遵循医生的建议，积极调整生活方式，控制危险因素，以降低再次发作的风险。同时，定期接受复查和随访也是必要的。

（7）若发生心脏骤停：应尽快行心肺复苏，直至救护车到达，一定要记住抢救的黄金4分钟，在4分钟内行心肺复苏抢救成功率可高达60%。

心肌梗死是一种严重的心血管疾病，了解其症状、预防方法和应对措施对于保护个人健康至关重要。通过健康的生活方式和及时就医，可以降低心肌梗死的风险，并有效应对这一紧急情况。平时工作和生活中，了解并关注心肌梗死相关知识，呵护生命健康，为生命开启一条绿色通道。

【参考文献】

［1］张华忠，陈旭锋，张忠满，等. 体外膜肺氧合辅助心肺复苏启动和终止的时间特征分析［J］. 中华急诊医学杂志，2024，33（7）：926-932.

［2］张玉莹，林平，王旖旎，等. 急性心肌梗死患者急性应激障碍影响因素的路径分析［J］. 中华急危重症护理杂志，2021，2（01）：37-43.

［3］李云曌，吴辉，刘滴，等. 急性下壁心肌梗死并严重心源性休克ECMO支持下行急诊PCI 1例及1年随访［J］. 临床心血管病杂志，2020，36（07）：678-680.

［4］李星，张静. 急性心肌梗死心肺复苏术后围术期的护理分析［J］. 血栓与止血学，2022，28（03）：500-501.

［5］郭萍，周志明，蒲海旭，等. 心肺复苏术后气管切开患者吞咽障碍的康复管理1例［J］. 护理实践与研究，2023，20（04）：627-630.

［6］余萍，潘勇莉，张瑛，等. 体外膜肺氧合支持下急性心肌梗死患者行介入治疗的护理［J］. 中华急危重症护理杂志，2022，3（06）：535-537.

［7］周莎，曾妃，毛沁娜，等. 低心排综合征患者行床旁体外膜肺氧合衔接体外循环的护理［J］. 中华急危重症护理杂志，2023，4（01）：

36–39.

［8］杜兰芳，李昭屏，马青变. 亚低温对于心脏骤停患者复苏后心脏功能的影响［J］. 临床急诊杂志，2019，20（01）：33–35.

［9］赵举，崔勇丽，刘刚. ECMO 中的抗凝管理［J］. 中国急救医学，2021，41（7）：607–609.

［10］徐梦娇，吴海珍. 1 例重症胰腺炎行连续性肾脏替代治疗患者早期活动的护理［J］. 当代护士（下旬刊），2024，31（07）：111–114.

［11］黄蓉，张瑛，祁文，等. 1 例心源性休克患者行静脉 – 动脉体外膜肺氧合联合连续性肾脏替代治疗的护理［J］. 内科，2024，19（03）：339–344.

［12］贾雪萍，曾磊，杨红晓，等. 体外膜肺氧合联合连续性肾脏替代治疗患者的护理［J］. 中华急危重症护理杂志，2022，3（01）：89–91.

［13］王燕婷，王李胜. ICU 连续性肾脏替代治疗患者早期活动的证据总结［J］. 当代护士（下旬刊），2024，31（03）：27–31.

［14］户俊凯，孟欣，李玉平，等. 体外膜肺氧合联合连续性肾脏替代治疗危重症患者的护理［J］. 临床研究，2023，31（10）：180–183.

（伍丽婵）

案例 8　突发呼吸心脏骤停

【案例介绍】

（一）一般资料

患者男，47 岁。

主诉：反复胸闷 1 月，心肺复苏术后 6 小时余。患者家属代述患者近 1 月反复出现胸闷，多于活动后出现，休息后片刻后缓解，无胸痛，无咳嗽、咳痰，无气促、胸痛，无发热，未予重视及诊治。6 小时余前在公园被发现呼吸心脏骤停，呼之不应、面色发青，路人拨打"120"，医护人员到现场时（07:22）查患者呈深昏迷，无呼吸脉搏，心电示室颤，予以紧急心肺复苏、除颤 1 次后接回我院急诊继续抢救，急诊序贯予心肺复苏、电除颤辅以呼吸机辅助通气、纠酸、深静脉穿刺补液等治疗，患者于 08:50 恢复自主循环，可扪及动脉搏动，可见自主呼吸，完善相关检验检查，心肌梗死三项：肌钙蛋白 1 746 ng/L，肌红蛋白 > 3 000 ng/mL，肌酸激酶同工酶 76.09 ng/mL，血常规：白细胞 17.15×10^9/L，中性粒细胞总数 7.49×10^9/L，中性粒细胞百分数 43.6%，血红蛋白 127.00 g/L，血小板 282.00×10^9/L；血气分析：酸碱度 7.249，二氧化碳分压 35.1 mmHg，氧分压 54.5 mmHg，碱剩余 –11.9，氧饱和度 83.9%；降钙素原 < 0.05 ng/mL；头颅 + 胸部 CT+ 肺动脉 CTA 提示：双肺大量肺组织不张，拟双肺上叶渗出性病变，主动脉及冠状动脉硬化；右侧颈内静脉插管，管端位于右侧头臂静脉；气管插管，管端约平胸 3 椎体水平；肺动脉 CTA 未见明确肺动脉栓塞征象。急诊继续予改善循环、营养心肌、利尿、扩管等抗心衰等处理，考虑患者存在重症肺炎、心力

衰竭、心肺复苏后，予收治重症医学科继续监护治疗。

（二）病史

既往史：平素健康状况良好，18年前于某省中医院行"鼻赘骨切除术"，术后恢复良好。18年前因"胸闷"于某省中医院住院，行动态心电图检查，家属诉结果无异常。4天前曾至外院体检提示血压偏高，收缩压140 mmHg，未行进一步诊治。否认肝炎、结核等传染病史，否认糖尿病等慢性病病史，预防接种史不详，否认药物、食物过敏史，否认外伤史，否认输血史。

个人史：有吸烟、饮酒史。

家族史：患者母亲患高血压病史，否认家族中有类似病患者。

（三）医护过程

体格检查：体温36.0℃，脉搏105次/分，呼吸31次/分，血压171/126 mmHg。发育正常，营养中等，急性面容，神志昏迷，被动体位，平车入室，查体不合作。口唇发绀，口腔黏膜正常，扁桃体不合作，咽正常无充血。胸廓正常，乳头连线中点稍凹陷，乳房正常对称，胸骨无叩痛。呼吸运动双侧增强，呼吸节律快，肋间隙正常。双肺叩诊呈实音。呼吸规整，双肺呼吸音粗，双肺可闻及干、湿啰音，语音传导不合作，未闻及胸膜摩擦音。

辅助检查：2022-10-01急诊心肌梗死三项，肌钙蛋白1 746 ng/L，肌红蛋白＞3 000 ng/mL，肌酸激酶同工酶76.09 ng/mL；血常规：白细胞17.15×10⁹/L，中性粒细胞总数7.49×10⁹/L，中性粒细胞百分数43.6%，血红蛋白127.00 g/L，血小板282.00×10⁹/L；血气分析：酸碱度7.249，二氧化碳分压35.1 mmHg，氧分压54.5 mmHg，碱剩余-11.9，氧饱和度83.9%；降钙素原＜0.05 ng/mL。2022-10-01我院头颅CT平扫+胸部CT平扫+肺动脉CTA：①双侧侧脑室旁白质少许缺血脱髓鞘样改变；②脑动脉轻度硬化；③双侧上颌窦、筛窦及左侧额窦炎症；右侧蝶窦黏膜下囊肿；右侧上颌窦积液，窦口鼻道复合体堵塞；

④鼻中隔向右侧偏曲；⑤双肺大量肺组织不张，拟双肺上叶渗出性病变，请结合临床，建议治疗后复查；⑥主动脉及冠状动脉硬化；⑦右侧颈内静脉插管，管端位于右侧头臂静脉；气管插管，管端约平胸 3 椎体水平；⑧肺动脉 CTA 未见明确肺动脉栓塞征象。

临床诊断：①室性心律失常，室颤；②急性心力衰竭；③呼吸心脏骤停，气管术后（气管插管），电除颤史；④重症肺炎；⑤脓毒血症；⑥高血压 2 级（很高危）；⑦下肢静脉血栓形成。

治疗经过：患者此次因"反复胸闷 1 月，心肺复苏术后 6 小时余"入院，入院后因患者氧合指数 < 100，胸部 CT 提示肺部病变严重，有行 VV-ECMO 指征，征得家属同意并签署知情同意术后，拟行 VV-ECMO 治疗。入室后结合呼吸机会诊意见予美罗培南（1 g，q8h）+ 奥司他韦胶囊（75 mg，口服，bid）抗感染治疗。同时予积极护肝、维持电解质平衡、护胃、营养支持等治疗。患者病情好转，予 10-07 撤除 ECMO；但患者神志恢复欠佳，予 10-10 行气管切开术，10-28 开始于气管切开接 T 管吸氧；患者住院期间反复发热，期间予更换中心静脉导管，但培养未见阳性结果；10-19 予行腰椎穿刺术，排除颅内感染，结合药学部会诊意见，住院期间调整抗感染方案如下：美平（10-01 至 10-16）、奥司他韦胶囊 75 mg，bid（10-01 至 10-06）；万古霉素 500 mg，q8h（10-03 至 10-12）；用伏立康唑 0.2 g，bid（10-07 至 10-12）；多黏菌素 50 万 U，q12h（10-12 至 11-01）；思福妥 2.5 g，q8h（10-16 至 10-20）；米卡芬净 100 mg，qd（10-17 至 10-20）；阿昔洛韦 500 mg，q8h（10-17 至 10-20）；替加环素 50 mg，q12h（10-20 至 10-25）；经上述处理，患者仍有反复发热，最高体温 39℃左右，考虑导管相关血流感染可能，予拔除深静脉置管，并调整抗感染方案：多黏菌素 + 头孢哌酮舒巴坦 + 万古霉素 + 复方磺胺甲噁唑联合抗感染（10-25 至 11-01）。神经系统方面：不自主睁眼，不能遵执闭眼，呼之四肢运动时可见肌肉收缩，但

不能水平移动，检查欠合作。双侧瞳孔等圆等大，直径约 3.0 mm，对光反射稍迟钝，睑结膜稍水肿，GCS 评分 6T 分。消化系统方面：患者曾有消化道出血，予行胃镜检查，未见明显出血部位，予积极制酸护胃后有好转；目前经肠内营养，血色素相对稳定；其他方面：患者有尿，积极液体管理，维持电解质及内环境稳定等处理。

【护理】

（一）治疗护理

1. 用药护理

（1）美罗培南、奥司他韦、万古霉素、伏立康唑、多黏菌素、思福妥、米卡芬净、阿昔洛韦、替加环素、头孢哌酮舒巴坦、复方磺胺甲噁唑抗感染治疗。

（2）兰索拉唑护胃。

（3）咪达唑仑、瑞芬太尼镇静、镇痛。

（4）去甲肾上腺素维持血压。

2. ECMO 护理

予妥善固定 ECMO 管路，持续予加温，每小时监测记录 ECMO 的运行参数，膜肺的凝血情况，q4h 监测患者 APTT、ACT 等凝血指标，监测患者皮肤黏膜、穿刺口、尿液等出血情况，密切监测患者生命体征的变化，警惕"南北综合征"的发生。定期抽取膜肺前、后血气分析进行比对，判断膜肺使用寿命及有效性。

3. 高热护理

首选物理降温，予冰袋冰敷降温，当体温持续大于 38.5℃时，遵医嘱予药物降温如布洛芬混悬滴剂等，30 分钟后复测体温，仍持续高热可遵医嘱予冰毯机等特殊物理降温。

4. 气管切开通气护理

严密监测气管切开处有无渗血，有无皮下气肿，及时报告医生。持续予声门下低负压吸引，负压吸引压力维持在 15 ~ 20 kPa，交接班落实监测气囊压力及绑带松紧度，予 bid 气管切开护理。

（二）观察护理

1. 评估

神经系统：神志昏迷，被动体位，平车入室，查体不合作。GCS 评分 4T 分，双侧瞳孔等圆等大，左瞳孔 3 mm，右瞳孔 3 mm，对光反射迟钝。颈软无抵抗。RASS –3 分。

循环系统：心率 105 次 / 分，心律齐整，心音正常，未闻及额外心音，未闻及杂音，予去甲肾上腺素维持血压。

呼吸系统：经口气管插管接呼吸机辅助通气，SIMV 模式（f 20 次 / 分，VT 360 mL，FiO_2 50%）。

双肺呼吸音粗，双肺闻及干、湿啰音，未闻及胸膜摩擦音，行 VV–ECMO 治疗。动脉血气：pH 7.321，$PaCO_2$ 37.4 mmHg，PaO_2 42 mmHg，BE –8 mmol/L，HCO_3^- 18.7 mmol/L，SaO_2 74%，Na^+ 144 mmol/L，K^+ 3.9 mmol/L，Ca^{2+} 1.09 mmol/L，Hct 44%，Hb 15.0 g/dL，FiO_2 100 %。

泌尿系统：尿素 11.14 mmol/L，肌酐 224 μmol/L，尿酸 502 μmol/L。

血液系统：血常规组合，白细胞 17.61×10^9/L，中性粒细胞总数 14.35×10^9/L，中性粒细胞百分数 81.60%，淋巴细胞百分数 14.90%，红细胞 4.53×10^{12}/L，血红蛋白 140.00 g/L，血细胞比容 41.50%，血小板 216.00×10^9/L。

凝血指标：凝血酶原时间 16.1 s，凝血酶原活度 57%，凝血酶原比值 1.46，凝血酶原国际比值 1.45，部分凝血活酶时间 81.4 s，纤维蛋白原 3.65 g/L，凝血酶时间 124.0 s，抗凝血酶Ⅲ 55%，D–二聚体 1 177 ng/mL。

2. 护理

病情观察：严密监测患者生命体征变化，予特级护理，精细化管理，q1h 记录出入量情况，量出为入，密切监测患者血常规、凝血常规，注意患者皮肤黏膜、穿刺口、尿液等出血情况；监测双下肢腿围、足背动脉搏动，以及循环情况、皮温等。伤口敷料浸湿及时报告医生，予及时更换。

（1）气体交换受损，与心脏骤停有关：保持呼吸道通畅，及时吸痰，予气道湿化，遵医嘱予雾化吸入；监测膜肺功能，观察膜前、膜后的血液颜色对比是否明显，做好管路固定，确保氧源正确连接。

（2）皮肤完整性受损：与长期卧床、皮肤受压有关。

1）护理措施：q2h 翻身，予翻身枕、啫喱垫、气垫床防压疮护理，骨突受压处，予泡沫敷料保护；肛周用透明敷料粘贴保护，预防失禁性皮炎的发生。

2）护理评价：患者入院带入的Ⅱ期压疮未进一步加重。

（3）营养失调，低于机体需要量与心脏骤停有关：遵医嘱予肠内外营养，q4h 回抽胃内容物，评估胃潴留量，遵医嘱使用白蛋白等血制品，补充蛋白，维持机体营养情况。

（4）活动无耐力，与心脏骤停、行 ECMO 治疗有关：患者持续处于昏迷状态，生命体征相对平稳的情况下，予患者行肢体的被动律动，联合音乐治疗，刺激患者意识。

（5）组织灌注量不足，与心脏骤停有关：严密监测患者中心静脉压力的变化，予留置动脉留置针接有创动脉压力持续监测装置，三班交接患者皮肤水肿情况，精细化管理出入量，量出为入。

（6）潜在并发症，出血：密切监测患者血常规、凝血常规，注意患者皮肤黏膜、穿刺口、尿液等出血情况；监测患者瞳孔的变化。根据检验结果，及时调整抗凝药物用量，并做好记录。

（三）生活护理

同第二章案例 1 "急性心肌梗死"。

（四）心理护理

同第一章案例 1 "胸椎结核合并肺栓塞"。

（五）健康宣教

患者顺利撤机转往下级医院继续治疗，嘱咐患者及家属积极配合医护人员进行康复训练，有条件予高压氧治疗，坚持康复锻炼。

【小结】

ECMO 作为高风险治疗手段，需要有专业团队配合，严格、精准的医疗护理管理，顺利撤机后，仍需持续坚持治疗，继续康复锻炼，努力提高生存质量，回归社会。

【参考文献】

［1］麦秀金，南懋林，黎丹，等．1 例应用 ECMO 联合 CRRT 治疗胆心综合征伴呼吸心跳骤停患者的护理体会［J］．中国急救复苏与灾害医学杂志，2024，19（02）：275-280．

［2］许文静．针对性护理对急诊心跳呼吸骤停患者抢救成功率的影响分析［J］．实用临床护理学电子杂志，2020，5（18）：97．

［3］黄夕华，宋燕波，黄慧敏．3 例心跳呼吸骤停患者实施 CPR 联合 ECMO 治疗的护理配合［J］．当代护士（下旬刊），2017，（08）：142-144．

（何明炜）

外科篇

第四章
神经外科急危重症护理

案例 1　脑出血合并双侧侧脑室钻孔引流术后

【案例介绍】

（一）一般资料

患者男，49 岁。

主诉：脑出血并双侧侧脑室钻孔引流术后 6 天。

现病史：患者于 9 天前（2022-12-04）无明显诱因突然出现"头痛、呕吐伴昏迷"，到当地医院急诊就诊，当时查体 GCS 评分 6 分，左侧瞳孔直径 5 mm，右侧瞳孔直径 2 mm，双侧对光反应消失，急查头颅 CT 提示"左侧丘脑出血并破入脑室"，当天送手术室在局麻下行"左侧侧脑室钻孔引流术"，术程顺利，术后转入重症医学科监护治疗，予控制血压、脱水降颅压、营养脑神经、抗感染、抑酸护胃等治疗后患者意识状态逐渐好转，GCS 评分 8 分。6 天前（2022-12-07）发现脑室引流管引流出鲜红色脑脊液，立即予复查头颅 CT，提示"左侧丘脑血肿较前增大，左侧侧脑室受压变窄，脑室积血较前增多"，诊断："①左侧丘脑出血并破入脑室；②脑疝；③高血压 3 级（极高危）；④梗阻性脑积水；⑤肺部感染；⑥右肺结节；⑦脂肪肝"，予气管插管下行"右侧侧脑室钻孔伴脑室外引流术"，术后患者仍呈昏迷状态，GCS 评分 4T 分，为求进一步诊治，转我院重症医学科治疗。患者起病以来，处于昏迷状态，大便正常，留置尿管、胃管，尿量正常，体重无明显增减。

（二）病史

既往史：平素健康状况良好，高血压病史 5 年，代诉体检时收缩压140 mmHg，未行特殊治疗。否认肝炎、结核等传染病史，否认糖尿病等慢性病病史，预防接种史不详，否认药物、食物过敏史，否认外伤史，否认输血史。

个人史：吸烟 20 年，平均 20 支 / 日，未戒烟。

（三）医护过程

体格检查：体温 36.5℃，脉搏 90 次 / 分，呼吸 25 次 / 分，血压 138/68 mmHg，体重 80 kg。发育正常，营养良好，神志昏迷，平卧位，平车入室，查体不合作。

专科检查：气管插管状态，双侧侧脑室引流管通畅，水柱波动可，留置胃管、尿管、左锁骨下静脉导管，左锁骨下静脉导管穿刺口红肿，GCS 评分4T 分，左侧瞳孔直径 3.5 mm，右侧瞳孔 2.5 mm，双侧瞳孔对光反射消失。双肺呼吸音粗，左下肺可闻及少许湿啰音。心律齐，未闻及心脏杂音。腹软，压痛、反跳痛不配合，肠鸣音可。四肢肌力检查不配合，肌张力正常。

辅助检查：2022-12-04 头颅 CT 示，左侧丘脑出血并破入脑室。2022-12-07 头颅 CT 示，左侧丘脑血肿较前增大，左侧侧脑室受压变窄，脑室积血较前增多。

临床诊断：①左侧丘脑出血并破入脑室；②脑疝；③高血压病 3 级（极

高危）；④梗阻性脑积水；⑤肺部感染；⑥脂肪肝。

治疗经过：入院后予完善相关辅助检查，予气管插管行机械辅助通气，并给予控制血压、抗感染、营养脑神经、护胃、雾化等治疗，因患者深昏迷，痰多且不能有效排痰，于 2022-12-15 行气管切开术。术后继续予抗感染、降颅压、控制血压、营养脑神经、护胃、雾化、控制血糖等对症治疗。气管切开后接 T 管吸氧，氧合好，生命体征平稳，于 2022-12-21 转神经外科治疗。2022-12-23 神经外科予行腰大池置管引流术。患者 2022-12-24 早上因病情加重，早上 6 时许突发呕吐咖啡样物，为喷射性，立即予吸痰，胃肠减压，血氧饱和度降至 80% 左右，立即予气管切开口接呼吸囊辅助呼吸，吸痰，吸出较多咖啡样物，再次转入重症医学科治疗。入重症医学科后继续给予呼吸机辅助通气行呼吸支持，继续予头孢哌酮舒巴坦加万古霉素抗感染治疗，监测生命体征，营养脑神经、护胃、雾化等治疗。

【护理】

（一）治疗护理

1. 用药护理

（1）头孢米诺、美罗培南、万古霉素抗感染。

（2）尼卡地平 + 乌拉地尔联合控制血压。

（3）兰索拉唑护胃。

（4）甘露醇 + 呋塞米脱水治疗。

2. 脱水治疗护理

遵医嘱予脱水治疗，q2h 监测患者瞳孔变化，警惕脑水肿加重，脑疝发生压迫，导致突发心脏骤停。q2h 记录出入量情况，量出为入，尿量过多时，及时补充液体，必要时遵医嘱予垂体后叶激素控制尿量。

3. 脑室引流管、腰大池引流管护理

密切监测引流液的性状、速度，速度应 < 30 mL/h 或 300 mL/d，引流速度是由引流壶与穿刺位置的高度决定，在穿刺完成后，操作医生调节好引流速度后，需固定床头高度及引流壶位置，避免因高度改变而导致速度过快或过慢。

4. 气管切开通气护理

严密监测气管切开处有无渗血，有无皮下气肿，及时报告医生。持续予声门下低负压吸引，负压吸引压力维持在 15 ~ 20 kPa，交接班落实监测气囊压力及绑带松紧度，予气管切开护理。

（二）观察护理

1. 评估

神经系统：GCS 评分 4T 分，双侧瞳孔不等大，左侧瞳孔直径 3.5 mm，右侧瞳孔 2.5 mm，双侧瞳孔对光反射消失。

呼吸系统：双肺呼吸音粗，左下肺可闻及少许湿啰音。2022-12-13 血气分析 + 血糖 + 离子（ICU）：酸碱度 7.479，二氧化碳分压 30.2 mmHg，氧分压 94 mmHg，钾 4.2 mmol/L，钠 142 mmol/L，离子钙 1.17 mmol/L，血糖 10.0 mmol/L，实际碳酸氢盐 22.4 mmol/L，碱剩余 −1 mmol/L，FiO_2 41%。

循环系统：予尼卡地平 + 乌拉地尔控制血压，心律齐，未闻及心脏杂音。

泌尿系统：尿液分析，潜血 3+，蛋白弱阳性，尿红细胞 238 个 / 微升。

血液系统：白细胞 15.83×10^9/L，中性粒细胞总数 13.50×10^9/L，红细胞 4.82×10^{12}/L，血红蛋白 140.00 g/L，血小板 141.00×10^9/L；2022-12-13 酮体：酮体 0.0 mmol/L。

凝血指标：D- 二聚体 13 090 ng/mL，凝血酶原时间 15.0 s，凝血酶原活度 63%，凝血酶原比值 1.36，纤维蛋白原 4.44 g/L，抗凝血酶Ⅲ 50%。

腹软，压痛、反跳痛不配合，肠鸣音可。四肢肌力检查不配合，肌张力下降。

2. 护理

病情观察：严密监测患者心率、血压等生命体征的变化，q2h 监测患者瞳孔情况，q2h 监测患者出入量情况；密切留意脑室、腰大池引流量的性质和多少。

（1）气体交换受损，与脑出血有关：评估患者肺部、痰液情况，及时按需吸痰，保持呼吸道通畅；常规予加温、加湿，若患者痰液黏稠，可遵医嘱予雾化吸入、机械排痰后，再吸痰。

（2）皮肤完整性受损，与长期卧床、肢体活动障碍有关：三班做好皮肤情况的交接与记录，予 q2h 翻身，予翻身枕、水垫、气垫床防压疮；及时清理排泄物，保持肛周清洁、干燥。

（3）活动无耐力，与长期卧床、肢体活动障碍有关：积极治疗原发病，遵医嘱予肠外营养，补足热量；病情允许，在医生的指导下，予患者行康复锻炼，为患者行被动运动。

（4）有感染的危险，与长期卧床有关：遵医嘱使用抗生素抗感染治疗，及时按需吸痰，保持呼吸道通畅；常规予加温、加湿，及时倾倒呼吸机管道内冷凝水，若患者痰液黏稠，可遵医嘱予雾化吸入、机械排痰后，再吸痰。做好气管导管外固定，导管的气囊压力、外露长度，做好每班交接并记录。若无禁忌证，常规予抬高床头 30°～45°，q12h 予口腔护理，做好口腔内的吸痰，预防呼吸机相关肺炎的发生。

（5）潜在并发症，深静脉血栓与长期卧床有关：预防 DVT 护理评估，遵医嘱予抗凝药物治疗，定期复查双下肢血管 B 超，抬高下肢，予气压治疗预防深静脉血栓的发生。

（三）生活护理

同第二章案例 1 "急性心肌梗死"。

（四）心理护理

同第一章案例 1 "胸椎结核合并肺栓塞"。

（五）健康宣教

同第三章案例 8 "突发呼吸心脏骤停"。

【小结】

脑出血作为急症，需尽早发现，及早进行治疗干预，早期康复锻炼，才有更大的机会提高治愈后的生存质量。

【参考文献】

［1］蒋玲，李科，王慧，等. 高血压脑出血患者术后感染影响因素及护理预防干预措施［J］. 中华医院感染学杂志，2019，29（06）：905-908.

［2］李美英，马春. 脑出血病人发生医院感染的相关因素及其防控护理［J］. 护理研究，2019，33（04）：724-726.

［3］李乐之. 外科护理学［M］. 长沙：湖南科学技术出版社，2019.

（何明炜）

案例2 小脑出血破入脑室（术后）

【案例介绍】

（一）一般资料

患者男，64岁。

主诉：突发昏迷、外院术后13天。

现病史：患者于2022-06-25早晨无明显诱因下出现头痛及右侧肢体乏力，后迅速出现意识不清，伴呕吐，无肢体抽搐，大小便失禁。家属急送某院急诊行颅脑CT示：小脑出血破入脑室，双侧吸入性肺炎，在该院急诊行"小脑血肿清除＋去骨瓣减压术"，术中疑似畸形血管团，止血困难，术后予呼吸机辅助呼吸，药物对症治疗，2022-06-26复查头颅CT示积血稍减少，意识状态未见好转。转入某市脑科医院，急诊CT示左侧小脑半球出血并破入脑室系统铸型，排除手术禁忌证，于2022-06-27行"全脑血管造影术"未见明显异常，行"小脑－脑干血肿清除术＋硬膜修补术"，经治疗后，患者意识状态仍昏迷，生命体征尚平稳。为进一步治疗，门诊拟"小脑出血术后"收入重症医学科。

（二）病史

既往史：平素健康状况良好，既往高血压、2型糖尿病病史多年，长期规律服药。否认肝炎、结核等传染病史、预防接种史不详，否认药物、食物过敏史，否认外伤史，否认输血史。

（三）医护过程

体格检查：发育正常，营养不良，面容无异常，表情淡漠，神志昏迷，被动体位，平车入室，查体不合作。双侧瞳孔等圆等大，左瞳孔 2.5 mm，右瞳孔 2.5 mm，对光反射正常，粗测视力正常。心脏相对浊音界正常，心率 96 次 / 分，心律齐整，心音正常，未闻及额外心音，未闻及杂音，未闻及心包摩擦音。

临床诊断：①小脑出血破入脑室（术后）；②肺部感染；③高血压病 2 级（极高危）；④ 2 型糖尿病；⑤颅内感染；⑥呼吸心脏骤停。

治疗经过：入院后神经外科专科给予抗感染、降血糖、营养神经、改善脑血管循环、化痰、肠内肠外营养等治疗，患者病情尚稳定。2022-07-13 拔除头部脑室引流管，并行腰大池置管引流术持续引流炎性脑脊液。2022-07-14 头颅 CT 提示：①"小脑 - 脑干血肿清除术 + 硬膜修补术"后改变，小脑、脑干多发混杂密度影；②双侧脑室微量积血；③枕骨局部骨质缺如，双侧顶枕部软组织肿胀；2022-07-16 08:50 突然出现心跳、呼吸骤停，测血压 60/30 mmHg，脉搏 20 ~ 40 次 / 分，呼吸 5 ~ 10 次 / 分，SaO$_2$ 50%。考虑脑疝致心跳、呼吸骤停，立即给予持续胸外按压、呼吸球囊 + 面罩给氧、血管活性药物应用、纠酸等抢救处理。联系家属告知病情，明确后续抢救及转重症医学科治疗，入重症医学科后复查 2022-07-16 头颅 CT 提示"小脑 - 脑干血肿清除术 + 硬膜修补术"状态，术区软组织大量渗血，左侧小脑半球 - 四脑室血肿，量约 48 mL 且向上突破小脑幕。

拟合并上升型小脑幕切迹疝，蛛网膜下腔出血，三脑室、左侧脑室积血，脑实质广泛水肿，幕上中线结构暂未见移位；治疗上予以呼吸机支持、持续心电监护、建立输液通道、脱水降颅压、禁食、胃肠减压、维持水和电解质及酸碱平衡、纠正凝血功能紊乱、控制血压、抗感染、器官保护、增强免疫、营养支持、补充蛋白等高级生命支持。2022-07-21 复查头颅 CT 示，

"小脑 – 脑干血肿清除术 + 硬膜修补术"后，对比 2022-07-16 片：术区软组织渗血，范围较前缩小，左侧小脑半球 – 四脑室血肿，较前有所吸收；三脑室、左侧侧脑室积血、较前吸收；右侧侧脑室积血较前增多；蛛网膜下腔出血，较前明显增多；脑实质广泛水肿。

【护理】

（一）治疗护理

1. 用药护理

（1）甘露醇脱水降颅压。

（2）尼莫地平抗血管痉挛。

（3）苏灵止血。

（4）哌拉西林钠他唑巴坦钠、万古霉素抗感染。

（5）去甲肾上腺素维持血压。

2. 脱水治疗护理

遵医嘱予脱水治疗，q2h 监测患者瞳孔变化，警惕脑水肿加重，脑疝发生压迫，导致突发心脏骤停。

3. 肺泡灌洗护理

遵医嘱配合医生行纤维支气管镜检查操作，佩戴无菌手套与面屏，做好防护。当医生纤维支气管镜下放到灌洗区域时，护士抽取 5 mL 生理盐水，预留 10 mL 空气，反折负压吸引管，将生理盐水和空气一同从纤维支气管镜注入口注入，随后松开负压引流管。同时，密切留意患者的血氧饱和度、心率等生命体征的变化。若需要留灌洗液培养，提前接好专用的痰液培养瓶吸引管。

4. 机械通气治疗护理

评估患者肺部、痰液情况，及时按需吸痰，保持呼吸道通畅；常规予加温、加湿，及时倾倒呼吸机管道内冷凝水，若患者痰液黏稠，可遵医嘱予雾化吸入、机械排痰后，再行吸痰。做好气管导管外固定，导管的气囊压力、外露长度，做好每班交接并记录。若无禁忌证，常规予抬高床头30°～45°，q12h 予口腔护理，做好口腔内的吸痰，预防呼吸机相关肺炎的发生。

5. 腰大池置管引流护理

密切监测引流液的性状、速度，速度应＜ 30 mL/h 或 300 mL/d，引流速度是由引流壶与穿刺位置的高度决定，在穿刺完成后，操作医生调节好引流速度后，需固定床头高度及引流壶位置，避免因高度改变而导致速度过快或过慢。

（二）观察护理

1. 评估

神经系统：患者昏迷，GCS 评分 2T 分，双侧瞳孔等大等圆，双侧直径约 3.5 mm，对光反射消失。

呼吸系统：患者经气管切开处接呼吸机辅助通气，SIMV 模式（f 22 次 / 分，VT 400 mL，FiO_2 100%）。双肺呼吸音粗，可闻及散在湿性啰音，入室血气：pH 7.573，$PaCO_2$ 31.8 mmHg，PaO_2 68 mmHg，FiO_2 70%，BE 7 mmol/L，HCO_3^- 29.2 mmol/L，SaO_2 95%，Na^+ 169 mmol/L，K^+ 3.7 mmol/L，Ca^{2+} 1.31 mmol/L，Hct 36%，Hb 12.2 g/dL。

循环系统：持续予去甲肾上腺素维持血压，心率 110 次 / 分，律齐，未闻及明显杂音。

泌尿系统：留置尿管持续引流尿液，尿崩。

血液系统：血常规组合，白细胞 11.59×10^9/L，中性粒细胞总数 8.65×10^9/L，淋巴细胞百分数 16.00%，单核细胞总数 1.01×10^9/L，红细胞 4.12×10^{12}/L，血红蛋白 127.00 g/L，血小板 328.00×10^9/L；2022–07–17 LACT：乳酸 3.37 mmol/L。

凝血指标：凝血酶原活度 69%，凝血酶原比值 1.25，纤维蛋白原 4.63 g/L，D– 二聚体 2 933 ng/mL。

2. 护理

病情观察：严密监测患者瞳孔变化，q2h 监测患者出入量情况，在医生的指导下，及时调节去甲肾上腺素维持合适的血压水平，注意腰大池引流液的性状和总量。

（1）水电解质紊乱，与脑出血、脱水治疗有关：密切监测患者出入量情况，量出为入，定时监测患者动脉血气分析，遵医嘱补充水电解质溶液，维持水和电解质、酸碱平衡。尿量过多，出现尿崩时，及时报告医生，遵医嘱使用垂体后叶激素等控制尿量，避免大出大入。

（2）清理呼吸道无效：与意识障碍有关：及时按需吸痰，保持呼吸道通畅；常规予加温、加湿，及时倾倒呼吸机管道内冷凝水，若患者痰液黏稠，可遵医嘱予雾化吸入、机械排痰后，再行吸痰。必要时，配合医生行纤维支气管镜下吸痰。

（3）有皮肤完整性受损的危险：与长期卧床、肢体活动障碍有关。

1）护理措施：q2h 翻身，予翻身枕、啫喱垫、气垫床防压疮护理，骨突受压处，予泡沫敷料保护；肛周用透明敷料粘贴保护，预防失禁性皮炎的发生。

2）护理评价：未发生压力性损伤。

（4）潜在并发症，脑疝：遵医嘱予脱水治疗，q2h 监测患者瞳孔变化，警惕脑水肿加重，脑疝发生压迫，导致突发心脏骤停。

（三）生活护理

同第二章案例 1 "急性心肌梗死"。

（四）心理护理

同第一章案例 1 "胸椎结核合并肺栓塞"。

（五）健康宣教

转院至下级医院应持续做肢体康复锻炼，保持肢体功能。

【小结】

脑出血患者如果能在疾病发生的早期及时发现，尽早处理，术后积极康复锻炼，患者的生存质量是能够得到保证，也更容易重新回归社会。

（何明炜）

案例 3　骨折术后合并脑出血

【案例介绍】

（一）一般资料

患者男，83 岁。

主诉：跌倒致左髋疼痛半天，于 2020-01-25 入院。

现病史：患者于早上跌倒致左髋部持续疼痛，左下肢活动受限，至外院检查行 X 线检查提示左侧股骨颈骨折，现患者为进一步治疗，至我院就诊，收入骨科。自起病以来，患者无发热、畏寒、咳嗽、咳痰、胸闷、气促、恶心、呕吐、头晕、头痛等其余不适，精神、食欲、睡眠可，大小便无明显异常。近期体重无明显改变。于 2020-02-04 在全麻下行左人工股骨头置换术，术后情况恢复可，2020-02-12 凌晨患者出现神志淡漠，呼之不应，头部向左侧歪斜，双眼球居中，双侧瞳孔等圆等大，直径 2.5 mm，对光反射迟钝，痛刺激下左上肢肌力 1 级，其余肢体肌力 0 级，双侧巴宾斯基征阳性。急行头颅 CT 检查示左侧额顶叶脑出血并破入脑室，行左额颞顶开颅血肿清除 + 脑膜减张缝合 + 去骨瓣减压术，术后经会诊、家属同意于 2020-02-12 转入重症医学科。

（二）病史

既往史：平素健康状况良好，5 年前因中风住院治疗，否认其他特殊病史。

（三）医护过程

体格检查：患者车床入重症医学科，查体不配合，经口气管插管接呼吸机辅助通气，SIMV 模式（f 16 次 / 分，VT 400 mL，FiO₂ 40%），心率 130 次 / 分，予去甲肾上腺素维持血压 105/56 mmHg，外周血氧饱和度 100%。停留硬膜外引流管，见少量血性引流液，胃管接负压瓶引流，停留右颈内深静脉置管、左侧桡动脉置管、尿管，各管道通畅，固定良好。患者 GCS 评分 5T 分，双侧瞳孔等大，直径 1.5 mm，对光反射迟钝，双肺呼吸音清，肺部听诊呼吸音减弱，右肺呼吸音较左侧弱，心律齐。腹部平坦，腹肌柔软，无压痛、反跳痛，肠鸣音正常。左上肢肌张力增高，肌力 3 级，左下肢肌张力正常，肌力未测（制动），右上下肢肌力减弱，肌力 0 级。双侧足背动脉搏动正常。右侧巴宾斯基征（+），双下肢瘀斑明显，无破损。

临床诊断：①脑出血；②左侧股骨颈骨折术后；③肺部感染。

治疗经过：患者跌倒致左髋疼痛，入骨科完成相关辅助检查，并行左侧股骨颈手术，术后 8 天凌晨突发不省人事，头颅 CT 示脑出血，转神经外科行手术治疗，术后患者带气管插管、硬膜外引流管入重症医学科治疗，入重症医学科后予完善相关检验及检查，予头孢曲松钠他唑巴坦钠抗感染，雾化，予禁食、胃肠减压，补充白蛋白，营养心肌、脑神经，抑酸护胃，控制血糖，肠内外营养支持、止血及防止术后出血等治疗，术后第二天，予行纤维支气管镜治疗，拔除经口气管插管，鼻导管中流量给氧，GCS 评分 7 分，浅昏迷状态。2020-02-17 在床边局麻下行经皮气管套管置入术。2020-02-22 局麻下行腰椎穿刺术，留置腰骶引流管，2020-03-01 拔除腰骶引流管。

【护理】

（一）治疗护理

1. 用药护理

（1）去甲肾上腺素维持血压。

（2）右美托咪定镇静，氢吗啡酮镇痛。

（3）头孢曲松钠他唑巴坦钠、万古霉素、美罗培南抗感染。

（4）输注白蛋白纠正低蛋白血症，改善营养状况。

（5）甘露醇降颅压、脱水治疗。

（6）静脉内营养，持续 24 小时匀速泵入。

2. 输血护理

患者血红蛋白低，遵医嘱予红细胞 1 U 静脉输注纠正贫血。输血前进行交叉配型，输血从始至终严格做好患者查对制度，避免意外的发生，在输血过程中，密切监测患者的反应及生命体征变化情况，特别是输注红细胞开始的前 15 分钟内。

3. 高热护理

密切监测患者体温变化情况，及时予冰敷等物理降温处理，遵医嘱予降温机等特殊物理降温方式，规范予抗生素抗感染治疗。加强伤口的换药，预防伤口感染。

4. 肺部感染护理

患者自主排痰能力低，采取有效的促排痰措施：评估痰液的湿化程度，并做好气道湿化，严格遵医嘱执行雾化吸入治疗，协助患者进行翻身拍背以促进痰液的有效排出，积极体位引流，及时吸痰，确保气道通畅，注意观察患者痰液的量、性质的变化；加强口腔护理，保持口腔清洁。与医生协作进行纤维支气管镜吸痰时，必须严格遵守无菌操作规范。严格执行手卫生标准，落实标准预防措施，并遵循消毒隔离制度，以有效防止交叉感染；遵医嘱规范使用抗感染药物，并确保按时按量给药，以维持药物疗效，注意密切监测患者用药后的反应情况。做好呼吸机管道的护理，定期检查其完整性及清洁度，当管路破损或污染时应立即及时更换；及时清除管道内的冷凝水；定期检查人工气囊或持续监测气囊压力，确保其压力在适宜的范围内（25～30 cmH₂O）；留置气管切开套管，选择有声门下吸引的装备，可吸取气囊周围的分泌物，加强换药。

5. 疼痛护理

遵医嘱使用镇静、镇痛药物，进行动态连续的镇静、镇痛的评估，执行每日唤醒，逐渐减量，及时停药，在评估的同时，遵医嘱调整镇静、镇痛药物的剂量。患者咳嗽反射弱，自行排痰能力差，及时清理呼吸道分泌物，做好气道的护理。

（二）观察护理

1. 评估

神经系统：GCS 评分 5T 分，双侧瞳孔等大，直径 1.5 mm，对光反射迟钝，拔除气管插管后 GCS 评分 7 分，双侧瞳孔等圆等大，直径约 1.5 mm，对光反射迟钝。

呼吸系统：经口气管插管接呼吸机辅助通气，SIMV 模式，f 16 次 / 分，VT 400 mL，FiO₂ 40%，Ⅲ度中量白色痰，拔管后鼻导管中流量给氧，心率 108 次 / 分，血压 102/62 mmHg，血氧饱和度 99%，呼吸 24 次 / 分，唇无发绀，肺部听诊呼吸音减弱，右肺呼吸音较左侧弱，双肺未闻及干、湿性啰音。入重症医学科血气分析：pH 7.459，PaCO₂ 31.3 mmHg，PaO₂ 98 mmHg，BE −1 mmol/L，HCO₃⁻ 22.2 mmol/L，SaO₂ 98%。

泌尿系统：肌酐 80 μmol/L 左右，予呋塞米利尿情况下 1 000～2 000 mL/24 h，尿管固定良好，尿液澄清。

循环系统：去甲 0.01 ~ 0.05 μg/（min·kg）维持血压，于 2020-02-14 停泵，双下肢搏动正常。

消化系统：予禁食、胃肠减压期间，给予静脉内营养支持，后期予能全力 25 mL/h，未出现潴留情况，无腹胀。

内分泌系统：血糖波动在 5.7 ~ 16.1 mmol/L，予胰岛素泵控制血糖。

凝血指标：凝血酶原活度 75%，凝血酶原比值 1.21，抗凝血酶Ⅲ 81%，D- 二聚体 4 720 ng/mL；纤维蛋白原 4.46 g/L。

2. 护理

（1）清理呼吸道无效：与痰液黏稠有关。

1）护理措施：根据患者引流管的情况抬高一定的床头度数，使患者头部偏向一侧，避免压迫去骨瓣处。应用镇静，减少患者与呼吸机之间的对抗，从而改善肺部通气状况。需密切监测患者的痰液情况，给予机械排痰、雾化吸入，加强气道的湿化处理，并根据需要及时进行吸痰操作，以确保气道的畅通无阻。配合医生做好床边纤维支气管镜吸痰操作，应严格遵医嘱使用抗生素抗感染治疗。

2）护理评价：气管切开接低流量给氧，肺部 CT 显示肺炎吸收好转，检验指标正常。

（2）躯体移动障碍：与患者骨折术后及脑出血引起肢体活动障碍导致躯体障碍有关。

1）护理措施：左人工股骨头置换术后穿"丁"字鞋，保持髋关节外展和中立位，避免屈曲和内收，防止人工股骨头脱位。保持伤口干燥，尤其是引流管口的消毒，避免伤口感染，卧床期间，加强翻身拍背促排痰，避免呼吸机相关肺炎、坠积性肺炎的发生，协助下肢的功能锻炼，预防深静脉血栓的发生。做好床上生活护理，保持大便通畅，必要时给予开塞露通便治疗。

2）护理评价：患者昏迷状态，肢体被动保持良好功能位。

（3）有皮肤完整性受损的危险：与白蛋白低，术后卧床有关。

1）护理措施：做好患者压力性损伤的风险评估，特别是左侧肢体需要保持一个功能体位，条件限制，做好臀部、脚踝和脚后跟的特别护理。协助患者翻身，更换体位，保持床单位的清洁、干燥。遵医嘱静滴营养袋，补充白蛋白，予冰毯机降温时注意患者体温变化情况，观察患者皮肤情况，避免冻伤。

2）护理评价：患者皮肤完好，无损伤的发生。

（4）体温过高：与肺部感染有关。

1）护理措施：遵医嘱规范使用抗生素抗感染治疗，注意观察患者头部伤口敷料、骨折术后伤口敷料有无渗血、渗液，有异常及时报告医生，加强换药，避免感染的增加，监测体温变化情况及实验室检测结果。

2）护理评价：体温逐渐下降，治疗后无发热，感染指标下降。

（5）潜在并发症：深静脉血栓的发生。

1）护理措施：协助患者在床上行踝关节的被动跖屈、背屈运动锻炼，20 次 / 组，3 组 / 日，加速下肢血液的回流，降低深静脉血栓形成的概率。遵医嘱予下肢气压治疗，每日监测患者双下肢搏动情况，注意观察皮肤颜色、温度变化，若发现异常，及时通知医生。食用富含纤维的食物，防止便秘，避免长时间保持同一姿势，协助患者定时变换体位，增加活动量，监测患者的实验室检查结果，遵医嘱规范使用抗凝药物，注意患者脑出血情况，避免再发出血。

2）护理评价：无深静脉血栓的发生。

（6）潜在并发症：脑疝的形成。

1）护理措施：密切观察意识、瞳孔、生命体征变化，发现瞳孔不等大、意识障碍加深等颅内压升高征象及时通知医生处理，遵医嘱按时使用脱水利尿药、降颅压药、降压药，并注意观察药物疗效及不良反应，控制液体输液速度及入量，准确记录出入量。

2）护理评价：无脑疝的发生。

3. 硬膜外引流管护理

引流袋的最高处与引流口保持平衡，避免引流液反流回患者颅内增加患者的引流风险，做好管道的标识，妥善固定引流管，避免脱出或受压，确保引流通畅，观察液面随呼吸波动的情况，动态评估患者的配合程度，防止意外脱落，监测引流液的颜色、性质、量、引流速度，引流的速度不宜过快，且引流量不宜过多，以每日少于 500 mL 为宜。严格执行无菌操作，定期更换引流袋，保持引流系统的清洁，以降低感染风险，需要通过引流管注入尿激酶，应按照医嘱进行，并密切观察患者反应和引流效果。根据医嘱调整床头高度，但要避免过度抬高头部。

（三）生活护理

1. 饮食护理

禁食期间，给予静脉营养。留置胃管，尽早开始肠内营养，小剂量开始，逐渐加量，匀速饮食，避免一次性进食过多，注意观察有无反流误吸，监测胃潴留情况，每天进行肠内营养耐受评估，密切关注患者各项营养指标。进食易消化吸收的饮食，避免便秘的发生。

2. 皮肤护理

保持面部干洁，注意眼睛、耳朵分泌物的及时清洁，每天葡萄糖酸氯己定湿巾给予床上擦浴，会阴抹洗，重点腋窝、指缝、腹股沟等部位清洁，保持皮肤的干洁，注意头部伤口情况。必要时床上洗发，增加患者的舒适。

（四）心理护理

同第一章案例 5 "肺部感染"。

（五）健康教育

股骨头置换术治疗后、脑出血后，老年患者机体的各项机能下降，康复速度缓慢，指导患者家属出院后仍需坚持给予患者有效的康复，可选择专门的康复机构、居家康复等方式。建立健康的生活习惯，保证足够的睡眠，平时注意保暖，避免着凉，减少肺部感染的发生，注意饮食搭配。

【小结】

脑出血是一组急性脑循环障碍所致的局限性或全面性脑功能缺损综合征，在中老年群体中十分常见，具有高发病率、高病死率、高复发率和高致残率的特点，是世界范围内重要的致死、致残原因。股骨颈骨折是指股骨头下端与股骨干之间的股骨颈部位发生的骨折。这种类型的骨折常见于老年人，尤其是骨质疏松的患者，发生后遵循医生的指导，进行适当的治疗和康复活动。

【参考文献】

［1］陈红梅，刘露，杨晓雨. 递进式护理干预在人工股骨头置换术后老年患者中的应用效果［J］. 中国临床护理，2022，14（11）：676-679.

［2］李彩容. 护理干预对神经外科脑出血患者预防肺部感染的效果［J］. 中国医学工程，2019（6）：144-145.

［3］于翠香，王西艳.《中国成人医院获得性肺炎与呼吸机相关肺炎诊断和治疗指南（2018年版）》解读［J］. 中国医刊，2021，56（9）：951-953.

［4］丁莹莹，王春妍，荣风菊，等. 延续性护理干预在高龄股骨颈骨折患者人工股骨头置换术后的应用效果［J］. 中国当代医药，2019，26（36）：234-237.

［5］李传宏. 脑出血术后脑室留置引流管的管道护理分析［J］. 黑龙江医学，2019，43（10）：1267-1268.

（张艳艳）

案例 4 小脑出血

【案例介绍】

（一）一般资料

患者男，60 岁。

主诉：意识不清 3 小时余。

现病史：患者于 3 小时前起床时无明显诱因出现头晕，肢体乏力，继而出现意识不清，伴小便失禁，头晕，无天旋地转感，无恶心、呕吐，无肢体抽搐，无气促，无胸闷、胸痛等不适。救护车送至急诊，急诊头颅 CT 提示小脑出血破入脑室，出血量 33 mL，脑干受压。测血压 202/119 mmHg，血糖 11 mmol/L，在急诊患者出现四肢震颤，双上肢屈曲样抽搐，予安定针镇静，予"乌拉地尔"静注降压、氨甲环酸及尖吻蝮蛇血凝酶止血等对症支持治疗。患者病情危重，本次起病以来，患者精神、睡眠、食欲一般，大便正常，小便失禁，近期体重无明显变化。予急诊在床边行"侧脑室钻孔引流术 + 血肿腔穿刺抽吸术"后送手术室行"枕部开颅脑内血肿清除术"，术后转重症医学科进一步治疗。

（二）病史

既往史：既往有高血压病史 5 年余，平素规律服用药控制血压，血压控制情况不详。5 年前因"反复咳嗽、咳痰、气促 2 年，加重 1 周"住院治疗，诊断为"①慢性阻塞性肺疾病急性加重期（Ⅱ级）；②高血压 2 级（高危）；③中度睡眠相关性低氧血症"。曾于外院诊断混合痔、反应相关性抑郁。否认其他特殊疾病，无药物过敏。

个人史：吸烟 30 余年，平均 20 支 / 日，已戒烟数年，无其他不良嗜好。

（三）医护过程

体格检查：患者神志昏迷，平卧位，经口气管插管接呼吸机辅助呼吸，SIMV 模式，f18 次 / 分，VT 400 mL，FiO$_2$ 40%，脉搏 86 次 / 分，血压 136/80 mmHg，体温 36.5℃。GCS 评分 4T 分，双侧瞳孔等圆等大，直径约 2.5 mm，对光反射迟钝，双肺呼吸音粗，双肺可闻及湿啰音。心律齐，颈部无抵抗，呼吸运动正常，呼吸节律正常，四肢肌张力、感觉查体不合作，生理反射存在，双侧病理征阴性。停留右脑室引流管、硬膜外引流管，引流出血性液体，引流通畅。

临床诊断：①小脑出血；②高血压；③慢性阻塞性肺疾病。

治疗经过：患者 2023-06-12 在床边行脑室钻孔外引流术，无菌纱块覆盖伤口胶布固定，引流管外接无菌引流瓶持续引流，共停留右脑室引流管、左脑室引流管、硬膜外引流管，患者有发热，最高体温 39℃，根据实验室检验结果，调整不同的抗生素治疗感染，06-19 拔除硬膜外引流管，06-20 拔除经口气管插管，予鼻导管高流量吸氧。予控制血压、护胃、止血、治疗脑神经损伤、营养支持等对症治疗。

【护理】

（一）治疗护理

1．用药护理

（1）布托啡诺、丙泊酚、右美托咪定镇静、镇痛。

（2）乌拉地尔、尼卡地平降压治疗。

（3）甘露醇脱水降颅内压。

（4）氨甲环酸止血。

（5）醒脑静促醒。

（6）头孢孟多酯钠、头孢哌酮钠他唑巴坦钠、美罗培南抗感染治疗。

（7）单唾液酸四己糖神经节苷脂钠针治疗脑神经损伤。

（8）依达拉奉，改善缺血微环境。

2. 高热护理

予患者降温处理，遵医嘱予物理降温：常用的物理降温方法包括头戴冰帽，酒精擦浴，冰毯降温等。同时头部冰帽的使用，可降低脑组织代谢，减少耗氧量。高热者遵医嘱在物理降温的基础上予用药物降温，查找发热原因，积极治疗原发病。

3. 疼痛护理

在镇痛、镇静评估的基础上实施个性化护理措施，每日执行唤醒计划，动态对患者意识状态进行评估，对镇痛、镇静效果进行评估，遵医嘱及时对药物的输注速度和剂量进行调整，从而达到预期的镇痛、镇静目标，及时停药。

4. 感染护理

加强气道湿化，保持呼吸道通畅，遵医嘱执行雾化吸入治疗，协助患者进行翻身拍背，积极体位引流，按需及时吸痰，注意观察患者痰液的量、性质的变化，配合医生做好纤维支气管镜吸痰的护理，遵医嘱规范使用抗感染药物，注意密切监测患者用药后的反应情况。根据患者病情评估拔管指征，以减少不必要的机械通气时间，并积极治疗原发病。注意患者头部伤口有无渗血、渗液情况，有异常及时提醒医生换药，保持有效引流。

5. 出血护理

根据患者的检查结果，做好术前的准备，配合医生做好床边颅脑引流的操作，遵医嘱使用药物，防止继续出血、减轻脑水肿和颅内高压，密切关注患者神志、瞳孔、引流液的变化情况，积极控制血压，及时发现有无再出血的风险，谨慎使用抗凝药物。

（二）观察护理

1. 评估

神经系统：查体不配合，RASS –4 分，CPOT 2 分，GCS 评分 4T 分，双侧瞳孔等大等圆，直径约 2.0 mm，对光反射迟钝。拔除经口气管插管后 5 分，双侧瞳孔等圆等大，直径约 1.5 mm，对光反射灵敏。

呼吸系统：经口气管插管接呼吸机辅助呼吸，SIMV 模式，f 18 次 / 分，VT 400 mL，FiO_2 40%，双肺呼吸音粗，双肺可闻及湿啰音，I 度稀薄痰；血气分析：酸碱度 7.395，二氧化碳分压 52.90 mmHg，氧分压 108.00 mmHg，实际碳酸氢盐 32.4 mmol/L，碱剩余 7 mmol/L，氧饱和度 98%。拔除经口气管插管后予鼻导管高流量给氧，血氧饱和度 98%。

泌尿系统：肌酐正常，每日 800 ~ 2 000 mL/24 h，予甘露醇、呋塞米脱水。

循环系统：乌拉地尔、尼卡地平降压。

消化系统：予肠内营养支持，能全力 12 ~ 63 mL/h 逐渐过渡，同时辅助静脉内营养。未出现潴留情况。

内分泌系统：血糖波动在 8.0 ~ 11.0 mmol/L。

凝血指标：D– 二聚体 1 616 ng/mL，凝血酶原时间 11.4 s，凝血酶原活度 94%，部分凝血活酶时间 32.9 s，纤维蛋白原 2.82 g/L，凝血酶时间 13.5 s，抗凝血酶Ⅲ 83%。

其他：留置硬膜外引流管，左右脑室引流管，无菌纱块覆盖伤口，胶布固定，纱块外观干洁，未见渗血、渗液。

2. 护理

病情观察：严密观察患者病情变化监测生命体征，密切观察意识、瞳孔变化情况，并注意患者有无头痛、呕吐及肢体活动情况，如发现双侧瞳孔缩小，头痛加剧，意识障碍加深，血压异常升高，应立即报告医生，并迅速给予脱水利尿降低颅内压。

（1）再出血的危险：与颅内出血部位愈合不全，血压控制不良有关。

1）护理措施：去除诱发再出血的各种因素，烦躁不安时，可调节镇静止痛药物的泵入速度。血压不可过高过低，保持平稳。因吸痰、翻身叩背、鼻饲等各种操作应轻柔，避免过多刺激，以免加重脑出血或造成再次出血。保持大便通畅，防止便秘，大便干燥不易排出者可给予软化大便的药物及腹部按摩。定期复查脑 CT 了解手术情况并排除术后再出血，对于有再发血肿的患者，应根据临床表现和颅内压等情况决定是否再次手术，做好送 CT 检查前的知情告知及准备。

2）护理评价：出血较前减少，肿胀较前好转，无新发的再出现。

（2）有皮肤完整性受损的危险：与长期卧床、肢体活动障碍相关。

1）护理措施：定期进行皮肤检查，评估患者的皮肤状况，按需协助翻身，改变患者的体位，避免长时间同一部位受压，清洁皮肤后，确保彻底干燥，特别是皮肤皱褶处，以防潮湿引起皮肤损伤，对于易受损的皮肤，使用赛肤润或敷料，减少摩擦和压力，避免压力性损伤的发生，摄入充足的营养物质和水分，记录皮肤状况的变化，并在必要时向医疗团队报告，以便及时调整护理计划。

2）护理评价：患者无出现皮肤损伤。

（3）潜在并发症：下肢深静脉血栓形成。

1）护理措施：对患者进行深静脉血栓风险评估，确定患者的风险程度，根据评估采取针对性的预防措施，抬高下肢，禁止腘窝及小腿下单独垫枕，尽早开展早期活动，注意进行被动运动时，先行健侧活动，再行患侧活动，且由近端至远端，1 ~ 2 次 / 日，每次 20 min。术后 3 ~ 10 d，增强患者被动活动，如髋关节屈伸、下肢外展、内收，上肢左右转动、抬起等，每次训练5 min，5 ～ 6 次 / 日，注意循序渐进，动作缓慢柔和。尽量避免下肢血管穿刺，尤其是左下肢，遵医嘱使用气压泵，促进血液和淋巴循环。观察皮肤黏膜、穿刺点等有无出血倾向，谨慎使用抗凝药物，注意脑出血的再次发生。观察四肢循环的变化情况，足背动脉搏动。

2）护理评价：未形成下肢静脉血栓。

（4）潜在并发症：脑疝的形成，与颅内压增高导致的严重并发症有关。

1）护理措施：密切观察患者神志、瞳孔的变化情况，遵医嘱使用脱水药物，如甘露醇注射液、呋塞米等，以降低颅内压，保持呼吸道通畅。注意抬高头位减轻脑静脉回流，从而减轻脑血流的容积，但需注意颅脑引流管的引流情况。

2）护理评价：未有脑疝形成。

3．引流管护理

注意观察管道引流的颜色、量，做好记录，妥善固定导管，引流管不能折叠、扭曲、受压，避免管道的脱出或移位，保持引流通畅，如有异常，及时通知医生处理。脑室引流袋挂在床头，调节高度为侧脑室额角的距离10 ～ 15 cm，并根据 24 h 脑脊液的引流量调整引流管的高度，术后早期脑室引流液呈血性，逐渐转为橙黄色，最后至正常，若引流液的血性程度突然增高，且引流速度明显加快，可能为脑室内再出血。在保持引流液通畅的同时，应尽早行 CT 检查以查清病因，根据引流管装置类型决定是否需要更换引流袋，更换引流袋前先将引流管夹闭，以免管内脑脊液逆流入脑室，引流管末端消毒后再连接引流袋，连接部用无菌纱布包裹，头下垫无菌巾。拔管前可试行夹闭引流管，观察患者有无颅内压增高症状。拔管后应密切观察患者的生命体征和意识状态。

（三）生活护理

1. 饮食护理

予患者静脉内营养，留置胃管，尽早开始肠内营养，小剂量开始，逐渐加量，匀速饮食，避免一次性进食过多，请营养科会诊，制订营养计划，并有效落实；密切关注患者各项营养指标。饮食易消化吸入，保持大便通畅，避免便秘，影响颅内压。

2. 皮肤护理

按需翻身改变患者体位，保持皮肤干洁，根据皮肤干燥程度，适当使用保湿霜或保湿乳，密切观察患者的皮肤状况，特别是骨突部位，一旦发现红肿、热痛等迹象，应立即采取措施，做好患者的病情评估，早期开始康复训练，促进血液循环，减少皮肤并发症的风险，保持床单干燥、清洁、平整，做好排便排尿护理，留置导尿，同时保持大便通畅，视情况通便治疗。

（四）心理护理

保持病房的安静，减少外界对患者的刺激，与家属做好沟通，告知家属患者的病情变化，取得家属的配合和同意。避免家属出现心情过度紧张、焦虑，脑出血的康复是个漫长的过程，鼓励家属树立战胜疾病的信心，保持乐观的态度，配合医生共同制订治疗方案。

（五）健康教育

向家属解释脑出血的定义、常见原因、症状和可能的并发症，教育识别和管理高血压等脑出血的风险因素，强调健康生活方式的重要性，注重饮食的均衡性，确保摄入充足的蔬菜、水果和全谷物，减少高脂肪、高糖分和高盐分食物的摄入量，维持肠道通畅。遵医嘱进行药物治疗基础性疾病，一旦出现异常情况，应立即就医，并定期进行复查，根据需要调整药物剂量，坚持进行康复锻炼。

【小结】

小脑出血可见于成年人、儿童及新生儿群体。成人小脑出血属于脑出血的一种，多指非外伤性因素导致的自发性小脑内出血，占全部脑出血的10%。成人小脑出血常见的原因为高血压、动静脉血管畸形、脑淀粉样血管病变、血液病等疾病因素。小脑出血需要及时的医学干预，患者的表现和预后取决于出血量的大小及是否得到及时的救治。

【参考文献】

［1］倪美玉. 慢性硬膜下血肿患者行钻孔引流术的护理观察［J］. 实用临床护理学电子杂志，2018，3（02）：81-82.

［2］李爽. 早期康复护理联合护理风险管理在高血压脑出血的效果［J］. 中西医结合心血管病电子杂志，2023，11（06）：16-19.

［3］占倍利，韦爱华，张忠延. 微创血肿清除联合侧脑室引流和腰椎穿刺液治疗小脑出血15例的护理［J］. 护理与康复，2013，12（11）：1052-1054.

［4］崔选选，李玲玲，宋延芬，等. 基于个体情况的早期康复介入与社会支持护理在高龄脑出血患者中的应用［J］. 齐鲁护理杂志，2023，29（10）：105-108.

（张艳艳）

案例 5　大脑动脉闭塞脑梗

【案例介绍】

（一）一般资料

患者男，72 岁。

主诉：（代述）左侧肢体乏力 1 月余。

现病史：患者于 2024-01-17 10:40 入院。患者于 1 月前无明显诱因突发左侧肢体乏力，言语清，于其他医院急诊科完善急诊检查未见脑出血，考虑诊断为"脑梗死"，予"阿替普酶静脉溶栓"治疗并桥接"脑血管造影 + 脑动脉内溶栓术"治疗，术程顺利，术后拔除气管插管，予抗凝、抗癫痫、稳斑调脂、利尿、营养脑神经、抗感染等对症治疗。2023-12-24 患者因气促、低氧，于床边气管插管并接呼吸机辅助通气。2023-12-28 于患者床边局麻下行气管切开术，持续机械通气后转至 ICU。2024-01-27 患者为进一步诊治，遂转入我院治疗。

（二）病史

既往史：冠心病病史，于其他医院行"冠脉支架置入术"，术后氯吡格雷抗板、瑞舒伐他汀钙片调脂。

（三）医护过程

体格检查：体温 38.60℃，脉搏 64 次 / 分，呼吸 19 次 / 分，血压 94/66 mmHg。神志清醒，自主体位，正常面容、查体配合；双肺呼吸清，未闻及干、湿性啰音；心率 64 次 / 分，心律齐；腹软，肝脾未触及，肠鸣音正常；颈以下感觉障碍，四肢肌力 0 级，腹壁反射减弱，四肢肌张力明显减退，生理反射减弱，病理反射未见。

临床诊断：①大脑动脉闭塞脑梗死；②重症肺炎；③脑内出血；④急性肝功能不全；⑤高血压病2级（高危）；⑥慢性阻塞性肺疾病；⑦脑萎缩；⑧主动脉硬化；⑨低蛋白血症；⑩受压区压疮；⑪电解质代谢紊乱。

治疗经过：患者入院后完善检查后行抗感染、雾化、化痰、营养心肌、护肝、抗板、利尿消肿、改善代谢、肠内营养等对症治疗，2024-01-18开始暂停呼吸机，改T管中流量吸氧。后患者出现血尿，复查2024-02-02泌尿系统CT平扫+增强：①肝内多发囊肿；②双肾囊肿，较大者位于右肾；左肾外部类圆形低密度影，考虑血管平滑肌脂肪瘤；左肾结石；③膀胱壁不均匀增厚，右侧为甚，考虑炎症，建议进一步检查；④前列腺多发钙化灶；⑤腹主动脉硬化。泌尿外科会诊后考虑诊断：慢性膀胱炎；前列腺增生；左侧错构瘤；双肾囊肿，左肾结石；建议错构瘤暂可观察，定期复查泌尿系统B超，予以呋喃西林膀胱冲洗，qd，定期复查尿常规及中段尿培养。

【护理】

（一）治疗护理

1. 用药护理

（1）美罗培南+头孢哌酮抗感染。

（2）氢吗啡酮、咪达唑仑镇静、镇痛。

（3）艾司奥美拉唑护胃。

（4）甘露醇脱水剂。

（5）丁苯酞注射液+醒脑静注射液，扩张血管改善侧支循环。

2. 高热护理

降低体温，常采用的有物理降温，如冰袋、冰敷、冰枕等，若腋窝温度＞38.5℃时遵医嘱给予药物降温，30分钟后复测体温。持续高热患者应用冰毯机等特殊物理降温设备。

3. 疼痛护理

遵照国际镇静、镇痛指南，按 ICU 镇静、镇痛常规原则，遵医嘱使用镇静、镇痛药物，进行止痛治疗，执行每日唤醒的原则，逐渐减量，及时停药。

4. 肺部感染护理

保持呼吸道通畅，采取有利于呼吸的体位，每天给予机械排痰，鼓励患者多咳嗽排痰，必要时给予雾化吸入。做好痰液的细菌培养。嘱患者保持良好的心情，必要时给予开塞露灌肠，保持大便通畅。

（二）观察护理

1. 评估

神经系统：近期记忆明显减退，健忘、感知觉减退，对冷、热、痛反应迟钝，感情脆弱，情绪不稳定，自卑、多疑、行为异常等。

呼吸系统：鼻腔黏膜变薄，分泌减少，反复发生呼吸道感染。呼吸急促，引起肺气肿，呼吸动度减弱，肺活量降低咳嗽能力下降、痰液排出不畅。

泌尿系统：慢性膀胱炎；前列腺增生；左侧错构瘤；双肾囊肿，左肾结石；尿路感染，予呋喃西林膀胱冲洗。

循环系统：容易引起心力衰竭及心律失常，会出现眩晕、嗜睡、无力等症状。血压升高、冠心病、脑血管疾病，静脉淤血，表现皮下淤血、痔疮、下肢水肿、血栓等。

内分泌系统：加重动脉硬化，加重骨质疏松，易发生糖尿病。

2. 护理

对于大脑动脉闭塞脑梗死患者的护理，需要从多个方面进行综合管理，包括急性期治疗、康复护理、饮食指导、心理疏导及长期管理等。以下是详细的护理措施：

（1）急性期治疗。

1）溶栓治疗：如果患者发病时间在 4.5 小时或 6 小时以内，可以进行静脉溶栓治疗，使用阿替普酶或尿激酶等药物。

2）取栓治疗：如果溶栓效果不佳，可以进行动脉取栓治疗，以增加血管再通的机会。

3）药物治疗：包括抗凝治疗或抗血小板聚集治疗，促进脑侧支循环药物如丁苯酞等。

（2）康复护理。

1）体位管理：患者应卧床休息，采取良肢位摆放，每 2 小时交替一次，肢体摆放为功能位，避免肌肉萎缩和关节僵硬。

2）被动与主动训练：在病情稳定后，建议患者及早开展康复训练，先进行被动训练，再进行主动训练，按患者具体病情制订个性化锻炼计划。

3）肢体护理：定时调整患者体位，活动患者关节，对患侧肢体进行按摩，促进血液循环和神经兴奋性。

4）心理疏导：由于急性脑梗死具有病程长、起病急、康复速度慢等特点，护理人员应给予患者更多关注，通过与患者进行交流，全面掌握患者心理状况，并针对不同心理问题给予疏导。

（3）饮食指导：宜低盐、低脂、高纤维的饮食，有助于降低血压和血脂，减少再次发生脑梗死的风险。

（三）生活护理

（1）饮食护理：①予留置肠管，每天给予肠内营养，保证足够热量；②密切关注患者各项营养指标。

（2）皮肤护理：每天给予氯己定湿巾床上擦浴，保持皮肤清洁。

（四）心理护理

与家属和患者做好沟通，告知家属患者的病情变化，取得家属的配合和同意。并鼓励家属树立战胜疾病的信心，保持乐观的态度去照顾患者。

【小结】

脑梗死是常见病、多发病，致残率和致死率高，其所致的各项功能障碍对患者的日常生活造成了极大的危害，部分患者生活自理能力完全丧失，造成极大心理负担。脑梗死后的第 2 ～ 6 周为康复训练的黄金时期，在这一时期患者生命体征平稳，预后效果佳。所以早期的功能锻炼，可以帮助患者回归家庭、回归社会。因此除临床常规抢救治疗外，护士对患者进行系统严密的观察和精心细致的护理，能有效地减少并发症和病死率，提高预后效果。当患者从急性期抢救存活后，早期给予系统、规范的康复训练，可显著提高患肢的肌力及生活自理能力，降低神经功能的缺损程度，最大限度地改善患者的运动功能和日常生活能力，降低脑梗死患者致残率及致残程度，提高生活质量，减轻偏瘫给家庭造成的经济负担，帮助患者早日回归社会。

【参考文献】

［1］《中国脑卒中防治报告 2019》编写组.《中国脑卒中防治报告 2019》概要［J］. 中国脑血管病杂志，2020，17（5）：272-281.

［2］侯小英，侯玉兵. 90 例脑梗死患者 MRI 与 CT 检查的影像学表现及联合诊断价值探讨［J］. 首都食品与医药，2020，27（12）：104.

［3］杨曦. 脑梗死偏瘫患者的早期康复治疗及临床预后分析［J］. 中国社区医师，2019，35（11）：63，66.

［4］宗艳红. 5E 康复护理模式在脑梗死偏瘫患者中的应用效果［J］. 河南医学研究，2019，28（7）：1325-1326.

（吴玉慧）

第五章
普外科急危重症护理

案例 1 急性消化道穿孔

【案例介绍】

(一) 一般资料

患者女，70 岁。

主诉：腹痛伴腹胀 5 小时。

现病史：患者于 5 小时余前口服"清洗液"后，口腔及上腹部剧烈疼痛，呈烧灼样痛，伴腹胀。无明显加重或缓解方式。无畏寒，无发热，无心悸、胸闷、胸痛、呼吸困难，无咳嗽，无咳痰，无恶心，无呕吐，无腹泻，无便秘、排便不畅感，疼痛无向其他部位放射。即前往当地医院，予对症支持治疗后，患者症状未见缓解，患者为求进一步诊治来我院急诊就诊，查 CT 示：①气腹，考虑消化道穿孔可能，穿孔位置疑位于胃底左侧壁，伴周围多发渗出改变；②脾脏显示欠清；③腹盆腔少量积液；考虑"急性消化道穿孔"。予请消化内科会诊后，考虑洗胃禁忌，肝胆外科会诊后，收入重症医学科做进一步诊治。

（二）病史

既往史：自述抑郁症病史，自服"喜普妙""思瑞康""艾司唑仑"长期治疗，自述控制良好。"头孢类"及"甲钴胺"过敏。

（三）医护过程

体格检查：体温 36.2℃，脉搏 106 次 / 分，呼吸 20 次 / 分，血压 126/79 mmHg。发育正常，营养良好，急性面容，未见皮下出血点及瘀斑。双侧瞳孔等圆等大，左瞳孔 3 mm，右瞳孔 3 mm，对光反射灵敏。

专科检查：腹部膨隆，未见胃型、肠型、蠕动波、疝，腹式呼吸存在。腹肌紧张，全腹压痛、反跳痛，液波震颤阴性，未及腹部包块，肝脏肋下未及，脾脏肋下未及，肾脏未触及，肾前点、上、中输尿管点无压痛，Murphy 征阴性，肝浊音界存在，肝上界位于右锁骨中线 5 肋间，移动性浊音阴性，肝区无叩击痛，肾区无叩击痛，无振水声，肠鸣音减弱，未闻及腹部血管杂音。

辅助检查：2022-05-18 我院急诊全腹部 CT 平扫示，①气腹，考虑消化道穿孔可能，穿孔位置疑位于胃底左侧壁，伴周围多发渗出改变；②脾脏显示欠清；③腹盆腔少量积液；④左肺下叶外基底段实性结节，拟增殖灶可能大；⑤双肺下叶支气管轻度扩张；⑥主动脉硬化。

入院诊断：①急性消化道穿孔；②急性弥漫性腹膜炎。

治疗经过：2022-05-18 急诊送手术室行剖腹探查术。

18:30 在全麻下在腹腔行剖腹探查 + 肠粘连松解 + 腹腔置管引流术。术程顺利，术后生命体征平稳，术中出血 100 mL。术后为行高级生命支持，转入重症医学科。

神经系统：麻醉未醒状态，GCS 评分 2T，布托啡诺 0.2 mg/h 泵入，双侧瞳孔等大正圆，直径 3.5 mm，对光反射迟钝。

呼吸系统：经口气管插管呼吸机辅助呼吸，SIMV 模式，f 16 次 / 分，PEEP 3 cmH_2O，FiO_2 45%，呼吸 16 次 / 分，血氧饱和度 100%，双肺呼吸音粗，双肺可闻及散在湿啰音。

2022–05–18 纤维支气管镜吸痰术。

2022–05–19 胸部 X 线片提示：左侧中 – 大量胸腔积液，纵隔右偏。

2022–05–20 为缓解压迫症状，行左侧胸腔闭式引流术。

2022–05–21 复查胸部 X 线片提示左侧胸腔积液较前明显减少，胸腔引流管无胸腔积液引出，调整及抽吸胸腔引流管均未能引出液体，遂予拔除胸腔引流管。

消化系统：持续胃肠减压，腹部伤口敷料干洁，停留腹腔引流管、盆腔引流管、温氏孔引流管接引流通畅，左侧腹腔引流袋内可见暗红色血性液体及气体引出，盆腔引流管、温氏孔引流管可见鲜红色液体引出。

2022–05–25 经胃管注入美兰后腹腔引流引出美兰，考虑患者消化道瘘。

循环系统：心率 90 次 / 分，呼吸 16 次 / 分，血压 107/60 mmHg。多巴胺泵入维持血压。

2022–05–19 床旁 NT–ProBNP：2 236 pg/mL。

2022–05–20 床旁 NT–ProBNP：17 000 pg/mL。

2022–05–21 床旁 NT–ProBNP 检测 1：26 883 pg/mL。

2022–05–21 床旁 NT–ProBNP 检测 2：9 503 pg/mL。

泌尿系统：无尿。

2022–05–19 行 CVVH 清除炎症介质及调整内环境。

治疗方案：持续呼吸机辅助通气、纤维支气管镜吸痰、生长抑素粉针止血，美罗培南 + 替考拉宁 + 伏立康唑抗感染，CVVH 清除炎症介质及调整内环境，开塞露纳肛清洁肠道毒素，其余予持续胃肠减压、加强营养、控制血糖等对症支持治疗。

【护理】

（一）治疗护理

1. 用药护理

（1）生长抑素（止血治疗）：少数患者用药后产生恶心、眩晕、脸红等反应。由于生长抑素抑制胰岛素及胰高血糖素的分泌，在治疗初期会引起短暂的血糖水平下降，每隔 3 ~ 4 小时应测试一次血糖浓度。

（2）氢溴酸山莨菪碱（解痉、改善微循环）：使用氢溴酸山莨菪碱可能出现明显口干症状，氢溴酸山莨菪碱不能与地西泮在同一注射容器中使用，为配伍禁忌。

（3）替考拉宁（抗感染治疗）：替考拉宁注射液与万古霉素可能存在交叉过敏反应，对万古霉素过敏者应慎用。注意有无皮疹，甚至是过敏性休克，如有过敏反应，应立即停止治疗并启动相应的急救治疗措施。替考拉宁可引起血小板减少、肝肾功能损害，因而治疗期间应监测凝血功能及血常规，并进行肝肾功能的检测。

（4）伏立康唑（抗真菌治疗）：滴注时间须在 1 ~ 2 小时；可引起静脉炎、血栓性静脉炎；可引起 QT 间期延长。

2. 血液净化护理

同第三章案例 6 "溺水"。

3. 胸腔闭式引流护理

同第三章案例 6 "溺水"。

（二）观察护理

（1）循环系统监测：包括心率、心律、有创血压、中心静脉压、心功能和血流动力学监测等。

（2）呼吸系统监测：包括呼吸运动、频率、节律、血氧饱和度、呼吸音、血气分析、胸部 X 线片、痰液的性质和量及痰培养结果等。使用呼吸机时还应注意监测潮气量、气道压力、胸肺顺应性、呼吸机运转情况等。

（3）内环境稳定监测：包括水、电解质、酸碱平衡和血糖监测。

（4）观察伤口情况：术后需定期观察手术伤口敷料有无渗血、渗液等异常情况，如有渗血、渗液，报告医生及时为患者更换敷料，保持伤口清洁、干燥。注意患者腹部体征变化，观察有无术后并发症的发生，如出血、肠梗阻、急性胃扩张等。

（5）胃肠减压护理：胃管妥善固定并保持通畅，观察胃液的颜色、量及性质变化，准确记录引流量。

（6）引流管护理：明确各引流管放置位置及作用，妥善固定并保持有效的引流，观察引流液颜色、性质及量的变化。当引流液量突然增多或颜色鲜红时立即通知医生并做好急救准备。

（三）生活护理

1. 饮食护理

禁食，按医嘱给予肠外营养。

2. 皮肤护理

（1）使用水垫、啫喱垫、气垫床减轻局部皮肤压力，防止局部皮肤缺血、缺氧；骨突、受压部位予赛肤润局部按摩。

（2）开塞露纳肛清洁肠道毒素，每次大便后及时清理，选用专门的肛门清洁剂来清洗肛门，选用 pH 值弱酸性、不含酒精等刺激物的医护级皮肤湿巾，轻轻地将大便擦洗干净，然后用纸巾轻轻地将水吸干，保持肛周皮肤清洁、干爽。

（3）患者停留管道较多，使用减压敷料或棉垫保护，减轻管道对皮肤的受压。

（四）心理护理

与患者多沟通，了解其需求和担忧，提供心理支持，并根据患者病情，给予音乐康复治疗，鼓励患者树立信心，战胜疾病。

（五）健康教育

营养膳食建议：保证能量和蛋白质供给，防止营养不良，促进伤口愈合。嘱咐患者转院后要配合医务人员进行康复训练，循序渐进。

【小结】

急性消化道穿孔是一种严重的医学紧急情况，由于消化道管壁出现穿孔，导致内容物（如食物、液体、气体等）进入腹腔或邻近器官的病症，其类型包括胃穿孔、十二指肠穿孔、结肠穿孔等。消化道穿孔的病因多样，包括溃疡病、外伤、肿瘤、炎症等。其中，以溃疡病引起的穿孔最为常见。

急性消化道穿孔的症状包括突发的上腹部或下腹部疼痛，患者常常形容为剧烈而无法忍受，伴有恶心、呕吐等症状，严重者可能导致全身症状，如失血性休克和昏迷等。根据患者症状、体格检查及实验室检查结果进行诊断。同时，需行腹部影像学检查（如 X 线）以确定穿孔部位及病情严重程度。此外，内镜检查也可以帮助确诊并观察病情变化。

急性消化道穿孔的治疗包括保守治疗和手术治疗。保守治疗适用于病情较轻、无并发症的患者，包括禁食、补液、抗感染等措施。对于病情较重、存在并发症的患者，应及时行手术治疗以封闭穿孔并清理腹腔内物质。手术治疗的方法包括腹腔镜手术和开腹手术等，需根据患者的具体情况进行选择。

在康复过程中，患者需注意饮食调理和适当锻炼，以提高身体免疫力并促进恢复。

【参考文献】

［1］金玉峰，申存毅，张靖垚，等．局部枸橼酸抗凝在连续肾脏替代疗法串联人工肝治疗中的运用效果观察［J］．实用医学杂志，2024，40（13）：1879-1884.

［2］李莉莉，华佳丽，张馨尹，等．连续性肾脏替代治疗患者中心静脉导管相关血栓预防的最佳证据总结［J］．中华急危重症护理杂志，2024，5（05）：466-473.

［3］赵畅，谢芳，向英．综合护理干预预防老年危重患者 CRRT 并发症的效果评价［J］．智慧健康，2024，10（06）：221-224+229.

［4］蔡艳玲．以问题为中心持续护理质量改进在胸腔闭式引流术临床实践中的应用效果［J］．中国医学创新，2019，16（22）：110-113.

［5］李婧．优质护理干预在胸腔闭式引流治疗气胸中的应用体会［J］．现代诊断与治疗，2022，33（05）：785-788.

［6］吴剑平．消化道穿孔修补术术后的护理体会［J］．医学食疗与健康，2020，18（20）：156-157.

［7］朱梦媛．个性化护理干预在十二指肠溃疡伴急性穿孔患者中的应用价值研究［J］．中国社区医师，2022，38（31）：101-103.

［8］孙伟生，刘宁，谢菁．MDT 模式对老年消化道穿孔合并脓毒性休克患者预后影响的临床分析［J］．黑龙江医药，2024，37（03）：531-534.

［9］邢娅丽，屈小伟．快速康复外科理念下护理对消化道穿孔患者术后胃肠功能康复和疼痛的影响［J］．婚育与健康，2024，30（12）：169-171.

［10］刘肖蓉，李思思，王丽芳．音乐治疗阿尔茨海默病的研究进展［J］．护理研究，2024，38（16）：2881-2884.

（伍丽婵）

案例2　急性梗阻性胆管炎并发脓毒血症

【案例介绍】

（一）一般资料

患者女，58 岁。

主诉：胸痛 7 小时。

现病史：患者于 7 小时前（2022-05-31 17:00）开始无明显诱因下出现胸痛，为心前区持续性压榨样疼痛，疼痛无向他处放射，伴大汗淋漓、面色苍白，无心悸、气促，无咳嗽、咳痰，无呕心、呕吐，双下肢无水肿，自行服"吗丁啉、雷尼替丁"，效果欠佳，症状无缓解，遂于 2022-05-31 19:40 到达我院急诊，19:45 行首份心电图提示：窦性心动过速，轻度 ST 段压低，非特异性 ST-T 改变，中度左偏电轴，心肌酶示 CK-MB：< 2.5 ng/mL，肌红蛋白< 30.0 ng/mL，肌钙蛋白 I < 0.01 ng/L，肌钙蛋白 T < 40 ng/L。随后行全腹部 CT 平扫（2022-06-01）提示：①胰腺略饱满，胰周、十二指肠水平段及空肠上肠周围少许渗出，不排除胰腺炎；②拟胆囊结石；胆总管稍扩张，胆总管十二指肠壁内段结石；③双肾周筋膜稍增厚；④扫及右肺下叶少许渗出，右侧少量胸腔积液。患者入院后出现恶心、呕吐、腹泻等不适，血糖升高，伴有发热，最高体温 40℃，予心电监护、禁食、扩容补液、升压、抗感染、制酸护胃、降血糖等综合治疗，患者血压仍偏低，考虑患者病情危重，转重症医学科进一步诊治。

（二）病史

既往史：2018-03 发现左乳腺恶性肿瘤，于外院住院行穿刺活检后病理提示浸润性导管癌，双侧腋下淋巴结转移癌，2018-06 行双乳切除 + 双侧腋窝淋巴结清扫时维持放化疗治疗；有泰素帝过敏引起皮肌炎。

（三）医护过程

体格检查：体温 39.1℃，脉搏 134 次/分，呼吸 20 次/分，血压 85/40 mmHg。神志清醒，自主体位，疼痛面容、精神欠佳，查体配合；双肺呼吸音粗，未闻及干、湿性啰音；心律齐；心音正常，未闻及额外心音，未闻及杂音，未闻及心包摩擦音。无异常血管征。巩膜及全身皮肤黏膜见轻度黄染。腹平，腹肌稍紧，全腹轻压痛，轻反跳痛，Murphy 征可疑阳性；诉全身乏力，四肢肌力 5 级，生理反射减弱，病理反射未见。

临床诊断：①脓毒血症；②急性梗阻性胆管炎；③胆囊结石伴有急性胆囊炎；④梗阻性黄疸；⑤左侧乳腺恶性肿瘤（浸润性导管癌、放化疗后）；⑥双侧乳腺术后。

治疗经过：患者入室后予高流量氧机吸氧、去甲肾上腺素持续泵入。接心电监护示：心率 134 次/分，血压 85/40 mmHg，呼吸 20 次/分，外周血氧饱和度 100%。完善相关检查：2022-06-02 降钙素原 26.5 ng/mL；2022-06-01 血常规组合：白细胞 0.19 × 10⁹/L，中性粒细胞百分数 26.30%，血红蛋白 104.00 g/L，血小板 155.00 × 10⁹/L；急诊生化 + 急诊肝功组合：丙氨酸氨基转移酶 130.7 U/L，肌酐 91 μmol/L，总胆红素 55.8 μmol/L，直接胆红素 54.58 μmol/L，乳酸 5.60 mmol/L。2022-06-02 心脏 B 超，主动脉瓣钙化。轻度三尖瓣反流。左室收缩舒张功能减低。少量心包积液。2022-06-02，患者感染指标高，总胆红素及直接胆红素升高，不排除化脓性胆管炎，请介入科在局麻下行 PTCD 术（DSA 引导经皮肝穿胆道造影术 + 引流置管术），术后引流出黄色胆汁，术后给予控制血压血糖、抑酸护胃、营养支持、维持内环境稳定等对症支持治疗。治疗后复查：2022-06-07 急诊肝功组合 +CREAT：丙氨酸氨基转移酶

234.2 U/L，肌酐 54 μmol/L，总胆红素 88.1 μmol/L，直接胆红素 80.22 μmol/L，白蛋白 29.0 g/L，淀粉酶 31 U/L；2022-06-07 血常规组合：白细胞 20.74×10^9/L，中性粒细胞百分数 78.90%，血红蛋白 81.00 g/L，血小板 113.00×10^9/L；2022-06-07 降钙素原 3.65 ng/mL，乳酸 1.82 mmol/L 经治疗，患者目前无发热，感染指标较前有所下降，2022-06-07 转肝胆外科进一步治疗。经治疗，患者好转，2022-06-13 带胆管 T 管引流管出院。2022-08-20，经引流管胆道造影后，2022-08-22 拔除 T 管。

【护理】

（一）治疗护理

1. 用药护理

（1）布托啡诺镇痛。

（2）盐酸万古霉素、美罗培南抗感染。

（3）去甲肾上腺素、垂体维持血压。

（4）重组人粒细胞刺激因子针提高免疫力。

（5）兰索拉唑、艾司奥美拉唑钠抑酸护胃。

（6）胰岛素控制血糖。

（7）白蛋白补充营养。

2. 脓毒症护理

迅速建立静脉通道，掌握熟悉脓毒症集束化治疗：Hour-1 Bundle，包括检测血清乳酸水平指导复苏，应用抗生素前留取血培养、广谱 / 联合 / 足量 / 全覆盖应用广谱抗生素，而后降阶梯治疗，尽早开始液体复苏，血管活性药物应用首选去甲肾上腺素。严密监测患者有无意识、神志的改变、生命体征、体温、皮肤色泽及指端温度、每小时尿量情况，动态评估患者休克指数。

3．高热护理

降低体温，遵医嘱按时使用抗菌药；给予物理降温，使用冰袋、冰敷头部、双腋窝，30 分钟后复测体温。观察胆管 T 管引流的量、色、质，q2h 离心方向挤压管道，保持管道引流通畅、固定良好，无折叠弯曲，避免引流液堵塞引起感染加重。

4．镇痛护理

加强与患者沟通，分散患者注意力，减少患者疼痛的感知。遵照国际镇静、镇痛指南，按 ICU 镇痛常规原则，遵医嘱使用镇静、镇痛药物，进行止痛治疗，执行每日唤醒的原则，逐渐减量，及时停药，不能擅自调整。

5．术前护理

观察神志、生命体征、腹痛、腹胀及皮肤黏膜情况，监测患者血常规、电解质、血气分析等结果的变化；维持体液平衡，准确记录每小时出入液量，监测中心静脉压及每小时尿量，量出为入，及时纠正水、电解质及酸碱失衡，合理安排补液的顺序和速度；保证氧供。保持呼吸道通畅，监测患者有无缺氧；禁食与胃肠减压，遵医嘱及时予静脉营养，维持和改善营养状况；保护患者的安全，完善术前检查和准备。

6．术后护理

（1）病情观察：监测血常规、肝功能、肾功能、电解质水平和血培养，监控感染指标和炎症反应。遵医嘱使用抗菌药抗感染治疗。

（2）胆管 T 管引流护理：妥善固定管道，使用弹力胶布固定，做好管道标识，评估管道脱出风险，及时设置防拔管、防脱管警示牌。加强患者健康教育，指导患者勿自行拔管、夹管，每 2 小时观察胆管 T 管引流的量、色、质，q2h 离心方向挤压管道，保持管道引流通畅、固定良好，无折叠弯曲。观察色、泽、量。正常肝细胞分泌胆汁 800 ～ 1 200 mL/d，呈黄褐色或黄绿色清亮，术后 1 ~ 2 d 颜色可呈黄色、混浊，以后逐渐恢复正常颜色，术后 24 h 引流量 300 ~ 700 mL，逐渐减少至每日约 200 mL。若引流量突然减少，提示引流管阻塞、受压、扭曲；若引流量过多，提示胆管下端梗阻，若 T 管引流液呈血性，应考虑胆道出血。出现以上情况应立即报告医生处理。

（3）胆管 T 管拔管护理：若 T 管引流出的胆汁色泽正常，且引流量逐渐减少，可在术后 10 ~ 14 d 试行夹管 1 ~ 2 d；夹管期间注意观察病情，若无发热、腹痛、黄疸等症状，可经 T 管行胆道造影，造影后持续引流 24 h 以上；如胆道通畅，无结石或其他病变，再次夹闭 T 管 24 ~ 48 h，患者无不适可予拔管。年老体弱、低蛋白血症、长期使用激素者可适当延长 T 管留置时间，待窦道成熟后再拔除，避免胆汁渗漏至腹腔引起胆汁性腹膜炎。拔管后，残留窦道用凡士林纱布填塞，1 ~ 2 d 内可自行闭合；观察腹部体征、体温变化、有无渗液及皮肤黏膜等情况。若胆道造影发现有结石残留，则需保留 T 管 4 ~ 8 周以上，再做取石或其他处理。

（二）观察护理

1. 评估

神经系统：GCS 13 分，RASS 0 ~ 1 分，双侧瞳孔等大等圆，直径约 2.5 mm，对光反射灵敏。

呼吸系统：高流量氧机吸氧，RR 14 ~ 25 次 / 分，少量黄白色Ⅱ度痰，血气分析示：pH 7.442，$PaCO_2$ 35 mmHg，PaO_2 111 mmHg，BE 9 mmol/L，HCO_3^- 33.4 mmol/L，SaO_2 98%，FiO_2 60%。

泌尿系统：肌酐 54 ~ 101 μmol/L，每日尿量 100 ~ 160 mL/24 h，予呋塞米控制尿量。

循环系统：血压 72 ~ 122/40 ~ 80 mmHg，去甲肾上腺素 0.01 ~ 0.04 μg/（min·kg）于 2022-06-05 10:30 停泵。

消化系统：予禁食胃肠减压。

内分泌系统：血糖波动在 6.7 ~ 16.6 mmol/L，予胰岛素泵入控制。

凝血指标：血浆凝血酶原活度 72%，凝血酶原比值 1.22，部分凝血活酶时间 26.8 s。

感染指标：降钙素原由 45.08 ng/mL 降至 3.65 ng/mL。

2. 护理

病情观察：严密观察患者病情变化监测生命体征，尤其是血压情况，胆管 T 管的引流情况。同时应严密观察患者注意并发症的预防，ERCP 术放置胆管支架后可能出现胰腺炎、出血、消化道穿孔、感染等，护理人员需加强关注，尤其需要关注胰腺炎的预防，如有异常及时通知医生。

（1）感染：与胆管梗阻导致胆汁淤积、化疗后白细胞降低、免疫力下降有关。

1）护理目标：患者感染得到控制，无发热。

2）护理措施：解除梗阻，术后保持胆管 T 管引流顺畅，充分引流，观察并记录引流液的量、色、质，观察伤口敷料是否干洁，有渗血、渗液及时换药；单间安置患者，避免与其他感染患者同住一室，加强手卫生，重组人粒细胞刺激因子针提高免疫力；遵医嘱使用遵医嘱按时使用抗菌药物；保持床单位整洁，发热期间给予冰敷，超过 38.5℃予口服美林 20 mL，及时更换汗湿的衣被，及时更换中单，每日予口腔护理 bid、会阴抹洗护理 bid。

3）护理评价：患者感染指标逐渐下降，2022-06-01 至 2022-06-05 体温波动在 38.3 ~ 40℃，2022-06-06 起体温正常。白细胞逐渐上升，由入院时的白细胞 0.19×10^9/L 升至 20.66×10^9/L。

（2）焦虑：与起病急、对疾病的知识乏、担心预后有关。

1）护理措施：加强与患者的沟通，讲解病情，指导患者家属多关心、宽慰患者，向患者及家属介绍同种病治疗成功病例，缓解其焦虑情绪，允许患者与家属每日使用对讲机沟通，缓解患者见不到家属的焦虑；加强巡视，及时了解患者的需求，因长期禁食、胃肠减压，适量给予患者使用温开水湿润嘴唇及口腔。

2）护理评价：患者诉焦虑较前减轻。

（3）有皮肤完整性受损的危险：与高龄、绝对卧床有关。

1）护理目标：患者住院期间不发生压力性损伤。

2）护理措施：q2h 协助患者翻身，每次翻身后妥善固定患者的管道，避免受压。前期评估患者骶尾部及双外踝容易压红，予粘贴合适形状的泡沫敷料预防压疮护理，指导患者开展早期康复。

3）护理评价：患者住院期间未发生压力性损伤。

（4）潜在并发症：营养低于机体需要量。

1）护理目标：患者白蛋白 ≥ 40 g/L。

2）护理措施：2022-06-01 至 2022-06-06，遵医嘱静脉滴注白蛋白 100 mL/bid；追踪患者白蛋白结果；因患者禁食，予静脉营养袋 24 小时匀速静脉泵入，2022-06-05 请胃肠外科会诊后建议幽门后喂养，患者拒绝留置鼻空肠管，增加静脉营养袋的营养配比，增加热量泵入。

3）护理评价：2022-06-07 患者白蛋白为 29 g/L，未达标，转科后继续加强营养。

（5）有管路滑脱的风险。

1）护理目标：不发生非计划性拔管。

2）护理措施：合理使用镇痛药物，加强心理疏导，重视患者的诉求及需求，减轻患者留置管道的不适；使用弹力绷带二次固定管路，q2h 巡视管道固定情况，固定贴松脱、失去黏性及时更换；保持引流管通畅，翻身、擦浴等护理操作后及时检查管道有无牵拉受压。动态评估患者神志、自我了解、配合程度，动态评估非计划性拔管的风险，必要时签署约束知情同意单，使用双上肢约束。

3）护理评价：患者住院期间未发生非计划性拔管。

（6）有下肢深静脉血栓形成的风险：与高龄、绝对卧床、术后状态有关。

1）护理目标：患者住院期间不发生双下肢深静脉血栓。

2）护理措施：使用外科血栓风险评估单评估患者为 12 分，VTE 高风险患者，遵医嘱使用低分子量肝素抗凝预防血栓，用药期间观察有无出血倾向，观察患者虹膜、口腔黏膜、牙龈、痰液、大小便有无血性等；每天观察记录者双下肢足背动脉搏动、双下肢小腿围、肤温、肤色情况；使用软枕垫高患者双下肢 5° ~ 10°，术后 24 小时指导患者早期功能锻炼，如缩唇呼吸、踝泵运动、下肢抬高运动，每天各两次，每次做 3 组，每组 10 个。保持大便通畅，按需予患者使用助排便药物。

3）护理评价：患者住院期间未发生双下肢深静脉血栓。

（7）潜在并发症：胰腺炎、出血。

1）护理目标：患者住院期间不发生胰腺炎、出血。

2）护理措施：ERCP 术后遵医嘱使用 0.9%NS 50 mL + 生长抑素 6 mg，以每小时 2 mL 泵入。关注患者血常规及大便的颜色。

3）护理评价：患者未发生胰腺炎、出血。

（三）生活护理

（1）饮食护理：①患者住院期间禁食，胃肠减压；②遵医嘱予静脉营养补充氨基酸；③密切关注患者各项营养指标。

（2）皮肤护理：每天给予氯己定湿巾床上擦浴，保持皮肤清洁。

（四）心理护理

同第一章案例 5 "肺部感染"。

（五）健康教育

转科后指导患者家属观察保持引流管固定良好、妥善，引流液的色、质量有变化及时告诉医护人员；指导家属协助患者保持良好作息、避免过度劳累，无医嘱勿自行进食，留置管路期间，协助患者完成日常生活活动。返回普通病房也要加强康复锻炼，循序渐进，避免长期卧床。

【小结】

急性梗阻性化脓性胆管炎（AOSC）也被称为重症胆管炎，是临床常见的重症急腹症之一。常常发病急、进展快、病死率高，尤以合并感染性休克的患者病死率更高，病死率达 20% ~ 40%。感染性休克是由细菌及毒素作用造成的急性微循环灌注不足，导致组织、细胞缺氧、代谢功能障碍和器官功能受损为特征的危重综合征。治疗关键是胆道减压引流，纠正休克，避免进展为多器官功能衰竭。

【参考文献】

［1］廖素珠，苏雪芬. 1 例老年急性化脓性胆管炎伴梗阻性黄疸患者行 ERCP 术放置胆管支架和胰管支架的全面护理［J］. 医学食疗与健康，2020，18（16）：107+110.

［2］叶秋玉. 1 例急性梗阻性化脓性胆管炎并感染性休克的护理［J］. 实用临床护理学电子杂志，2019，4（29）：15+22.

［3］王珊珊. 高龄急性梗阻性化脓性胆管炎患者行内镜治疗的护理［J］. 全科护理，2018，16（22）：2726–2728.

［4］赵刚，吴志勇. 外科感染性休克常见病因与处理原则［J］. 中国实用外科杂志，2009，29（12）：979–981.

（黄绮婷）

案例3 急性上消化道出血

【案例介绍】

（一）一般资料

患者男，55岁。

主诉：（代述）发现肝硬化11月余，黑便1天。

现病史：2024-02-09 5:00患者无明显诱因出现排柏油样便1次，质稀烂，量约300 mL，伴头晕，无面色苍白、出冷汗，无胸闷、胸痛，无恶心呕吐，无腹痛、腹泻，无气促、呼吸困难，无发热、畏寒等不适，遂于我院急诊就诊，查WBC 14.2×10⁹/L，RBC 1.97×10¹²/L，HGB 67 g/L，PLT 154×10⁹/L，血氨317 μmol/L，凝血酶原活度64%，肌酐181 μmol/L，EGFR 36 mL/min，于急诊胃镜下行食管静脉曲张套扎术，2024-02-09电子胃镜：①食管静脉曲张（重度）（EVR术）；②门静脉高压型胃病，予以雷贝拉唑、艾司奥美拉唑抑酸护胃治疗。现患者为求进一步诊治，拟"上消化道出血"收入消化内科。2024-02-10 09:37患者出现呕血，呕暗红色血，血氧饱和度下降至74%，血压108/74 mmHg，心率87次/分，立即予调高氧流量，床边吸痰，吸出约150 mL暗红色血，血氧饱和度可逐渐上升至94%，考虑患者出血量较多，病情重，转入重症医学科。

（二）病史

既往史：家属代诉10余年前曾患肺结核，2022年因贫血行输血史。

（三）医护过程

体格检查：体温36.2℃，脉搏78次/分，呼吸18次/分，血压119/

70 mmHg。神志不清，嗜睡，呼唤睁眼，对答不切题，体查不合作，巩膜轻度黄染，锁骨下有蜘蛛痣 2 个，口唇无发绀，双侧瞳孔等大等圆，对光反射存在。腹部膨隆，腹部无压痛，无反跳痛及肌紧张，无液波震颤，未触及腹部包块，肝脏肋下未触及，脾脏肋下未触及，肾脏未触及，输尿管压痛点无压痛，Murphy 征阴性，肝浊音界存在，移动性浊音阴性，肾区无叩击痛，无振水声，肠鸣音正常，未闻及腹部血管杂音。四肢肌力查体不合作，肌张力升高，病理征阴性。双下肢可见色素沉着伴脱屑，局部皮肤破损。

临床诊断：①上消化道出血；②食管静脉曲张破裂出血（EVL 术后）；③丙型肝炎后肝硬化失代偿期；④肝性脑病Ⅲ期；⑤门静脉高压性胃病；⑥慢性丙型病毒性肝炎；⑦中度贫血。

治疗经过：患者于 2024-02-09 急诊行胃镜下行食管静脉曲张套扎术，术后收入消化科进一步诊治，2024-02-10 患者出现呕血 3 次，每次量约 150 mL，于 09:37 再次出现呕血，呕暗红色血，血氧饱和度下降至 74%，血压 108/74 mmHg，心率 87 次 / 分，立即予调高氧流量，床边吸痰，吸出约 150 mL 暗红色血，血氧饱和度可逐渐上升至 94%，考虑患者出血量较多，予红细胞 1 U，普通冰冻血浆 200 mL，与家属沟通病情后患者转重症医学科进一步诊治。在 ICU 予气管插管呼吸机辅助通气，同时予输注血浆、镇静、镇痛治疗，胃镜检查未见明确出血，予禁食、留置胃管、胃肠减压、维持血压、抗感染、护胃、调节免疫、改善呼吸、止血、祛痰、维持水和电解质平衡、营养支持等治疗后患者病情好转，2024-02-19 转入消化内科继续专科对症治疗。

【护理】

（一）治疗护理

1. 用药护理

（1）美罗培南、头孢他啶、万古霉素抗感染。

（2）艾司奥美拉唑护胃。

（3）生长抑素、PPI、H_2 受体拮抗剂。

（4）氢吗啡酮、咪达唑仑镇静、镇痛。

2. 肺部感染护理

保持呼吸道通畅，采取有利于呼吸的体位，每天给予机械排痰，鼓励患者多咳嗽排痰，给予雾化吸入。做好痰液的细菌培养。

（二）观察护理

1. 评估

神经系统：神志不清，嗜睡，呼唤睁眼，对答不切题，双侧瞳孔等大等圆，对光反射存在。

呼吸系统：有创呼吸机辅助呼吸；模式：SIMV–VC，氧浓度 50%，PEEP 5 cmH$_2$O，RR 18 次 / 分。

泌尿系统：肌酐 46 ~ 79 μmol/L，每日尿量 100 ~ 150 mL/h，予呋塞米控制尿量。

循环系统：心率 78 次 / 分，心脏相对浊音正常。

消化系统：胃镜检查未见明确出血，予禁食、留置胃管、胃肠减压。

2. 护理

（1）保持呼吸道通畅，头偏向一侧，防止误吸或窒息。

（2）建立静脉通道，遵医嘱迅速输血、输液、使用止血药物。测量中心静脉压作为调整输液量的依据。备好急救用品及药物。

（3）急性大出血伴恶心，呕吐者应禁食。

（4）为患者进行心理护理，缓解其紧张、焦虑。

（5）病情监测：监测患者生命体征，神志，皮肤、甲床颜色，准确记录出入量，观察呕吐物及粪便的颜色、性状、量，估计出血量。定期监测血红蛋白浓度及血气分析结果。

（三）生活护理

1. 口腔护理

每天2次口腔护理，保持口腔清洁。

2. 皮肤护理

每天给予氯己定湿巾床上擦浴，保持皮肤清洁。

（四）心理护理

同第一章案例5"肺部感染"。

（五）健康教育

教会患者及家属识别早期出血征象及应急措施，出现呕血或黑便时应卧床休息，保持安静，减少身体活动；帮助掌握有关病症的病因、预防、治疗知识，以减少再度出血的危险；保持良好的心态和乐观精神，正确对待疾病，合理安排生活，增强体质，应戒烟、戒酒，在医生指导下用药，勿自行使用处方，慎重服用某些药物。总之，上消化道出血，起病急、来势凶险、变化快、易造成失血性休克和循环衰竭而危及生命，如能正确诊断，进行有效的止血治疗及认真细致的护理，可使患者转危为安，提高治愈率，降低病死率，从而达到康复的目的。

【小结】

急性上消化道出血是指十二指肠悬韧带以上的消化道，包括食管、胃、十二指肠、胆管和胰管等病变引起的出血，根据出血的病因分为非静脉曲张性出血和静脉曲张性出血两类。临床工作中大多数（80% ~ 90%）急性上消化道出血是非静脉曲张性出血，其中最常见的病因包括胃十二指肠消化性溃疡（20% ~ 50%）、胃十二指肠糜烂（8% ~ 15%）、糜烂性食管炎（5% ~ 15%）、贲门黏膜撕裂（8% ~ 15%）、动静脉畸形 / 移植动静脉内瘘（GAVE）（5%），成年人急性上消化道出血每年发病率为 100/ 10 万 ~ 180/10 万，大多数急性上消化道出血患者，尤其是大量出血患者首诊于急诊科。上消化道出血患者多以呕血、黑便为主要临床表现，也有以头晕、乏力、晕厥等不典型症状来急诊科就诊。如不及时诊治，有可能危及生命。

【参考文献】

［1］张正惠. 急性上消化道出血患者的临床护理分析［J］. 中外医疗，2013，08（11）：151-153.

［2］闫秋芬. 上消化道出血患者的临床护理体会［J］. 中国卫生标准管理，2015，11（08）：216-217.

［3］崔金玲. 急性上消化道出血患者的临床护理分析［J］. 中国实用医药，2014，32（15）：206-207.

［4］蔡菊. 68 例上消化道出血患者的临床护理措施探讨［J］. 世界最新医学信息文摘，2016，46（07）：267-268.

（吴玉慧）

案例 4 消化道出血

【案例介绍】

（一）一般资料

患者女，29 岁。

主诉：停经 31$^+$ 周，发现甲亢 10 余天。

现病史：患者于 2024-07-23 10:28 入院。一个月前患者自觉全身水肿，未予重视，自行家中卧床休息。2024-07-04 体位改变后晕厥伴意识丧失 30 分钟 2 次，未就诊。孕 29$^+$ 周自觉胎动减少，于外院住院治疗，血压 153/86 mmHg，心率 126 次 / 分，行心脏超声提示：双房扩大，肺动脉压力增高，心动过速。考虑甲亢危象？予口服丙硫氧嘧啶和艾司洛尔静注控制心率。出院后患者口服丙硫氧嘧啶后因呕吐自行停药。2024-07-22 无明显诱因阴道少量出血，色鲜红，无腹痛，于外院住院治疗，行心脏彩超提示：左房增大，少量心包积液；心动过速，心律不齐；二尖瓣关闭不全（重度）；三尖瓣关闭不全（中度）；左心室收缩功能正常。宫内妊娠，胎儿存活，脐带绕颈 1 周，胎心率 168 次 / 分。予完善相关检查，患者病情危重，为求进一步治疗，遂转诊至我院。

（二）病史

既往史：既往人流 3 次，剖宫产 2 次，2013 年确诊肺结核自诉规律治疗。

婚育史：未说明婚姻状况，离异。孕 9 产 4。

家族史：父亲因高血压去世，母亲不详。

（三）医护过程

体格检查：体温 36.50℃，脉搏 160 次 / 分，呼吸 19 次 / 分，血压 117/66 mmHg。神志清楚，自动体位，平车入院，发育正常，营养中等，自答切题，查体合作。贫血貌，全身皮肤、黏膜苍白，无黄疸出血点，无肝掌、蜘蛛痣。浅表淋巴结无肿大。头颅无畸形，睑结膜苍白，巩膜无黄染，角膜透明，双眼运动自如，双侧瞳孔等圆等大，约为 2.5 mm，对光反射灵敏。腹膨隆，未见肠型及胃蠕动波，未见腹壁静脉曲张，腹软，无压痛、反跳痛，肝肋下未触及，脾肋下 3 cm 可以触及，质中等无触痛，肝区轻叩痛，肾区无叩痛，移动性浊音可疑阳性，肠鸣音约 5 次 / 分。

临床诊断：①甲状腺危象；②急性心力衰竭；③胎盘植入伴出血；④心律失常；⑤孕 9 产 4 孕 31^+ 周，胎死宫内。

治疗经过：患者入院时全腹部 CT 平扫时发现宫内死胎。2024-07-26 患者在全麻下行子宫体剖宫产 + 次全子宫切除术，带入气管插管。2024-07-28 患者开始有排黑便，消化内科会诊考虑上消化道出血，使用 PPI，生长抑素静脉泵入。2024-07-30 患者排血便两次，量较多，伴血压下降。胃镜提示球部溃疡出血，消化内镜检查提示十二指肠球部溃疡伴活动性出血，予镜下钛夹止血 + 硬化剂注射。2024-08-02 消化内科会诊：目前患者考虑存在消化道出血。患者排大量暗红色血便，血红蛋白 54 g/L 输注红细胞 4 U。患者神清，氧合指数 > 300，医生予拔除经口气管插管。

【护理】

（一）治疗护理

1. 用药护理

（1）美罗培南、头孢他啶、伏立康唑、万古霉素抗感染。

（2）艾司奥美拉唑护胃。

（3）生长抑素、PPI、H$_2$受体拮抗剂。

（4）去甲肾上腺素 + 冰盐水胃管入止血。

2. 肺部感染护理

保持呼吸道通畅，采取有利于呼吸的体位，每天给予机械排痰，鼓励患者多咳嗽排痰，给予雾化吸入。做好痰液的细菌培养。嘱患者保持良好的心情，必要时给予开塞露灌肠，保持大便通畅。

（二）观察护理

1. 评估

神经系统：入室时神志清楚，诉恶心、呕吐，双侧瞳孔等圆等大，直径约 2.5 mm。

呼吸系统：双肺呼吸音粗，双下肺可闻及少许湿啰音。

泌尿系统：停留尿管，引出淡黄色尿液。

循环系统：心脏相对浊音正常，心率 160 次 / 分，NT 端 B 型利钠肽前体 260.9 pg/mL。

消化系统：患者排大量暗红色血便。

2. 护理

（1）有休克的危险，与消化道出血有关：密切观察患者的生命体征、神志，排便的颜色、性状、量。患者停留右颈内深静脉，每天输注新鲜血浆 200 mL；保持呼吸道通畅，动态监测血红蛋白浓度及血气分析结果。加强对患者的心理护理。

（2）焦虑，与对疾病的知识缺乏、担心预后有关：与患者沟通，开导劝慰，避免焦虑导致气机运行阻滞，脉络不通，向患者及家属介绍同种病治疗成功病例，缓解其焦虑情绪。

（3）体液不足，与消化道大量出血引起活动性体液丢失、酸碱平衡失调、液体摄入量不足等有关：患者绝对卧床，平卧时，将下肢略抬高，以保证脑部供血。建立多组静脉通道，快速补液，立即配血。输液开始快，必要时测定中心静脉压避免因输液、输血过多、过快而引起急性肺水肿。记录出入量。监测血浆电解质水平、血尿素氮、尿和血浆渗透压、肌酐、血细胞比容、血红蛋白。

（4）有受伤的危险，与误吸、窒息、血液反流入气管有关：①保持呼吸道通畅，呕血时头偏向一侧，避免误吸。②予吸氧，心电监护。③备好气管插管包在床旁。④密切观察患者有无窒息的症状。⑤及时清理口鼻腔内的血液，必要时予机械吸引。

（5）活动无耐力，与血容量减少有关：①遵医嘱及时补充血容量。②限制活动期间，协助患者完成个人日常生活活动。如进食，口腔清洁，皮肤清洁，排泄勿使患者用力而再次出血。③患者常在排便时或便后起立时晕厥，故应嘱患者坐起、站起时动作缓慢。出现头晕心慌出汗时立即卧床休息，并告知护士，必要时由护士陪同如厕或暂时改为在床上排泄。

（三）生活护理

因为消化道出血的患者需要长时间躺在床上休息，如果皮肤长时间受到压迫，可能会引起压疮，因此还需要勤翻身活动，也需要勤擦洗身体，预防压疮。

（四）心理护理

如果有消化道出血的情况，多数会导致身体比较虚弱，还有可能会伴有紧张及焦虑不安的情绪，因此要注意心理护理，应多鼓励患者，让患者保持足够的信心对抗疾病。

（五）健康教育

（1）向患者及家属宣教消化道出血相关知识，告知家属疾病的严重程度。

（2）告知患者及家属监测生命体征的意义及措施。

（3）告知家属严密监测患者的出血情况，患者有再次呕血、黑便、头晕、面色苍白时及时告知医护人员进行处理。

（4）向患者及家属宣教保持呼吸道通畅的意义及措施，防止患者呕吐物误吸入气管导致窒息。

（5）向患者及家属介绍氧气疗法的作用及注意事项。

（6）告知患者及家属绝对卧床休息，减少活动，避免情绪激动，防止再次出血。做好基础护理，特别做好口腔护理，清除血腥味，防止引起恶心、呕吐。

（7）指导患者及家属饮食护理，出血较多时，告知禁食的目的和意义。

（8）给予患者及家属心理支持。

（9）告知患者消化道出血的预防措施：①应在医生指导下积极治疗原发病，如消化性溃疡及肝硬化等。②生活要有规律，饮食要定时有节，切忌暴饮暴食，忌酒忌烟，不要饮用浓茶和咖啡。③注意药物的使用，应尽量少用或不用对胃有刺激性的药物，如必需使用时，应加用保持胃黏膜药物。④要定期体检，以期发现早期病变，及时治疗，在出现头昏等贫血症状时，应尽早上医院检查。

【小结】

治疗消化道出血的方法取决于出血的严重程度和原因。对于轻度出血，通常可以采取保守治疗措施，如休息、忌口和药物治疗。对于严重出血，可能需要进行内镜治疗或外科手术。在防止消化道出血方面，患者应该注意饮食习惯，避免过度饮酒和吸烟，控制胃酸分泌，定期进行身体检查。对于有消化道出血病史的患者，应定期进行复查，以便及时发现和治疗潜在的问题。总的来说，消化道出血是一种比较常见的疾病，造成的危害不可忽视。及时的诊断和治疗对于患者的康复非常重要。通过健康的生活方式和定期检查，可以降低消化道出血的发生率。

【参考文献】

［1］葛均波，徐永健，王辰，等. 内科学［M］. 北京：人民卫生出版社，2018：450-453.

［2］《中华内科杂志》编辑委员会，《中华医学杂志》编辑委员会，《中华消化杂志》编辑委员会，等. 急性非静脉曲张性上消化道出血诊治指南（2018年，杭州）［J］. 中华内科杂志，2019，58（3）：173-180.

［3］王辰，王建安，黄从新，等. 内科学［M］. 北京：人民卫生出版社，2015：558-559.

［4］中华外科学分会门静脉高压症学组. 肝硬化门静脉高压症食管胃底静脉曲张破裂出血的诊治共识（2015版）［J］. 中华普通外科杂志，2016，31（2）：167-170.

［5］罗舒镡，陈洁. 气管食管推移训练对颈椎前路手术的影响［J］. 中国临床护理，2021，13（1）：4.

（吴玉慧）

案例 5　腹主动脉瘤破裂出血术后

【案例介绍】

（一）一般资料

患者男，63 岁。

主诉：腹部及腰部隐痛 1 天。

现病史：患者入院 1 天前无明显诱因出现腹部及腰部隐痛，伴腹胀，到当地社区就诊，予保守治疗后无明显缓解。为进一步诊治，遂来我院急诊就诊，2022-02-24 急诊腹主动脉 CTA 提示：腹主动脉瘤样扩张；腹主动脉壁间血肿；周围假性动脉瘤；右髂动脉瘤样扩张；胆囊结石；左肾结石。急诊拟 "腹主动脉夹层动脉瘤" 收入我院血管外科。2022-02-25 13:15 在静吸复合全麻下在腹主动脉行腹主动脉瘤腔内隔绝术 + 腹主动脉造影术，术程顺利，术后拔除经口气管插管，转重症医学科进一步高级生命支持治疗。

（二）病史

既往史：自诉 "高血压" 病史多年，规律服用缬沙坦 80 mg、酒石酸美托洛尔 25 mg，自诉血压最高至 160/100 mmHg。

个人史：吸烟 50 年，平均 40 支 / 日，未戒烟。饮酒 8 年，啤酒 1 瓶 / 天或偶饮白酒，已戒酒、戒酒时间 10 天。

（三）医护过程

体格检查：体温 36.60℃，脉搏 117 次 / 分，呼吸 20 次 / 分，血压 125/93 mmHg。神志清醒，自主体位，正常面容、查体配合；双肺呼吸清，未闻及干、湿性啰音；心率 64 次 / 分，心律齐；腹部肥胖型膨隆，腹肌软，未扪及搏动性包块，全腹无压痛、反跳痛，未闻及血管杂音，肝脾肋下未及，移动性浊音（－），肠鸣音约 3 次 / 分。下肢静脉无曲张，无杵状指（趾），四肢关节活动正常，四肢肌力Ⅴ级，肌张力正常，足动脉搏动正常。生理性反射存在，病理征未引出。

临床诊断：①腹主动脉瘤破裂出血；②腹主动脉夹层；③高血压病 3 级（极高危）。

治疗经过：患者于 2022-02-25 13:15 在静吸复合全麻下在腹主动脉行腹主动脉瘤腔内隔绝术＋腹主动脉造影术，术后车床转入重症医学科，患者入室后接心电监护示：心率 91 次 / 分，血压 123/67 mmHg，呼吸 20 次 / 分，外周血氧 99%。患者神志清醒，GCS 评分 15 分，APACHE Ⅱ评分 15 分，死亡风险系数 18.92%，体温 37.2℃，双侧瞳孔等大等圆，直径约 2.5 mm，对光反射灵敏，双肺呼吸音粗，双肺闻及哮鸣音，心率 91 次 / 分，律齐，未闻及明显杂音，腹软，肠鸣音约 3 次 / 分。入室后于持续高流量氧机吸氧（FiO$_2$ 5 L/min），予酒石酸布托啡诺镇痛，予盐酸乌拉地尔控制血压，目标收缩压控制在110 ~ 130 mmHg；予注射用头孢曲松钠他唑巴坦钠（2 g，bid）控制感染；予以禁食、胃肠减压、护胃抑酸、补充电解质、营养支持等对症支持处理。逐渐停镇静、镇痛，神志清醒。2022-02-27 改面罩吸氧，血氧饱和度维持在98% ~ 100%，生命体征稳定，予转血管外科继续治疗。2022-03-03，患者可出院，嘱其定期返院复查。

【护理】

（一）治疗护理

1. 用药护理

（1）酒石酸布托啡诺镇痛。

（2）盐酸乌拉地尔控制血压。

（3）头孢曲松钠他唑巴坦钠抗感染。

（4）兰索拉唑钠护胃抑酸。

2. 腹主动脉瘤介入术后护理

术后穿刺部位加压装置固定妥善，术侧肢体制动12小时，平卧24小时，术后48小时适当下床活动。密切观察生命体征及介入伤口情况，控制血压。观察穿刺部位有无渗液、出血、皮下血肿瘀斑及假性动脉瘤等。观察双下肢血运、足背动脉搏动、皮肤温度、颜色及感觉运动情况。观察尿量、尿色，q2h记录患者出入量，如患者出现少尿、无尿、血尿，剧烈腹痛、血便等，应考虑支架移位，覆盖于肾动脉或肠系膜上动脉而引起肾衰或急性肠坏死，立即报告医生处理。遵医嘱按时足量服用抗血小板药物，预防血栓形成；定期复查血常规、凝血常规等检验及超声、CT等检查，了解支架置入情况和瘤体变化。术后三周内避免剧烈活动及负重，防止支架移位。

3. 疼痛护理

（1）加强与患者沟通，分散患者注意力，减少患者疼痛的感知。

（2）遵照国际镇静、镇痛指南，按ICU镇痛常规原则，遵医嘱使用镇静、镇痛药物，进行止痛治疗，执行每日唤醒的原则，逐渐减量，及时停药，不能擅自调整。

（二）观察护理

1. 评估

神经系统：GCS 15分。患者清醒、可配合。RASS 0 ~ 1分，双侧瞳孔等大等圆，直径约3 mm，对光反射灵敏，CPOT 2 ~ 3分。

呼吸系统：患者持续高流量氧机吸氧，FiO_2 5 L/min，RR 20次/分，呼吸18 ~ 22次/分，外周血氧饱和度96% ~ 100%，血气分析，pH 7.417，PaO_2

139 mmHg，$PaCO_2$ 39 mmHg，HCO_3^- 25.1 mmol/L，BE 1 mmol/L，SaO_2 99%。

泌尿系统：肌酐 74 ~ 78 μmol/L，每日尿量 70 ~ 120 mL/h。

循环系统：盐酸乌拉地尔控制血压，血压维持在 105 ~ 135/60 ~ 80 mmHg，于转科后 02-28 停泵，改为口服硝苯地平缓释片降血压。

消化系统：暂禁食。

内分泌系统：血糖波动在于 6.7 ~ 8.8 mmol/L。

凝血指标：D- 二聚体 2 642 ng/mL，凝血酶原时间 13.8 s，Fbg 降解产物 18.29 μg/mL，凝血酶原活度 72%，凝血酶原比值 1.25。

2. 护理

病情观察：严密观察患者病情变化监测生命体征尤其是血压、心率、体温、CVP、出入液量、尿量的色及性质和介入伤口情况，控制血压在 130/80 mmHg 左右。同时监测有无血栓栓塞、下肢动脉闭塞，以及观察有无肾衰、急性肠坏死等支架压迫动脉并发症的发生。

（1）潜在并发症：出血与术后切口及重建血管吻合口破裂有关。

1）护理目标：患者住院期间不发生出血，或一旦发生及时处理。

2）护理措施：监测患者心率、血压等生命体征，监测患者血常规、凝血指标等检验结果，有异常及时通知医生；关注患者手术伤口处敷料有无渗血、渗液，渗血、渗液严重及时通知医生更换敷料；术后 48 小时内指导患者绝对卧床，避免剧烈咳嗽、用力排便等增加腹压诱发重建血管吻合口破裂出血；保持大便通畅，必要时使用开塞露；随时准备抢救用物及药品。

3）护理评价：患者住院期间未发生出血。

（2）潜在并发症：感染与介入手术有关。

1）护理目标：患者住院期间未发生感染。

2）护理措施：遵医嘱使用头孢曲松钠他唑巴坦钠预防感染，做好液体速度的管理；落实手卫生；伤口敷料渗血、渗液、污染及时更换，保持干洁；

严格执行重症医学科三管监测管理，预防感染。

3）护理评价：患者住院期间未发生感染。

（3）潜在并发症：血栓栓塞与瘤体内血栓脱落有关。

1）护理目标：患者住院期间不发生栓塞；或一旦发生及时处理。

2）护理措施：加强巡视，观察患者有无栓塞征象，重点关注患者瞳孔、神志、肢体活动及皮肤温度、有无剧烈的疼痛，一旦发现立即报告医生处理；卧床期间指导患者做低强度下肢主动运动，如踝泵运动，足背伸下压活动，一天三次，每次 2 组，每组 5 分钟。制动 12 小时后可经常变换体位。遵医嘱使用抗凝剂，用药期间监测有无出血倾向。

3）护理评价：患者未发生血栓栓塞。

（4）潜在并发症：下肢动脉闭塞与手术放置支架有关。

1）护理目标：患者住院期间不发生下肢动脉闭塞。

2）护理措施：密切观察患者术侧肢体下肢皮温、肤色、足背动脉搏动、活动及感知觉情况，有无出现疼痛症状。一旦发现有异常，立即通知医生，并处理。

3）护理评价：患者住院期间未发生下肢动脉闭塞。

（三）生活护理

1. 饮食护理

指导患者宜清淡、低盐、低脂、高蛋白、高热量饮食，增强营养。

2. 皮肤护理

每天给予氯己定湿巾床上擦浴，保持皮肤清洁。

（四）心理护理

告知患者手术方式及目前术后恢复的情况，指导患者保持平和心态，有利于病情恢复，嘱家属多关心、关爱患者，降低患者的紧张与不安。

（五）健康教育

患者术后第三天转出至血管外科继续治疗，指导患者及家属保证休息，避免劳累，坚持康复锻炼，避免剧烈活动和重体力劳动。合理规律饮食，进食高蛋白、低盐、低胆固醇饮食，少食多餐。保持大便通畅。遵医嘱按时、规律服药，定期复查。循序渐进开展早期康复锻炼，先床上坐起逐渐过渡到床边坐位、床边站立、下床坐位、缓慢行走，勿操之过急。

【小结】

腹主动脉瘤（AAA）是指腹主动脉局部呈瘤样扩张，直径大于动脉瘤近端正常腹主动脉直径 1.5 倍的动脉疾病。腹主动脉瘤一旦发生破裂，患者总病死率可高达 80%。无论动脉瘤大小，均应早期手术治疗。本例腹主动脉瘤患者就医及时，极大地减少了不良结局的发生。

【参考文献】

［1］杜霞，马艳妮，郑霄，等. 三级预防护理模式对破裂性腹主动脉瘤术后康复及并发症预防效果分析［J］. 河北医药，2020，42（18）：2856–2859+2863.

［2］杨雪. 住院患者腹主动脉瘤破裂的急救与围手术期中西医护理体会［J］. 内蒙古中医药，2017，36（17）：141.

（黄绮婷）

第六章

泌尿外科急危重症护理

案例 1　左肾错构瘤破裂出血

【案例介绍】

（一）一般资料

患者男，68 岁。

主诉：头晕伴意识不清 22 小时，腹痛 1 天。

现病史：患者入院前 5 小时前无明显诱因出现头晕，伴眼前黑矇，随后晕倒，家属呼之有反应，无法言语，遂呼叫 120 救护车至我院急诊，转运途中家属诉呼之不应，伴意识不清，无恶心、呕吐，我院急诊测血压：85/45 mmHg，心率：135 次 / 分；血糖：HI；血常规示：血红蛋白 87 g/L；全腹 CT 平扫示：左后腹膜血肿，考虑左肾错构瘤破裂出血可能性；急诊予低流量吸氧，多巴胺持续泵入维持血压。并请外科、介入科、重症医学科会诊，泌尿外科会诊后考虑"AML 瘤"可能性大，继续抗休克治疗，建议进一步介入止血；排除手术禁忌证后于 06:50 至我院介入室行"DSA 引导下腹主动脉造影、左肾动脉造影 + 靶动脉栓塞术"，术程顺利。术后为进一步高级生命支持、抗休克治疗，拟以"①休克查因；② 2 型糖尿病性高血糖昏迷状态？③左肾错构瘤破裂出血？"

转入重症医学科进一步治疗。

（二）病史

既往史：有"高血压"史、"糖尿病"史、"阑尾炎"史，2015 年体检发现"肾错构瘤"，左右侧等具体情况不详。

（三）医护过程

体格检查：体温 36.9℃，脉搏 141 次 / 分，呼吸 20 次 / 分，血压 132/73 mmHg。平车入室，予呼吸机辅助通气（SIMV 格式，f 18 次 / 分，VT 400 mL，PEEP 3 cmH$_2$O），GCS 评分 5T 分，APACHE Ⅱ 评分 23 分，死亡风险系数 9.69％。双侧瞳孔等大等圆，直径约 2.5 mm，对光反射迟钝，双肺呼吸音粗，可闻及湿性啰音，心率 141 次 / 分，律齐，未闻及明显杂音。腹部膨隆，腹部有陈旧性瘢痕，腹软，无压痛反跳痛。四肢肌力不配合，生理反射存在，未引出病理征，双下肢无水肿，可扪及双侧足背动脉搏动。

临床诊断：①左肾错构瘤破裂出血，失血性休克；② 2 型糖尿病；③肾功能不全；④高血压；⑤低蛋白血症。

治疗经过：患者转入重症医学科后予呼吸机辅助通气（SIMV 格式，f 18 次 / 分，VT 400 mL，PEEP 3 cmH$_2$O）；艾普拉唑钠止血；注射用头孢米诺钠（1 g，bid）抗感染；胰岛素注射液（25 单位，qd）控制血糖；营养支持、雾化扩张支气管、祛痰、输注白蛋白提高免疫力、控制血压、改善微循环、护胃等对症支持治疗。

2022-01-01，患者血红蛋白为 61 g/L，输注红细胞 1 U。

2022-01-02，输注红细胞 2 U。

2022-01-04，予拔除经口气管插管，面罩高流量 4 L/min 吸氧。

2022-01-05，患者感染较前好转，血红蛋白升至 83.00 g/L。经泌尿外科会诊，患者本人及家属同意，转出至泌尿外科继续治疗。

2022-01-14，患者情况好转，办理出院。

【护理】

（一）治疗护理

1．用药护理

（1）马来酸咪达唑仑镇静、氢吗啡酮镇痛。

（2）艾普拉唑钠护胃止血。

（3）头孢米诺钠（1 g，bid）、哌拉西林他唑巴坦（4.5 g，q8h）抗感染。

（4）胰岛素控制血糖。

2．体位与疼痛护理

绝对卧床休息，q2h 翻身防止压力性损伤，保持呼吸道通畅，做好气道护理，保持大便通畅，必要时使用开塞露，避免因自行翻身、剧烈咳嗽及用力排便等腹压突然增加导致二次出血。此肾错构瘤破裂出血压迫周围组织伴炎性渗出会导致患侧腰腹部持续疼痛，另一方面患者长时间卧床容易出现腰背酸痛、肢体酸胀麻木等不适。遵照国际镇静、镇痛指南，按 ICU 镇静、镇痛常规原则，遵医嘱使用镇静、镇痛药物，进行止痛治疗，执行每日唤醒的原则，逐渐减量，及时停药，不能擅自调整。

3．肾动脉介肾动脉栓塞术

肾动脉栓塞术的常见并发症包括穿刺部位出血、皮下血肿、假性动脉瘤、血栓形成、肾脏栓塞部位缺血坏死并发感染等。减少和避免穿刺部位出血、皮下血肿是术后护理的重点。术后严密监测患者生命体征，尤其是血压情况；介入侧肢体使用压迫止血器，制动 24 小时，24 小时内强化巡视次数，每次巡视注意观察穿刺部位有无渗血和血肿，至少每小时检查一次足背动脉搏动的强弱和皮肤的温度、感觉变化，并与健侧下肢对比，拆除加压装置后检查介入侧皮肤有无瘀斑。监测患者血常规、凝血常规等检验结果；同时充分镇痛，必要时镇静，以保证患者充分休息。

4. 肺部感染护理

保持呼吸道通畅，抬高床头 30°，定时翻身，禁用力叩击背部，必要时给予雾化吸入。做好痰液的细菌培养。加强心理护理，嘱患者保持良好的心情，必要时给予开塞露灌肠，保持大便通畅。

5. 心理护理

肾脏错构瘤自发性破裂出血大多起病急、病情重，患者及家属缺乏心理准备，并且对疾病认识有限，因而容易出现烦躁甚至恐惧心理。此外该类患者常需要绝对卧床，肾动脉栓塞术后股动脉穿刺一侧肢体需要严格制动 24 h，但限制活动时间过长，患者容易出现腰背酸痛、肢体酸胀麻木、失眠、烦躁等多种不适。加强对患者的心理疏导，提高患者心理舒适度，减少患者不良情绪。

（二）观察护理

1. 评估

神经系统：RASS 0 分，双侧瞳孔等大等圆，直径约 2.5 mm，对光反射迟钝，CPOT 2 分（轻度疼痛）。

呼吸系统：有创呼吸机辅助呼吸（SIMV 模式，f 16 次 / 分，VT 420 mL，FiO_2 45%），少量黄白色黏稠痰，囊上分泌物较少；血气示：PaO_2 62.8 mmHg，$PaCO_2$ 55 mmHg，pH 7.441，OI 125 mmHg。

泌尿系统：肌酐 46 ~ 79 μmol/L，每日尿量 100 ~ 150 mL/h，予呋塞米控制尿量。

循环系统：心率 75 ~ 135 次 / 分，降钙素原由 2.7 降至 0.4 ng/mL。

消化系统：予肠内营养支持，未出现潴留情况。

内分泌系统：血糖波动在 10.4 ~ 15.3 mmol/L，予胰岛素组控制。

凝血指标：血浆凝血酶原时间 12.9 s，凝血酶原时间活动度 99%，活化部分凝血活酶时间 31.7 s，纤维蛋白原 1.74 ~ 4.83 g/L，D- 二聚体 6 206 μg/mL。

介入侧肢体压迫止血器下纱块辅料干净，无渗血、渗液。该侧肢体肤温暖和，足背动脉搏动可触及。

2. 护理

病情观察：严密观察患者病情变化监测生命体征，q2h 测量患者腹围，监测左股动脉术侧肢体肤温、肤色及足背动脉搏动情况。同时应严密观察患者术侧伤口敷料情况，如有异常及时通知医生。

（1）气体交换受损：与患者免疫力下降、清理呼吸道无效导致分泌物无法排出有关。

1）护理目标：患者今早能脱机拔除经口气管插管。

2）护理措施：严格落实机械通气管理规范，落实预防 VAP 相关措施，及时监测气囊压力，及时评估痰量及性状，按需吸痰，吸痰时严格无菌操作。

3）护理评价：2022-01-04，经过漏气试验、自主呼吸试验顺利拔除经口气管插管。

（2）焦虑：与疾病进展快、对疾病的知识缺乏、担心预后有关。

护理措施：与患者沟通，开导劝慰，避免焦虑导致气机运行阻滞、脉络不通，向患者及家属介绍同种病治疗成功病例，缓解其焦虑情绪。

（3）有皮肤完整性受损的危险：与长期卧床、肢体制动有关。

1）护理目标：患者住院期间未发生压力性损伤。

2）护理措施：使用充气式床垫，q2h 翻身，重点查看压疮好发部位，保持床单位整洁，避免患者身上的线路管道受压。双下肢使用软枕垫高 5° ~ 10°，保持四肢外展中立位。循序渐进开展早期康复，由被动到主动，由低强度到中强度。

3）护理评价：患者住院期间皮肤完整，未发生压力性损伤。

（4）疼痛：与左肾错构瘤破裂出血有关。

1）护理目标：患者住院期疼痛评分 CPOT 小于 3 分。

2）护理措施：合理使用镇静、镇痛药物，予心理疏导，指导患者放松，与患者进行沟通，使其转移对疼痛的注意力。

3）护理评价：患者诉住院期间疼痛可接受，CPOT 评分为 0 ~ 2 分。

（5）潜在并发症：左肾错构瘤再出血。

1）护理措施：术后严密监测患者生命体征、腹围情况，追踪监测患者的血常规、凝血常规情况；指导患者术后勿过早活动及活动频繁，保证充分休息。避免腹压增大的行为。

2）护理评价：患者住院期间及出院 3 个月后随访未发生左肾错构瘤出血。

（三）生活护理

（1）饮食护理：①予留置肠管，每天给予肠内营养，保证足够蛋白质及热量；②请营养科会诊，制订营养计划，并有效落实；③密切关注患者各项营养指标，如白蛋白情况。

（2）皮肤护理：每天给予氯己定湿巾床上擦浴，保持皮肤清洁。

（四）心理护理

同第一章案例 5 "肺部感染"。

（五）健康教育

嘱咐患者转科后注意休息，避免剧烈运动、避免重体力劳动、避免操劳等。要配合医护人员进行主动康复训练，循序渐进，经常活动肌肉和锻炼，如上腹式呼吸、踝泵运动、轻度抗阻运动等；如感觉头晕、眼花、左腹部或左侧腰背部疼痛，立即平躺，寻求身边人或者医护人员的帮助。

【小结】

肾脏错构瘤也称肾血管平滑肌脂肪瘤（AML），主要由脂肪组织、平滑肌和厚壁血管所组成；约占所有肾肿瘤的 10%，通常为良性病变，但直径 4 cm 以上的肾脏错构瘤存在自发性破裂出血的风险，其中 9% 以出血性休克为首诊表现，若处理不及时，可能危及生命。肾脏血供丰富，一旦错构瘤破裂出血，可表现为突发腰腹部剧烈疼痛、腰腹部肿块、肉眼血尿、恶心呕吐及血红蛋白下降、休克等表现。肾脏错构瘤自发性破裂出血起病急，病情发展迅速，多需要外科干预，首选肾动介入栓塞术止血。准确判断病情，及时提供病情的动态信息，熟悉围术期护理要点，制订详细护理措施，重点问题针对性护理，加强健康教育和心理干预，提供个性化护理，可以有效促进患者配合治疗，提高救治效率，减少相关并发症，促进患者快速康复。

【参考文献】

［1］刘瑶，林跃丽，李海洋，等. 精细护理在肾错构瘤选择性肾动脉栓塞术患者中的应用［J］. 当代护士（上旬刊），2020，27（09）：122-124.

［2］王理茜. 1 例结节性硬化症伴肾错构瘤破裂患者的围手术期护理［J］. 当代护士（中旬刊），2020，27（03）：140-141.

［3］黄星，陈小芹，吴青. 肾脏错构瘤自发性破裂出血急诊救治的护理体会［J］. 齐鲁护理杂志，2021，27（10）：160-162.

［4］陈文琴. 1 例左肾错构瘤外伤性破裂出血患者的护理［J］. 当代护士（上旬刊），2016，（11）：175-176.

（黄绮婷）

案例 2　慢性肾脏病 5 期肾移植术后

【案例介绍】

（一）一般资料

患者男，56 岁。

主诉：发现血肌酐升高 4 年余，血液透析半年余。

现病史：患者约 2018 年因排泡沫样尿，在当地医院检查发现血肌酐升高，无乏力、头晕、头痛等不适，未行特殊治疗。1 年前血肌酐进行性升高至 450 μmol/L，间双下肢水肿，无气促、尿少，伴血压升高至 150/95 mmHg，在当地医院诊断为"慢性肾衰竭，梗阻性肾病"，给予"开同、尿毒清、百令片"等治疗，病情无明显好转。2021 年 12 月胸闷、食欲差，检查发现血肌酐升高，达 700 μmol/L，当地医院诊断为"慢性肾脏病 5 期"，予护肾、降压、饮食控制等治疗无缓解，给予右颈内静脉置管开始行血液透析。病程中无尿频、尿急、尿痛等不适，亦无头痛、头晕；无胸闷、发热、恶心、呕吐，无关节发红及肿胀，无颜面红斑，无腹痛、腹胀、腹泻等不适，现尿量每天约 500 mL，今来我院就诊，门诊检查后以"慢性肾脏病 5 期"收入院行肾移植术。2022-05-20 血常规组合：白细胞 4.19×10^9/L，血红蛋白 152.00 g/L，血小板 78.00×10^9/L；尿素 21.35 mmol/L，肌酐 977 μmol/L；新冠病毒核酸检测阴性。

（二）病史

既往史：自诉慢性乙肝病史 20 余年，现口服"恩替卡韦"治疗；否认结核等传染病史，否认甲亢、糖尿病等慢性病病史；1985 年因右肾结石行右肾摘除术，2000年行左肾切开取石术，2010年行左肾微创碎石术，2018年因输尿管结石行输尿管镜下取石术。2013年行痔疮切除术。2019年行右颈内静脉置管术。

（三）医护过程

体格检查：体温36.0℃，脉搏64次/分，呼吸20次/分，血压171/110 mmHg。体重64 kg。发育正常，营养良好，慢性病面容，表情自如，神志清楚，自主体位，步行入室，查体合作。双肺呼吸清，未闻及干、湿性啰音；心率64次/分，心律齐；全腹稍隆起，未见胃肠型及蠕动波，腹壁静脉无曲张。腹肌软，全腹无压痛及反跳痛，未及肿物，肝脾肋下未触及，肝区无叩击痛，Murphy's sign（-），移动性浊音（-），肠鸣音正常。双侧腰部各有一长约10 cm左右手术切口，已愈合。双肾区无隆起，左肾下极未触及，双肾区无叩击痛，未闻血管性杂音。各输尿管点行程无压痛。肛门、外生殖器未见异常。右颈内静脉置管，周围无红肿及渗出。双下肢水肿（-）。生理性反射存在，病理性反射未引出。

临床诊断：①慢性肾脏病5期；②梗阻性肾病；③左肾结石；④手术后肾缺失（右肾结石术后）；⑤高血压3级；⑥慢性乙型病毒性肝炎。

治疗经过：患者于2022-05-21 01:10送手术室在静吸复合麻醉下行右下腹同种异体肾移植术，术程顺利，留置上、下肾周引流管。术后患者清醒送返至重症医学科，予密切观察生命体征、循环补液；给予即复宁、甲泼尼龙免疫诱导，他克莫司、吗替麦考酚酯片抗排斥治疗；控制血压、营养神经、护胃、调节酸碱平衡、增强免疫、营养支持等支持治疗。2022-05-21移植肾彩超：移植肾大小正常。肾动脉RI正常。2022-05-25，患者病情稳定，每日尿量可达2 000 mL，转回至器官移植科病房治疗。

【护理】

（一）治疗护理

1. 用药护理

他克莫司＋赛可平＋甲泼尼龙抗排斥，头孢哌酮他唑巴坦＋米卡芬净抗感染，兰索拉唑护胃抑酸，尼卡地平降血压，呋塞米利尿，白蛋白补充血容量。严格按照医嘱服用免疫抑制药物，以防止排斥反应。

2. 保护性隔离

肾移植术后患者服用免疫抑制预防排斥反应的同时，也降低了身体的免疫力，尤其是术后早期，使用的免疫抑制剂剂量较大，患者非常容易感染，因此术后早期需严格落实保护性隔离。落实床间距＞1 米，患者不与感染患者同病房，有条件应单间护理；保持室内空气流通，每天至少通风换气 3 次，每次 30 分钟；每天使用 500 mg 含氯消毒液拖地、擦拭物体表面；保持床单位整洁，每天更换衣物；患者正确佩戴口罩；做好口腔护理；有深静脉置管、尿管、气管插管患者严格落实预防 VCAI、CAUTI、VAP 相关措施。

3. 生命体征监测和引流管理护理

严密监测生命体征，定期测量并记录体温、血压、血氧饱和度、中心静脉压、心率和呼吸频率。注意是否有发热、低血压。监测患者尿量和尿液性质，记录尿量和尿液颜色。注意是否有血尿、尿少或尿液浑浊等问题。监测术侧切口及引流管，定期记录引流量和性质，观察切口的愈合情况，注意是否有红肿、渗出或感染迹象，保持切口引流管通畅，观察患者腹部皮肤情况，引流不畅应警惕有无术后血肿的发生，及时报告医生，给予对症处理。

4. 液体管理

术后早期严格监测和控制出入液量，遵循"量出为入"的原则；补液期间密切观察尿液的颜色、质、量；血压高、术前透析不充分、心功能较差的患者要酌情减少或减慢补液速度；监测水电解质及肾功能情况：定期检测血清肌酐、尿素氮（BUN）等指标，必要时行 B 超检查以评估移植肾功能。

5. 防止排斥反应

监测排斥反应症状，如发热、肿胀、疼痛、尿量减少等。重视患者的主诉，如果有这些症状，应立即联系医生。指导患者正确服用免疫抑制药物，如有 FK506、米芙、环孢霉素等需要一天服用 2 次的药物，须间隔 12 小时，服药时间变动不宜超过 20 分钟，一旦出现漏服、呕吐或者腹泻，应及时报告医生以便调整和补充相应药物。服药期间不宜食用对免疫抑制剂有拮抗作用的药物和食物，如黑木耳、红枣、蜂王浆及人参鹿茸、葡萄柚汁等。及时留取血标本监测药物浓度。

（二）观察护理

1. 评估

神经系统：RASS 0 分，双侧瞳孔等大等圆，直径约 2 mm，对光反射迟钝，CPOT 0 分。

呼吸系统：有创呼吸机辅助呼吸（模式：SIMV-VC，氧浓度 50%，PEEP 10 cmH$_2$O，RR 20 次 / 分），Ⅱ 度少量黄白色痰，囊上分泌物较少；血气示：PaO$_2$ 62.8 mmHg，PaCO$_2$ 55 mmHg，pH 7.441，OI 125 mmHg。

泌尿系统：潜血（1+），蛋白（1+），肌酐由术前 977 降至 136 μmol/L，每日尿量 90 ~ 120 mL/h，予呋塞米控制尿量。他克莫司药物浓度为 4.0 ~ 6.3 ng/mL，处于正常范围内。

循环系统：血压波动大，使用尼卡地平静脉泵入，维持血压在正常范围，心率稳定，四肢末梢循环良好，B 超：左室收缩功能正常。

消化系统：予口服全粥逐渐过渡至普食。

内分泌系统：血糖波动在 4 ~ 8 mmol/L。

凝血指标：凝血功能正常。

心理状况：患者术后心情可，无诉不适。

2. 护理

病情观察：严密观察患者病情变化监测生命体征，肾移植术后患者特别注意患者切口引流管的情况，如有渗血、渗液、引流不畅、非计划性脱管等立即通知医生。同时应严密观察尿量、肾功能、水电解质及排斥药物浓度情况，如有异常及时通知医生。

（1）疼痛：与行肾移植手术、停留切口引流管有关。

1）护理目标：患者住院期间 CPOT 评分为 0 ~ 3 分。

2）护理措施：合理使用镇痛药物泵，予心理疏导，指导患者放松，练习腹式呼吸，加强与患者的沟通，使其转移对疼痛的注意力。

3）护理评价：患者术后第二天诉轻度疼痛，可耐受；住院期间 CPOT 评分为 1 ~ 3 分。

（2）潜在并发症：感染与患者处于免疫抑制状态有关。

1）护理目标：患者住院期间未发生感染。

2）护理措施：做好保护性隔离，加强手卫生，保持患者床单位整洁，每天予口腔护理、会阴抹洗护理，落实预防血管相关性感染及尿路相关性感染预防护理。密切关注患者有无呼吸道感染症状，如咳嗽、咳痰、体温升高等；观察患者有无尿频、尿急、尿痛等泌尿系统感染情况。

3）护理评价：患者住院期间体温为 36.5 ~ 37.0℃，无咳嗽咳痰，留置未诉不适。

（3）有排斥反应的风险：与患者行肾移植术有关。

1）护理目标：患者未发生排斥反应。

2）护理措施：严格监测患者生命体征，督促患者按时正确服用免疫抑制剂，保证药物浓度在有效范围，鼓励患者共同参与症状监督管理，提高防范。

3）护理评价：患者住院期间未发生排斥反应。

（4）有皮肤完整性受损的风险：与术后绝对卧床、肢体活动受限相关。

1）护理目标：患者住院期间未发生压力性损伤。

2）护理措施：q2h翻身预防压力性损伤，术后24小时内指导患者勿自行频繁转换体位，协助患者使用腹带避免牵拉切口导致切口张力增加而裂开；病情稳定后指导患者开展早期康复锻炼，同时预防VTE，循序渐进，如踝泵运动、腹式呼吸等，一天三次，每次5～10分钟。

3）护理评价：患者住院期间皮肤完整，未发生压力性损伤。

（三）生活护理

1. 饮食护理

患者排气后，遵医嘱予全粥饮食，术后第四天逐渐过渡到普通肾病饮食，宜遵循低盐、低脂、高纤维饮食及控制蛋白质摄入，患者有高血压应减少钠盐摄入，每天不超过3 g，有助于控制血压和减少液体潴留。密切关注患者各项营养指标。

2. 皮肤护理

每天给予氯己定湿巾床上擦浴，保持皮肤清洁。

（四）心理护理

与家属和患者做好沟通，告知家属患者的病情变化，取得家属的配合和同意。肾移植术后患者需长期服用免疫抑制药物，指导患者家属多关心爱护患者，增强患者战胜疾病的信心。

（五）健康教育

加强患者对免疫抑制药物的作用和不良反应的认识，确保按时服用，不擅自调整剂量或停药。指导患者学会自我体征监测：学习识别可能的排斥反应或感染迹象，如发热、尿量变化、水肿等，并及时报告医生。

饮食宜遵循低盐、低脂饮食，保持均衡营养，减少肾脏负担。保持健康的生活习惯，包括适度运动、戒烟限酒，并避免接触有感染风险的环境。术后6个月内注意预防感染，注重个人卫生，少去公共场所，按医生建议接种疫苗。告知患者出院后按时参加定期检查和随访，及时调整治疗方案，保持良好的医疗沟通。

【小结】

肾移植是目前终末期肾病治疗的最佳方法，平稳地度过移植术后的急性抗排斥阶段是移植手术成功的关键，因此移植术后的护理十分关键，须严密监测患者术后生命体征，做好术后患者液体管理、免疫移植药物的管理、切口及引流管的护理及抗排斥反应与肾功能的监测，同时预防感染。

【参考文献】

［1］范莉莉，刘晶晶，杨智慧，等．集束化护理模式对肾移植术患者围术期并发症及生活质量的影响［J］．黑龙江医学，2022，46（17）：2154-2156.

［2］邓娜，王美秀，李婷婷，等．多学科合作协同护理模式在肾移植患者中的应用研究［J］．基层医学论坛，2021，25（33）：4782-4783.

［3］姜晓婷，李玉荣．循证护理在肾移植手术护理中的应用效果［J］．黑龙江中医药，2021，50（05）：264-265.

［4］姜春英，肖建生，王小凤，等．肾移植受者心理状态、社会支持与生活质量的相关性［J］．护理研究，2021，35（19）：3530-3533.

［5］张静．延续性护理在肾移植术后出院患者自我管理中的应用对提升患者用药依从性的价值［J］．当代临床医刊，2021，34（05）：39+20.

（黄绮婷）

案例 3 肾移植术后

【案例介绍】

（一）一般资料

患者女，33 岁。

主诉：检查发现血肌酐升高 5 年余。

现病史：患者 2018 年 10 月无明显诱因出现颜面及双下肢水肿，伴乏力、胸闷，无头痛、头晕、恶心、呕吐，无关节发红及肿胀，无颜面红斑，无腹痛、腹胀，就诊于当地医院，给予护肾治疗，病情无明显好转。2018 年 11 月胸闷、乏力加重，检查发现血肌酐升高，达 1 000 μmol/L 左右，当地医院诊断为"尿毒症"，予护肾、降压、饮食控制等治疗无缓解，给予右颈内静脉置管后改为左前臂动静脉内瘘规律血液透析至今（3 次 / 周）。现尿量每天约 100 mL。今为进一步诊治，拟以"慢性肾功能不全，尿毒症期"收入院。

（二）病史

既往史：2018 年 10 月在外院行左前臂动静脉内瘘形成术。

（三）医护过程

体格检查：体温 36.6 ℃，脉搏 76 次 / 分，呼吸 20 次 / 分，血压 163/104 mmHg。发育正常，营养良好，慢性病面容，表情自如，神志清楚，自主体位，步行入室，查体合作。全身皮肤黏膜色泽正常，未见皮疹，未见皮下出血点及瘀斑，未见皮下结节或肿块，双肺呼吸音清，未闻及干、湿啰音，语音传导正常，未闻及胸膜摩擦音。全腹稍隆起，未见胃肠型及蠕动波，腹壁静脉无曲张。左前臂动静脉内瘘通畅，可触及震颤。双下肢水肿（–）。

临床诊断：①慢性肾炎综合征；②慢性肾脏病 5 期；③慢性肾功能不全尿毒症期；④高血压 3 级；⑤肾性贫血；⑥血液透析；⑦异体肾移植状态。

治疗经过：术前完善相关检查，术前检查无绝对禁忌证，于 2024-04-26 行同种异体肾移植术，术程顺利，术中留置一移植输尿管支架管（未拔除），术前后予"舒莱＋即复宁"免疫诱导，给予"他克莫司＋麦考酚钠肠溶片＋泼尼松"三联抗排斥治疗，给予"头孢哌酮他唑巴坦＋米卡芬净"联合预防感染、补充白蛋白、护胃、控制血压等对症处理，患者术后恢复顺利，移植肾功能恢复顺利，血肌酐下降至正常，尿量可。

【护理】

（一）治疗护理

1. 用药护理

（1）米芙＋甲泼尼龙等抗排斥治疗。

（2）即复宁诱导治疗。

（3）头孢哌酮钠他唑巴坦＋米卡芬净联合预防感染。

（4）白蛋白营养治疗。

（5）艾司奥美拉唑护胃。

2. 移植肾区观察

观察伤口敷料有无渗血、渗液，视情况换药，换药时注意无菌操作，观察伤口有无红、肿、热、痛及分泌物，早期发现问题，尽早处理。

3. 饮食护理

按流质—半流质—普通饮食的原则，给予高热量、高维生素、优质蛋白、低钠、易消化饮食，忌生、冷、辛辣及刺激性食品。术后禁食补气、补肾类保健食品，如蜂王浆、党参等，此类食品有提高免疫力的作用，易引起排斥反应。避免食用"柚"类水果，以免影响药物浓度。

4. 预防感染护理

将患者安置在移植病房，严密观察生命体征变化，包括体温、血压、脉搏、呼吸等；术后由专人看护，减少家属的探望。家属及医护人员进入病房时都应穿隔离衣、戴口罩。

（二）观察护理

1. 评估

神经系统：神志清醒，双侧瞳孔等大等圆，直径约 2.5 mm，对光反射灵敏。

呼吸系统：双肺呼吸音清，未闻及干、湿性啰音。

泌尿系统：每日尿量 100 ~ 150 mL/24 h，予呋塞米控制尿量。

循环系统：心率 76 次 / 分，律齐，各瓣膜听诊区未闻及病理性杂音。

消化系统：口服白粥，无诉腹痛、腹胀。

2. 护理

（1）液体管理：术后早期应严格监测和控制出入量，遵循"量出为入"的原则。补液期间应密切观察尿液的颜色、性质、量。血压高、术前透析不充分、心功能较差时补液量要酌情减少或减慢补液速度，每日采集血、尿等标本，及时送检，以了解移植肾功能恢复情况并监测有无水电解质紊乱。

（2）体位及活动：①全麻术后回病房时取平卧位，清醒后可抬高床头30°，以减轻伤口疼痛，降低血管吻合口张力。②术后 1 ~ 2 d 绝对卧床休息，在护士协助下进行床上翻身、四肢屈伸、踝泵运动等。③术后 7 d 协助患者移坐在床边 10 ~ 20 min，无不适后可协助下地行走，改变体位时应动作轻柔。活动时应量力而行，注意观察患者有无不适主诉。

（三）生活护理

1. 饮食护理

患者肛门排气后，予白粥口服，关注患者有无腹痛腹胀，密切关注患者各项营养指标。

2. 皮肤护理

每天给予氯己定湿巾床上擦浴，保持皮肤清洁。

（四）心理护理

（1）与患者聊天，倾听诉求，在无违反规则范围内尽量满足提出的要求。

（2）看电视或者书籍，缓解紧张情绪。

（3）探视时，告知家属多给予患者关爱、鼓励。

（4）操作前做好解释。

（五）健康教育

指导患者识别排斥反应信号，如出现体温升高、尿量减少、血压升高、体重增加、移植肾区胀痛等症状时，提示排斥反应的发生，不可擅自处理，应立即就诊。向患者讲解消毒隔离知识，外出应佩戴口罩，避免交叉感染，如遇到流感、流脑、肝炎等传染病流行季节，应避免或减少去公共场所注意防寒保暖，避免感冒的发生。每日消毒房间，保持室内空气流通，尽量避免使用空调。不宜饲养宠物，防止动物传播的病原体感染。注意个人卫生，及时发现感染征兆，立即就医。

【小结】

肾移植术后的护理需要从饮食、生理监测、心理支持、并发症预防和康复指导等多个方面进行综合管理，以确保患者术后康复顺利，提高生活质量。

【参考文献】

［1］孟晓云，孙珂珂. 肾移植护理技术操作规范［J］. 实用器官移植电子杂志，2019，7（05）：334-336.

［2］朱有华，石炳毅. 肾脏移植手册［M］. 北京：人民卫生出版社，2020:151-153.

（吴玉慧）

产科篇

妊娠相关性疾病护理

妊娠合并症护理

分娩并发症护理

第七章
妊娠相关性疾病护理

案例 1　重度先兆子痫合并脑出血

【案例介绍】

（一）一般资料

患者女，31 岁。

主诉：以"意识丧失 4 + 小时，剖宫产术后 3 + 小时"为主诉入院。

现病史：患者此次为体外受精—胚胎移植受孕（因原发性不孕症、右侧输卵管通而不畅）于当地医院植入 D5 胚胎，预产期为 2023-08-16，孕期定期于当地医院产检，家属代诉孕期及孕前无头晕头痛等不适。2023-06-09 孕 30 + 周有下腹坠胀感，超声提示宫颈管长度为 23 mm，考虑"先兆早产"于当地医院住院，先后予硝苯地平、利托君等抑制宫缩，硫酸镁、地塞米松促胎肺等治疗。孕 33 + 周给予第二疗程促胎肺治疗。2023-07-21 产检时发现双下肢水肿（±），血压 129/74 mmHg，自觉近 1 周水肿加重，近 2 周体重增长约 1.4 kg，无头晕、头痛、恶心、呕吐、视物模糊等不适。2023-07-26 晚因"呕吐伴上腹痛"急诊就诊于当地医院，测血压 178/108 mmHg，休息后复测 136/85 mmHg，该院建议患者住院治疗，患者拒绝住院，完善胎监反应型后离院。2023-07-27 下午患者再次因"呕吐、颈痛"急诊就诊于该院，测血压 177/84 mmHg，急诊接诊过程中患者突发意识障碍，呼之可应，该院拟以"意识障碍查因"收入院，入院后完善相关检查，2023-07-27 14:35 至 15:55 全麻下行剖宫产术，并联系我院产科及重症医学科会诊，术中出血 300 mL，术中予缩宫素 20 U、氨甲环酸治疗。术后完善头颅 CT 提示脑室出血，经该院重症孕产妇多学科联合救治组及我院讨论后，17:00 ～ 17:40 在该院行"脑室外引流"，同时予甘露醇 250 mL 降低颅内压，术程顺利，术中引流出血 20 mL。

术后经我院专家评估后急诊转入我院。2023-07-27 18:54 以"意识丧失，孕 1 产 1 孕 37^{+1} 周剖宫产术后，脑室外引流术后"收入我院重症医学科。

（二）病史

既往史：既往行染色体检查提示，染色体多态性（XX，1 qh+），否认既往"慢性高血压、糖尿病、肾病、心脏病"病史。

婚育史：26 岁初婚，丈夫体健（无遗传病史）。育 1 子 0 女，体健。孕产史：孕 1 产 1。2023-07-27 因"意识障碍、重度子痫前期"急诊剖宫产一子，重 2 900 g。

月经史：初潮 13 岁，月经周期规则，月经量中等。

家族史：父亲高血压史，母亲体健。

（三）医护过程

体格检查：体温 36℃，脉搏 58 次 / 分，气管插管辅助通气呼吸 14 次 / 分，血压 166/77 mmHg，体重 83.2 kg，身高 171 cm，发育正常，营养良好。

神经系统：神志昏迷，双侧瞳孔不等，左侧瞳孔直径约 5.0 mm，右侧瞳孔直径 3.0 mm，对光反射消失。头颅有 2 根穿刺引流管，内有红色引流液。

呼吸系统：气管插管状态，双肺呼吸音粗，双肺可闻及较多干、细湿性啰音，肺底明显。

循环系统：心前区无隆起，心尖搏动位于第 5 肋间左侧锁骨中线，心尖搏动正常，心率 58 次 / 分，心律齐整，心音正常。

其他：下腹部可见一纵行手术切口，长约 12 cm，干洁。双下肢 II 度水肿，足背动脉搏动减弱。四肢肌张力正常，肌力无法配合，病理征未引出。

专科检查（产科情况）：腹软，宫底平脐，子宫收缩可，轮廓清晰，阴道流血少。

辅助检查：2023-07-27 头颅 CT 示，脑室出血。

严重高危因素：满足以下任一条件者，① < 34 周发生的妊娠期高血压疾病；② ≥ 34 周发生的重度子痫前期；③妊娠合并癫痫、重度肌无力等神经系统疾病，脑血管畸形及手术史。

临床诊断：①意识丧失，脑出血；②脑室出血引流术后；③重度先兆子痫；④胚胎移植术后；⑤染色体异常：染色体多态性（XX，1 qh+）；⑥孕 1 产 1，孕 37^{+1} 周单活婴剖宫产个人史。

治疗经过：入室后予呼吸机辅助通气，完善相关检查。

2023-07-27 患者脑出血进展较快，予床边行左侧额部硬膜外血肿钻孔引流术。术中钻孔后可见骨瓣下硬膜上附着黑色血块，予清除部分血肿后留置引流管持续引流。

2023-07-28 复查头颅 CT 提示：左侧额部硬膜外血肿较前增多；左侧基底节区脑出血较前稍增多；脑疝形成。

2023-08-08 予以拔除头颅引流管。

2023-08-14 患者出现三系细胞降低，予以人粒细胞刺激因子改善骨髓造血功能。

2023-07-31 至 2023-09-07 期间，行血液净化治疗 13 次。

【护理】

（一）治疗护理

1. 用药护理

（1）乌拉地尔降血压。

（2）甘露醇及白蛋白、呋塞米交替脱水。

（3）甲强龙冲击治疗。

（4）万古霉素、美罗培南抗感染。

（5）伏立康唑抗真菌治疗，滴注时间须 1 ~ 2 小时；可引起静脉炎、血栓性静脉炎；可引起 QT 间期延长。

（6）人粒细胞刺激因子改善骨髓造血功能。

2. 高热护理

动态监测体温变化，降低体温，常采用的有物理降温：冰袋、冰敷等，或者使用温水擦拭患者的身体，尤其是额头、腋窝等部位，有助于降低体温。腋窝温度＞38.5℃时，遵医嘱给予药物降温，如肛门塞双氯芬酸钠栓剂等。30 分钟后复测体温。持续高热时，遵医嘱使用抗生素等药物，应用冰毯机等特殊物理降温设备，以控制病情发展。加强皮肤护理，及时擦干汗液，保持皮肤的清洁、干燥。

3. 血液净化护理

同第三章案例 6 "溺水"。

4. 肺部感染护理

严密监测体温变化及生命体征，如有异常及时报告医生；保持呼吸道通畅，按医嘱予布地奈德＋异丙托溴铵雾化，以稀释痰液，机械辅助排痰，促进气道黏液的排出。观察患者痰液的量及颜色变化。按医嘱做好痰液细菌培养。做好冲吸式口腔护理。

5. 脑出血护理

急性期勿搬动、转运患者，绝对卧床休息，避免大范围搬动头部。头部置冰袋或冰帽以降低脑代谢。

6. 脑室引流护理

正常脑脊液的分泌量是 0.3 mL/min，每 24 小时分泌量是 400 ~ 500 mL。存在以下情况其分泌量会增加：颅内继发感染、出血及脑脊液吸收功能下降时。正常脑脊液是透明、无色、清亮的。脑室手术后，脑脊液可呈血性，但颜色应逐渐变浅至清亮。因此，护理过程中要密切观察引流量的颜色、性质、量；引流管不能扭曲、受压、折叠，对患者头部的活动范围要适当加以限制，避免牵拉引流管，对引流袋的高度要严格掌握，保持引流通畅，引流不通畅时及时报告医生；脑室引流管一般放置 3 ~ 4 天，脑水肿期将过，颅内压降低，应尽早拔管，最长不超过 7 天；拔管后 24 h 内每隔 30 ~ 60 min 密切观察患者的呼吸、血压、脉搏、体温、意识及瞳孔的变化；保持伤口周围清洁、干燥，防止发生交叉感染。

（二）观察护理

1. 评估

神经系统：神志昏迷，双侧瞳孔不等，左侧瞳孔直径约 5.0 mm，右侧瞳孔直径 3.0 mm，对光反射消失。头颅 CT：脑室出血。脑室置管引流，左侧额部硬膜外血肿钻孔持续引流。

呼吸系统：经口气管插管接呼吸机辅助呼吸（模式：SIMV，f 15 次 / 分，VT 400 mL，FiO_2 100%，PEEP 8 cmH_2O），肺部听诊呼吸音粗，双肺可闻及较多干、细湿性啰音，肺底明显。

泌尿系统：全身性水肿，肌酐 102.6 μmol/L；尿常规：尿蛋白（++++），酮体（+）。

循环系统：心率 60 次 / 分，血压 170/70 mmHg，呼吸 15 次 / 分，外周血氧饱和度 100%，乌拉地尔降血压。

消化系统：胃肠减压。

2. 护理

（1）密切观察有无脑疝前驱症状，如意识障碍加深、血压急剧升高、脉搏变慢或出现一侧瞳孔散大、反射迟钝等，若有应立即通知医生处理；遵医嘱按时使用脱水利尿药、降颅压药、降压药，并注意观察药物疗效及不良反应；控制液体输液速度及入量，准确记录出入量。

（2）密切监测生命体征变化，特别是血压变化，超过 160/100 mmHg 应及时通知医生，按医嘱使用抗高血压药物治疗，应维持血压在 120 ~ 130/90 ~ 100 mmHg，降低血压是控制出血的关键。

（3）密切观察呼吸及血氧情况，定时听诊肺部痰鸣音，遵医嘱给予化痰药物，充分湿化，避免痰液黏稠、结痂；定时翻身拍背排痰，及时清理呼吸道分泌物，保持呼吸道通畅。

（4）观察大便颜色、性质与量，及时留取标本，及时发现消化道有无出血；若胃管内出现咖啡色胃内容物提示消化道出血，及时报告医生，遵医嘱使用止血药。

（5）观察肢体活动情况，卧床期间给予良肢位摆放，防止下肢屈曲及足下垂，生命体征平稳后予被动锻炼肢体功能。

（三）生活护理

1. 饮食护理

保证有足够蛋白质、维生素、纤维素摄入，术后经鼻胃管予肠内营养混悬液 500 mL 泵入，维持 20 小时（低速泵注由 25 mL/h 开始，根据患者耐受程度调整营养液泵入速度）；抬高床头 30° ~ 45°，降低患者误吸风险。使用加温器调节营养液温度至接近生理正常体温 37℃左右；每隔 4 ~ 6 h 抽吸监测胃残余量，低于 200 mL 时维持原有速度，超过 200 mL 时停止输注或者减慢速度。

2. 皮肤护理

使用水垫、啫喱垫、气垫床，保持床单位干净整洁；每 1 ~ 2 小时给患者变换体位，操作过程中避免拖、拉、推等动作；受压部位予赛肤润局部按摩，观察手肘、足跟、骶尾部情况。

（四）健康教育

告诉家属积极治疗原发病对防止再次发生出血性脑血管疾病的重要性。

【小结】

妊娠合并脑出血（ICH）为妊娠期罕见的危重并发症，发生率约为 3.42/10 000。

近年来，ICH 的发病率有上升趋势，可能与妊娠期高血压疾病的发病率升高有关。目前确定的脑出血危险因素包括脑血管异常、子痫前期、慢性肾病、慢性高血压、吸烟、妊娠相关血液疾病、妊娠糖尿病等，其中脑血管畸形是最主要的病因，妊娠期高血压疾病是与脑出血相关的独立危险因素。妊娠女性发生脑血管意外（缺血性脑病及脑出血）的风险较非孕期明显增高，可能与孕晚期循环血量明显增大、血流动力学改变及血液高凝状态有关，对胎儿、新生儿及孕产妇生命造成严重危害。

因此针对妊娠期高血压疾病患者的全孕期管理对于预防脑血管意外至关重要。

【参考文献】

［1］中华医学会神经病学分会神经重症协作组，中国医师协会神经内科医师分会神经重症专委会．自发性大容积脑出血监测与治疗专家共识［J］．中华医学杂志，2017，97（09）：653-660．

［2］张琳．重症患者人工气道管理护理进展分析［J］．临床医药文献电子杂志，2018，5（65）：192．

［3］Ascanio L，Maragkos G，Young B，et al．Spontaneous Intracranial Hemorrhage in Pregnancy：A Systematic Review of the Literature［J］．Neurocrit Care，2019，30:5-15．

［4］王兴，何艳舫．妊娠期高血压疾病致脑出血1例［J］．华北理工大学学报（医学版），2020，22（2）：155-158，164．

［5］Zambrano Maria D，Miller Eliza C．Maternal Stroke：an Update［J］．Curr Atheroscler Rep，2019，21:33．

［6］余小燕，厉春林，张雅芝，等．脑室外引流管理的证据总结［J］．中国护理管理，2023，23（11）：1733-1737．

［7］杨雪，陈图南，陈志，等．脑室外引流术后患者颅内感染预测模型的构建及验证［J］．陆军军医大学学报，2023，45（03）：265-271．

（伍丽婵）

案例 2 重度子痫合并脑出血

【案例介绍】

（一）一般资料

患者女，30 岁。

主诉：停经 37^{+3} 周，血压高 1 个月、头痛 4 小时。

现病史：患者 2024-07-22 孕 32^{+4} 周，在外院测血压 132/90 mmHg，此后产检监测血压 132 ~ 154/90 ~ 104 mmHg；2024-08-05 孕 34^{+6} 周，测尿常规蛋白（3+），未处理；2024-08-19 孕 36+ 周，外院产科晚孕 I 级超声提示胎儿肺、主动脉比例欠协调（肺动脉内径 7.4 mm、主动脉内径 4.5 mm）；筛查 B 超：胎儿心血管发育异常，卵圆孔血流受限，主动脉缩窄可能。2024-08-23 04:00 出现阴道流液，量少，色清，随后感头痛，下腹阵痛，无晕厥，无视物模糊，无胸闷、心悸，至外院测血压 200/110 mmHg，尿蛋白（2+），予硫酸镁解痉、硝酸甘油降压、地西泮及呋塞米等治疗。CT 平扫：①脑出血，伴垂体卒中可能；②双肺下叶散在炎症/渗出，左侧为著；双侧胸腔少量积液。与患者家属交代病情后转至我院。

（二）病史

既往史：既往有"乙肝小三阳"，孕期病毒载量阴性。

婚育史：已婚，丈夫体健，孕 3 产 1。

（三）医护过程

体格检查：体温 36.30℃，脉搏 107 次/分，呼吸 20 次/分，血压 166/

113 mmHg。神志清醒，自主体位，正常面容、查体配合；双肺呼吸清，未闻及干、湿性啰音；心率107次/分，心律齐；腹软，肝脾未触及，肠鸣音正常；四肢无畸形，关节无红肿、强直，无水肿，无杵状指（趾），无下肢静脉曲张，足背动脉搏动正常。生理性反射存在，病理征未引出。

临床诊断：①重度先兆子痫；②脑室出血；③胎儿心脏异常；④胎儿生长发育迟缓；⑤瘢痕子宫；⑥妊娠糖尿病；⑦胎膜早破；⑧孕3产1，孕 37^{+3} 周头位单活胎妊娠状态临产；⑨乙型肝炎小三阳。

治疗经过：患者入院后不规律宫缩，考虑先兆临产，目前胎儿足月，2024-08-23 安排送手术室剖宫产治疗后送介入室查看脑部出血情况，术后带入气管插管返回病房，患者出现抽搐约30秒，考虑癫痫发作，予丙泊酚静注后可镇静；患者头颅CT提示左侧放射冠区脑出血破入双侧脑室。医生行床边腰大池置管引流术，停留腰大池引流管，引出淡红色血性液，2024-08-27 患者试脱机后，拔除了气管插管，予面罩高流量吸氧。

【护理】

（一）治疗护理

1. 用药护理

（1）头孢噻肟钠他唑巴坦抗感染。

（2）右兰索拉唑护胃。

（3）丙戊酸钠注射用浓溶液抗癫痫。

（4）罂粟碱缓解脑血管痉挛。

（5）布托啡诺、氢吗啡酮、力月西、丙泊酚镇静、镇痛。

（6）尼卡地平降压。

2. 重度子痫护理

（1）q2h 观察患者神志、瞳孔变化，观察患者有无肢体抽搐。至少每 30 min 观察患者生命体征，保持血压处于正常范围。

（2）q1h 评估患者镇静效果，RASS 评分应在 −2 ～ 0 分。如有抽搐应报告医生，加强镇静。

（3）集中护理操作，侵入性操作如抽血应尽量减少次数，避免声光刺激，予眼罩遮盖眼部。

3. 脑出血护理

（1）观察患者腰大池引流管的性质、量及颜色，监测腹围，若腰大池引流量＞ 20 mL/h 或者＞ 200 mL/24 h，报告医生。

（2）绝对卧床休息：患者应避免不必要的搬动，变换体位时应尽量减少头部的摆动幅度，以防加重出血。

（3）患者行腰大池术后，禁抬高床头，注意观察患者神志、瞳孔大小，眼睑、颜面部有无水肿。

4. 高血压护理

（1）密切观察患者生命体征变化，观察患者使用降压药后血压变化情况，按医生要求收缩压控制在 140 mmHg 左右。

（2）绝对卧床休息；患者应避免不必要的搬动；做好心理护理，避免患者情绪激动，防止血压过高。

（二）观察护理

1. 评估

神经系统：入室时神志清楚，诉头晕、头痛，气管插管后 GCS 评分（镇静状态）E1VTM1，双侧瞳孔等圆等大，直径约 3 mm。外院头颅 CT 提示：脑出血，伴垂体卒中可能。

呼吸系统：双肺呼吸音粗，双下肺可闻及少许湿啰音；外院 CT 平扫提示：双肺下叶散在炎症渗出，左侧为著，双侧胸腔少量积液。

泌尿系统：尿液分析，尿白细胞 43 个 / 微升，尿蛋白（3+），尿红细胞 43 个 / 微升，潜血（3+）。

消化系统：留置胃管，禁食接负压引流瓶。肠鸣音正常，无大便。剖宫产术后，腹围有增大，予肛管排气。

电解质 / 酸碱平衡：血气分析，pH 7.564，$PaCO_2$ 42.7 mmHg，PaO_2 90 mmHg，BE 16 mmol/L，HCO_3^- 38.6 mmol/L，SaO_2 98%，Na^+ 132 mmol/L，K^+ 5.7 mmol/L，Ca^{2+} 1.00 mmol/L。

2. 护理

重度子痫合并脑出血的护理需要综合考虑子痫和脑出血的护理要点，以确保患者的安全和病情的稳定。以下是详细的护理措施。

（1）病情监测与护理。

1）生命体征监测：严密监测患者的体温、脉搏、呼吸和血压等生命体征，特别是血压的控制，因为高血压是脑出血的主要原因。

2）意识状态观察：注意观察患者的意识状态，如意识障碍、昏迷等，及时发现病情变化并采取相应的治疗措施。

3）瞳孔变化：观察瞳孔的变化，防止脑出血导致的瞳孔散大或缩小。

（2）体位与环境管理。

1）体位调整：急性期患者应绝对卧床休息，头部抬高 15° ~ 30°，以促进脑部静脉回流，减轻脑水肿。患者应取平卧位或侧卧位，头部可放置软枕。

2）环境安静：保持病房安静，减少外界刺激，避免情绪激动和过度焦虑。

（3）饮食与营养。

1）禁食水：病情危重者应禁食禁水 24 ~ 48 小时，之后可给予鼻饲。

2）饮食指导：病情稳定后，根据患者的具体情况给予适当的饮食指导，避免高盐、高脂饮食。

（4）心理护理。

1）心理支持：子痫患者常伴有焦虑、恐惧等情绪反应，护理人员应给予心理支持，帮助患者树立信心。

2）家属参与：鼓励家属探视时多给予患者关爱，增强患者的康复信心。

（5）并发症预防。

1）预防感染：保持病房清洁，定期消毒，预防感染的发生。

2）预防压疮：定时帮助患者翻身拍背，防止压疮形成。

3）预防误吸：防止呕吐物反流引起误吸。

（6）康复护理。

1）早期康复：在病情稳定后，进行早期康复训练，包括肢体功能训练和理疗等，以促进神经功能的恢复。

2）健康教育：向患者及家属提供健康教育，指导其日常生活中的注意事项和康复训练方法。

通过以上综合护理措施，可以有效管理重度子痫合并脑出血患者的病情，促进其康复，并减少并发症的发生。

（三）生活护理

要减少对孕妇的刺激，应将患者安排于安静的、光线比较暗的房间，要减少打扰患者的次数，尽量集中进行治疗和护理活动，避免因外界刺激诱发抽搐，要保证患者有足够的休息睡眠时间。在休息或睡眠时，要采取左侧卧位，可减轻子宫压迫大静脉而影响胎心的情况。适当地卧床休息，可以避免血压增高加重病情。

（四）心理护理

孕妇需要接受心理治疗，以缓解焦虑和恐惧等负面情绪。这可以通过与医生或护士进行沟通、听音乐或看书等方式来实现。

（五）健康教育

妊娠期子痫的发病率较高，必须提前预防。为预防产后子痫发作，建议孕妇吃适量巧克力。因为巧克力中含有的可可碱具有舒张血管的作用，能预防子痫。同时，应定期监测血压和血糖。子痫是妊娠高血压的最严重类型，可能导致头晕、眼花，严重者甚至抽搐、昏迷，因此预防子痫非常重要。怀孕期间，一定要定期进行孕检。饮食宜清淡，避免摄入过多的盐分。子痫发生时，可以口服硫酸镁进行治疗。阿司匹林可以预防子痫，怀孕12周左右可以小剂量服用。此外，补充维生素也可有效预防子痫。子痫通常由妊娠高血压发展而来，如果妊娠期间血压得不到控制，最终会发展成为子痫。因此，怀孕后的饮食应规律，并定期测量血压，这是预防子痫的重要方法之一。

【小结】

重度子痫前期是一种复杂的妊娠并发症，其发病机制尚未完全明确。了解重度子痫前期的相关知识，有助于孕妇更好地认识这种疾病，提高孕期保健意识，预防和及时处理重度子痫前期。如果孕妇怀疑自己患有重度子痫前期或有任何不适症状，应立即就医并遵循医生的建议进行治疗和管理。通过早期发现和治疗，可以降低母婴并发症的风险并改善母婴预后。

【参考文献】

[1] 朱方玉，漆洪波. 子痫前期的降压问题 [J]. 中华产科急救电子杂志，2021，10（03）：138-141.

[2] 张丹丹，王艳丽，聂宁宁，等. 妊娠合并重度子痫前期患者药物治疗期间应用降压药药学监护流程的干预效果 [J]. 中国药物滥用防治杂志，2024，30（01）：59-63.

[3] 徐承红. 重度子痫前期患者剖宫产的术后护理体会 [J]. 中国保健营养，2013，23（05）：1268.

[4] 陈云燕，林建华，狄文. 系统性红斑狼疮重度子痫前期剖宫产后抽搐 [J]. 中国实用妇科与产科杂志，2016，32（03）：286-288.

[5] 林英. 重度子痫的临床观察及护理 [J]. 中国现代药物应用，2013，7（23）：195-196.

[6] 肖红. 系统护理在早发型重度子痫前期患者围产期的应用效果 [J]. 中国民康医学，2024，36（10）：190-192.

[7] 王丽红，田书香. 重度子痫前期合并脑出血危险因素分析 [J]. 中国实用神经疾病杂志，2013，16（19）：79-80.

（吴玉慧）

案例 3 慢性高血压并发子痫前期合并腔隙性脑梗死

【案例介绍】

（一）一般资料

患者女，42 岁。

主诉：停经 25+ 周，腹痛 4+ 月。

现病史：患者平素月经不规律，末次月经不详，本次受孕为自然受孕，2021-12-22 因 "腹痛 4 个月余，双下肢水肿伴乏力 2 个月" 于外院心内科就诊，入院时血压 220/140 mmHg，颅脑 CT 提示：双侧基底节区多发腔隙性脑梗死，2021-12-25 在 B 超引导下行右侧腹腔积液穿刺抽液化验，提示漏出液，白蛋白 25.3 g/L，总蛋白 55.5 g/L，患者自诉不知已怀孕，遂未行产检。患者要求终止妊娠，遂转至外院产科就诊，2021-12-27 该院多学科会诊考虑患者合并严重内科疾病（心尖部血栓、高血压 3 级、腔隙性脑梗死等），围产期引产风险极大，易发生血栓脱落。考虑患者病情危重，治疗难度大，遂转入我院进一步治疗。以 "①心尖部血栓；②慢性高血压并发子痫前期；③腔隙性脑梗死；④妊娠合并双子宫；⑤孕 3 产 0，孕 25+ 周单活胎妊娠状态；⑥ β 型地中海贫血" 收入重症医学科。

（二）病史

既往史：2013 年体检发现血压升高，予口服厄贝沙坦一天一片控制血压，平素血压波动不详，自诉近期未服用药物降压。2017 年及 2019 年均因血压升高行药流 + 清宫。

婚育史：已婚，27 岁结婚，配偶健在。育 0 子 0 女，配偶体健。

月经史：月经周期不规则，月经量少，颜色正常。无血块、无痛经。

（三）医护过程

体格检查：体温 36.7℃，脉搏 105 次 / 分，呼吸 21 次 / 分，血压 170/105 mmHg，体重 42.5 kg。营养良好，面容无异常，表情自如，神志清楚，自主体位，步行入室，查体合作。腹部稍膨隆，如孕周大小，无胃型、肠型、蠕动波，腹壁静脉无曲张。

专科检查：宫高 14 cm，腹围 85 cm。阴道畅，内见少许白色分泌物，宫口闭，未见扩张。

辅助检查：头颅 CT（2021-12-30），①双侧基底节区、半卵圆中心散在腔隙性梗死灶；②拟左侧顶叶软化灶；双侧侧脑室旁缺血脱髓鞘改变；③小脑扁桃体位置偏低，位于枕骨大孔下约 2.5 mm，注意需排除小脑扁桃体下疝可能。

临床诊断：①慢性高血压并发子痫前期；②腔隙性脑梗死；③妊娠合并残角子宫；④妊娠合并双子宫；⑤孕 3 产 0，孕 25+ 周单活胎妊娠状态；⑥ β 型地中海贫血。

治疗经过：2021-12-27 20:39 患者入院，GCS 评分为 15 分，予鼻导管低流量给氧，完善各项检查，予续静脉泵入乌拉地尔、尼卡地平、口服硝苯地平控释片联合降压治疗，镇静、抗感染、利尿、抗凝等对症处理。

2021-12-28 完善各项检查，胸、腹腔积液超声：未见明显腹腔积液，双侧胸腔内未见明显积液。双下肢动静脉彩超：双下肢动脉管壁毛糙，彩色血流未见异常，双下肢静脉血流通畅。心脏彩超：左室收缩功能正常，少量心包积液。胸部 X 线片：①拟双肺肺水肿，建议治疗后短期复查；②双侧胸腔少量积液。

2021-12-29 心脏彩超提示心内膜多发钙化斑，排除心尖附壁血栓，双肾囊性病变。于 16:15 在无麻醉下行 B 超引导下利凡诺羊膜腔内注射引产术，术后严密观察患者腹痛及排胎情况。停用乌拉地尔，静脉泵入尼卡地平、口服硝苯地平控释片联合降压治疗。

2021–12–30 患者送头颅 CT 检查。

2021–12–31 患者在臀牵引下娩出一符合孕周大小的死胎，产后予预防感染、促子宫收缩治疗。

2022–01–02，患者自排胎后无异常，血压控制在 110 ～ 135/80 ～ 90 mmHg，无需高级生命支持，遂转出至产科继续治疗。

【护理】

（一）治疗护理

1. 用药护理

（1）右美托咪定镇静。

（2）乌拉地尔、尼卡地平静脉、硝苯地平控释片口服降血压。

（3）头孢呋辛抗感染。

（4）呋塞米利尿。

（5）低分子量肝素钠预防静脉血栓。

2. 血压监测与管理护理

密切监测血压，维持在目标范围内，国际妊娠高血压学会建议应将妊娠期高血压患者的血压控制在 110 ～ 140/80 ～ 85 mmHg。按医嘱调整抗高血压药物，避免剧烈波动。

3. 镇静解痉护理

指导患者卧床休息，保持病区环境安静，做到四轻，集中护理操作治疗，减少声光刺激。遵医嘱，在医生的指导下应用硫酸镁。使用硫酸镁期间：①应备好钙剂，做好硫酸镁中毒的抢救准备。②观察毒性反应：定时检查膝反射是否消失（最早出现的中毒反应）；呼吸频率是否小于 16 次 / 分；尿量是否小于 25 mL/h 或小于 600 mL/24 h。一旦出现中毒反应，立即静脉注射 10% 葡萄糖酸钙 10 mL 以防硫酸镁中毒。遵医嘱，在医生指导下使用低剂量右美托咪定镇静，监测患者的心率及神志情况，每日唤醒，逐渐减量，直至停止用药。

4. 脑梗死护理

减少刺激，保持环境安静，每小时监测并记录患者瞳孔、神志，严格控制患者血压，患者使用降压药时，收缩压控制不低于 100 mmHg，舒张压不低于 80 mmHg，避免降压过低，再发脑梗。遵医嘱使用低分子量肝素抗凝，指导患者适当饮水，每日饮水量在 1 500 mL 左右；指导开展床上早期康复，如踝泵运动、腹式呼吸，每天 3 次，每次 10 ~ 15 分钟。

5. 利诺凡引产术后护理

注射药物时，观察患者有无出现烦躁不安、寒战、恶心、呕吐、呼吸困难、发绀、心率加快等羊水栓塞症状。术后指导患者卧床休息，用药后 24 ~ 72 小时内严密观察患者腹痛及宫缩情况，以及有无阴道流血、流液情况，有临产征兆及时通知医生，协助患者分娩。加强心理护理。引产术后 q2h 观察患者阴道出血情况，监测患者腹围变化。每日给予会阴抹洗两次，保持患者会阴部清洁，保持床单位干洁，预防感染。

（二）观察护理

1. 评估

神经系统：GCS 12 ~ 15 分，神志清醒，可配合，双侧瞳孔等大等圆，直径约 2.5 mm，对光反射迟钝。

呼吸系统：鼻导管吸氧，呼吸 14 ~ 20 次 / 分。无咳嗽咳痰。

泌尿系统：肌酐 89 ~ 125 μmol/L，每日尿量 40 ~ 68 mL/h，予呋塞米控制尿量。

循环系统：心率 85 ~ 105 次 / 分，血压 115 ~ 135/79 ~ 93 mmHg。心脏彩超：EF 69%，FS 39%，收缩功能正常。乌拉地尔泵降血压 1 ~ 12 mL/h，于 2021–12–29 停泵；尼卡地平降血压 0.5 ~ 1.5 mL/h，于 2022–01–01 停泵。口服硝苯地平缓释片。

消化系统：予口服普食。

内分泌系统：血糖波动在 3.3 ~ 9.8 mmol/L。

凝血指标：血浆凝血酶原时间 20.5 s，凝血酶原时间活动度 140%，活化部分凝血活酶时间 42.7 s，纤维蛋白原 3.35 g/L，D- 二聚体 516 μg/mL。

引产后有少量阴道出血，产后 24 小时阴道出血量为 112 mL。

2. 护理

病情观察：q1h 观察患者病情，监测患者瞳孔、神志，监测生命体征，尤其是患者的血压情况，观察患者有无抽搐，根据血压调整降压药物的使用，如有异常及时通知医生。

（1）有产妇受伤的危险：与患者发生抽搐有关。

1）护理目标：患者住院期间不发生意外。

2）护理措施：严格控制患者血压，控制在 110 ~ 140/80 ~ 85 mmHg。使用硫酸镁解痉，低剂量右美托咪定镇静。单间居住，集中护理操作，减少声光刺激，卧床休息。指导患者自我观察有无头晕、恶心、呕吐等症状。床边随时准备急救用物，如压舌板、开口器、吸痰用物、气管切开包等。

3）护理评价：患者住院期间未发生抽搐。

（2）有脑血管再发的危险：与患者使用降压药、卧床有关。

1）护理目标：患者住院期间未发生脑血管意外。

2）护理措施：密切监测血压，使用降压药期间，勿降压过低；q1h 观察患者瞳孔及神志；遵医嘱，在医生指导下使用低分子量肝素，监测有无出血；q2h 协助患者转换体位；适当使用软枕垫高患者小腿 5°～10°，预防下肢深静脉血栓形成；指导患者开展早期床上康复，练习踝泵运动、腹式呼吸等，避免下肢穿刺。

3）护理评价：患者住院期间神志清醒，可配合，四肢肌力正常，未发生脑血管意外。

（3）产后出血：与引产有关。

1）护理措施：q2h 观察并记录患者产后阴道出血量，定时按压子宫，产后 24 小时统计患者阴道出血量。

2）护理评价：患者宫缩好，产后阴道流血少，24 小时阴道出血量为 112 mL。

（4）有感染的危险：与术后免疫力下降有关。

1）护理措施：密切关注患者生命体征；保持病房室内通风良好，保持床单位整洁、干燥。保证足够的蛋白质和热量供给。每日予会阴抹洗两次，及时清理恶露，保持会阴部干净，勤换护理垫。

2）护理评价：患者住院期间体温在 36.0～37.1℃，无发热咳嗽。

（三）生活护理

1. 饮食护理

予患者普食，保证足够的蛋白质及热量。

2. 皮肤护理

每天给予患者氯己定湿巾床上擦浴，保持皮肤清洁。

（四）心理护理

同第一章案例 5"肺部感染"。

（五）健康教育

（1）选择低盐、低脂肪、高纤维的饮食，避免高钠、高脂肪食物，增加新鲜水果和蔬菜的摄入。保证充足的休息，避免过度劳累。

（2）指导患者改变不良生活方式：按时服用降压药，产后 6 个月内，血压应控制为 110 ~ 140/80 ~ 85 mmHg。首选降压药物为拉贝洛尔和（或）硝苯地平控释片。避免使用血管紧张素转化酶抑制剂（如卡托普利、依那普利、贝那普利、福辛普利、雷米普利等）和血管紧张素受体拮抗剂（如氯沙坦、厄贝沙坦、替米沙坦、坎地沙坦、阿利沙坦、厄贝沙坦、缬沙坦等）。定期居家监测血压并做好记录，避免情绪激动。定期返院复诊。

（3）指导患者掌握脑血管意外的症状监测与自我管理，告知患者若出现任何新的神经症状，如头晕、语言障碍、视力模糊、肢体麻木等，立即就近就诊。

（4）科学避孕，有再次怀孕打算时应提前返院咨询医生并做好计划。

【小结】

子痫前期，又叫先兆子痫，是一种以妊娠 20 周后出现血压升高和（或）蛋白尿为主要临床表现，可累及全身多个重要器官和组织的妊娠期特有疾病，是全球范围内导致孕产妇及围产儿患病率和病死率升高的主要原因。子痫前期的治疗原则：有指征地降压、利尿和纠正低蛋白血症、解痉、镇静、预防抽搐、监测及治疗严重并发症，适时终止妊娠。

【参考文献】

［1］林莉，淮静，黄贝尔，等．"国际妇产科联盟关于子痫前期的建议：早孕期筛查和预防的实用性指南"介绍［J］．中华围产医学杂志，2020，23（02）：142-146．

［2］中华医学会妇产科学分会妊娠期高血压疾病学组．妊娠期血压管理中国专家共识（2021）［J］．中华妇产科杂志，2021，56（11）：737-745．

［3］林玲萍，骆晶晶，王惠丽．综合护理干预在重度子痫前期患者剖宫产术后中的应用［J］．西藏医药，2024，45（02）：120-121．

［4］蒲丛珊，杨依云，孔肖楠，等．子痫前期预防的最佳证据总结［J］．中华护理教育，2024，21（01）：81-88．

（黄绮婷）

案例4　慢性高血压并发子痫前期合并 HELLP 综合征

【案例介绍】

（一）一般资料

患者女，34 岁。

主诉：停经 25^+3 周，发现血压升高 1 月余，腹胀、下肢水肿 3 天。

现病史：患者平素月经规律，末次月经 2021-09-21，核实预产期 2022-06-28。本次受孕为自然受孕。停经 30 余天自测尿妊娠试验阳性，2021-11-12 在某市医院行早孕 B 超检查，证实宫内早孕、存活。孕 1 月余出现恶心、呕吐等早孕反应，程度轻。孕早期无阴道流血等不适。孕早期产检均无异常。孕 5 月余自觉胎动至今。孕 18+ 周 B 超提示低置胎盘状态，2022-03-11 孕 23 周当地医院产科Ⅱ级 B 超提示正常。患者 2021-11-03 因既往有"不良孕产史"于外院查狼疮初筛 / 狼疮确定（标准化比值）1.14，2021-12-24 复查为 1.32，2022-01-25 复查为 1.42，于 2022-01-25 开始至 2022-03-17 服用阿司匹林 100 mg，qd；注射那曲肝素钙 0.4 mL，qd。孕 18+ 周外院产检血压 151/104 mmHg，未引起重视，未处理。2022-02-25 孕 22+ 周产检血压 175/115 mmHg，2022-02-28 开始服用硝苯地平（10 mg，qd），拉贝洛尔（50 mg，q6h），自行监测血压（132 ~ 160/90 ~ 110 mmHg），今日外院产检血压 171/116 mmHg，予硝苯地平、拉贝洛尔后血压未明显下降，血常规检查提示血小板 $72 \times 10^9/L$，肝功提示 ALT 79 U/L，AST 42 U/L。建议去上级医院就诊。遂来我院。患者一周前开始有刷牙后少量牙龈出血，可自行血止，3 天前开始出现上腹胀、下肢水肿，偶有胸闷，不伴头痛、头晕、视物模糊、恶心呕吐，无心悸，无呼吸困难等不适。急诊拟以"慢高合并子痫前期"收入我院高危产科。患者现精神食欲可，睡眠可，大小便正常。孕前体重52.5 kg，现体重59 kg，BMI（孕前）21.2 kg/m²。

（二）病史

既往史：7 年前跌倒后踝部骨折保守手术，2011 年、2016 年分别剖宫产一次。

婚育史：23 岁初婚，丈夫体健（无遗传病史）。育 0 子 1 女，体健。孕产史：孕 4 产 1，其中 2011 年因"胎位不正、脐带绕颈"剖宫产一女孩，自诉产检未见明显异常。2016 年孕 28 周因"头痛、视物模糊、血压 180/130 mmHg"于某市人民医院住院治疗半月，血压控制不佳，于孕 30 周剖宫产一女孩，重 1 000 余克，新生儿夭折，分娩后血压情况不详；2011 至 2016 年间孕 3 月胎停引产一次。

月经史：初潮 14 岁，5 天 /30 ～ 31 天；LMP：2021-09-21。月经周期规则，月经量中等，颜色正常。无血块、无痛经。

家族史：父亲高血压病史，母亲肺结核病史。

（三）医护过程

体格检查：体温 36.40 ℃，脉搏 88 次 / 分，呼吸 20 次 / 分，血压 141/97 mmHg。神志清醒，自主体位，正常面容，查体配合；腹部皮肤可见青紫色瘀斑，余皮肤黏膜色泽正常；双肺呼吸清，未闻及干、湿性啰音；心率 64 次 / 分，心律齐；下腹部可见一横行陈旧性手术切口瘢痕，长约 12 cm，腹软，肝脾未触及，肠鸣音正常。脊柱四肢无异常，运动自如，棘突无压痛及叩击痛，活动度正常。四肢无畸形，关节无红肿、强直，下肢凹陷性水肿，无杵状指（趾），无下肢静脉曲张，足背动脉搏动正常，生理反射存在，病理反射未引出。

临床诊断：① HELLP 综合征；②慢性高血压并发子痫前期；③孕 4 产 3，孕 25^{+4} 周头位单活婴经剖宫产术分娩；④瘢痕子宫；⑤不良孕产。

治疗经过：患者 2022–03–18 入院后完善检查，血红蛋白 113.00 g/L，血小板 70.00×10^9/L；丙氨酸氨基转移酶 95.9 U/L，乳酸脱氢酶 401.1 U/L，肌酐 99 μmol/L；NT 端 B 型利钠肽前体 1 099 pg/mL；纤维蛋白原 3.89 g/L；2022–03–19 凝血酶原时间 8.6 s，部分凝血活酶时间 27.0 s，纤维蛋白原 3.52 g/L，抗凝血酶Ⅲ 67%；血红蛋白 109.00 g/L，血小板 64.00×10^9/L；丙氨酸氨基转移酶 107.1 U/L，白蛋白 25.1 g/L，尿素 8.91 mmol/L，尿酸 680 μmol/L，肌酐 90 μmol/L；胸部 X 线片提示：双肺渗出性病变，伴右侧少量胸腔积液，右膈面上抬。急诊心脏彩超提示：EF 66%，各房室不大，少量心包积液。肝胆脾胰、泌尿系、肾上腺、胸、腹腔 B 超提示：肝胆脾胰、泌尿系、肾上腺未见明显异常。腹腔积液声像，双侧胸腔积液。

2022–03–19 因"HELLP 综合征、慢性高血压并发子痫前期"在手术室行子宫下段剖宫产术 + 腹腔粘连松解术，术程顺利，出血 300 mL。术中监测患者动脉血气分析 pH 7.304，FiO$_2$ 100%，氧合指数 97.9 mmHg，氧合差，于当天 14:37 转入重症医学科治疗，患者气管插管状态，接呼吸机辅助呼吸（SIMV 模式，VT 400 mL，f 18 次 / 分，FiO$_2$ 40%），心电监护示心率 80 ~ 100 次 / 分，血压 160 ~ 180/80 ~ 100 mmHg，血氧饱和度 93% ~ 100%，呼吸 18 次 / 分。查体：GCS 评分 8T 分（镇静、镇痛状态），APACHE 评分 18 分，前胸壁及腹部可见数个青紫色瘀斑。双侧瞳孔直径 2.5 mm，对光反射迟钝，双肺呼吸音粗，可闻及少许湿啰音。心前区无隆起，心尖搏动正常，心率 85 次 / 分，心律齐整，心音正常，未闻及病理性杂音。腹部可见纵行手术切口，敷料外观干洁，宫底脐下 2 横指，宫缩好，肠鸣音正常。恶露量少，无异味。术后给予镇静、降压、预防感染、利尿、强心、护肝、补充白蛋白、促进宫缩、抗凝、伤口护理等对症治疗，产后 24 小时出血量 399 mL。

2022-03-20 拔除经口气管插管。复查心脏彩超：轻度二尖瓣反流，轻度三尖瓣反流，左室收缩舒张功能正常。

2022-03-21，患者生命体征平稳，转产科病房继续治疗。

2022-03-24 复查胸部 X 线片：原双肺渗出性病变，现已基本吸收消散，心、肺、膈未见异常。

2022-03-25 复查血红蛋白 78.00 g/L，血小板 92.00×10^9/L；丙氨酸氨基转移酶 46.7 U/L，白蛋白 28.2 g/L；NT 端 B 型利钠肽前体 175.8 pg/mL，降钙素原 0.049 ng/mL；纤维蛋白原 3.83 g/L，D- 二聚体 1894 ng/mL。予调整口服降压药物降压治疗。

2022-03-27 患者血压控制稳定，阴道流血少，子宫收缩好，伤口无异常渗血、渗液等，予出院。

【护理】

（一）治疗护理

1. 用药护理

（1）乌拉地尔降血压。

（2）口服硝苯地平、拉贝洛尔降血压。

（3）兰索拉唑钠护胃。

（4）头孢米诺钠抗感染。

（5）低分子量肝素钠抗凝控制血栓。

2. 慢性高血压并发子痫前期护理

子痫前期的治疗原则为预防抽搐，有指征地降压、利尿、镇静，预防和治疗严重并发症。密切监测患者生命体征，尤其是血压，国际妊娠高血压学会建议应将妊娠期高血压患者的血压控制在 110 ~ 140/80 ~ 85 mmHg。按医嘱调整抗高血压药物，避免剧烈波动。遵医嘱使用硫酸镁，重度子痫前期孕妇产后应继续使用硫酸镁至少 24 ~ 48 h，预防产后子痫。选择合适的终止妊娠时机，慢性高血压孕妇在血压控制良好、不存在母体和胎儿并发症的情况下，不建议孕 37 周前终止妊娠。慢性高血压并发子痫前期出现以下情况者，无论任何胎龄，均应在母体状况稳定后立即终止妊娠：包括无法控制的严重高血压、子痫、肺水肿、肾功能不全、胎盘早剥和胎儿宫内窘迫。

3. HELLP 综合征护理

密切监测患者的血压、心率、呼吸、体温等生理指标，以及有无腹痛、呕吐、黄疸等症状。实验室检查如血常规、肝功能、凝血功能等应定期进行，以便早期发现异常。

4. 剖宫产护理

术前定时监测患者胎心音情况，指导患者记录胎动次数，观察有无腹痛、阴道出血、流水情况，随时准备送手术。术后平卧 6 小时，6 小时后，协助患者取半卧位，抬高床头 30° ~ 45°，减少伤口张力，定时按摩宫底，促进恶露排出，加快子宫复旧。观察并记录患者腹围、阴道出血量，预防产后大出血。保持患者居住环境温湿度适宜，定时通风，床单位保持整洁，勤换护理垫。落实会阴抹洗护理，保持患者会阴部清洁。协助、指导患者床上早期活动。保持大便通畅。

（二）观察护理

1. 评估

神经系统：GCS 8T 分 ~ 15 分，RASS 0 ~ 3 分，双侧瞳孔等大等圆，直径约 2.5 mm，对光反射灵敏，CPOT 1 ~ 3 分。

呼吸系统：2022-03-19 至 2022-03-20 使用有创呼吸机辅助呼吸（SIMV 模式，f 16 次 / 分，VT 380 mL，FiO_2 50%），2022-03-20 至 2022-03-21 鼻导管低流量吸氧，2 L/min，无咳痰，囊上分泌物较少；血气示：pH 7.396，

PaO$_2$ 168 mmHg，PaCO$_2$ 38.3 mmHg，HCO$_3^-$ 23.5 mmol/L，BE –1 mmol/L，SpO$_2$ 100%。

泌尿系统：肌酐 90 ~ 99 μmol/L，每日尿量 100 ~ 130 mL/h，予呋塞米控制尿量。

循环系统：心率 80 ~ 100 次 / 分；心脏彩超提示：EF 66%，各房室不大，左心收缩、舒张功能正常。

消化系统：予禁食，2022-03-21 予全粥，逐渐向低盐低脂饮食过渡。

内分泌系统：血糖波动在 8.8 ~ 16.5 mmol/L，予胰岛素组控制。

凝血指标：血凝血酶原活度 132%，Fbg 降解产物 9.53 μg/mL。部分凝血活酶时间 22.6 s，抗凝血酶Ⅲ 58%，D- 二聚体 934 ng/mL。

感染指征：NT 端 B 型利钠肽前体 0.045 ~ 0.295 pg/mL，白细胞（8.50 ~ 11.69）× 10^9/L，快速 CRP 44.94 mg/L。

腹部可见纵行手术切口，肠鸣音正常，未闻及腹部血管杂音。前胸壁及腹部可见数个青紫色瘀斑。双下肢轻度凹陷性水肿，较前减轻。

2. 护理

病情观察：严密观察患者病情，监测患者瞳孔、神志，监测生命体征，尤其是患者的血压情况，观察患者有无抽搐，根据血压调整降压药物的使用，如有异常及时通知医生。

（1）感染：与失血抵抗力下降及病情危重有关。

1）护理目标：患者感染指标下降。

2）护理措施：把握手卫生的五个时机并严格遵守；进行三管监测，并按照集束化管理要求落实护理措施；观察患者腹部伤口敷料是否干洁、伤口周围皮肤是否存在红肿热痛的表现、引流液性状，追踪引流液及伤口分泌物标本的检验结果，有渗液及新发感染症状时及时通知医生处理；保持床单位整洁，衣被污染及时更换，定时按压宫底，促进恶露排出，勤换护理垫，保持会阴部干洁，落实会阴抹洗护理；遵医嘱使用抗感染药物，按规定速度泵入药物，并追踪血药浓度的检验结果；保证营养的供应，及时执行白蛋白、TPN 的静脉用药及伊力佳鼻饲。

3）护理评价：患者感染指标好转，住院期间无发热，降钙素原由 0.295 降至 0.045 ng/mL。

（2）有出血的风险：与血小板降低、凝血功能差有关。

1）护理目标：患者住院期间不发生出血不良事件。

2）护理措施：遵医嘱使用抗凝药物，防止创伤，监测患者有无出血倾向，如口腔黏膜、球结膜、各穿刺口，有无血性痰、血尿或血便。口腔护理时宜动作轻柔，可使用含漱液或者妇科棉支代替常规牙刷，指导患者勿食质地坚硬、带刺及辛辣刺激的食物。患者血小板为（56 ~ 60）×10^9/L，无出血倾向，保持大便通畅，避免情绪激动、剧烈咳嗽、屏气用力和用力排便。动态监测血常规、出凝血时间、转氨酶水平及血小板水平。动态评估患者出血风险。

3）护理评价：患者住院期间未发生出血事件。

（3）焦虑：与对疾病的知识缺乏、担心预后有关。

1）护理措施：加强与患者的沟通，开导劝慰，避免焦虑导致气机运行阻滞，脉络不通，不利于病情休养及恢复。

2）护理评价：患者诉焦虑较前好转。

（4）潜在并发症：产后迟发型子痫前期及子痫与剖宫产后患者血流动力学改变有关。

1）护理目标：患者产后不发生产后迟发型子痫前期及子痫。

2）护理措施：严密监测患者产后血压、心率等生命体征的情况，遵医嘱使用降压药乌拉地尔控制血压，控制血压在 120 ~ 150/60 ~ 80 mmHg。遵医嘱使用硫酸镁至产后 48 小时，遵医嘱匀速泵入，加强巡视，滴注过程患者膝跳反射正常，尿量 100 mL/h，血红蛋白正常，未发生硫酸镁中毒。留意追踪患者尿蛋白、血小板、肝功等检验结果，有异常及时报告医生。

3）护理评价：患者未发生产后迟发型子痫前期及子痫。

（5）潜在并发症：下肢深静脉血栓，与患者绝对卧床、乏力缺少活动有关。

1）护理目标：患者住院期间不发生静脉血栓。

2）护理措施：每天监测患者双下肢的足背动脉搏动、皮肤温度、腿围、皮肤颜色，并与前日记录比较，以判断治疗效果；病情允许时，遵医嘱予每天协助患者行肢体被动活动；q2h 翻身，予软枕垫高小腿肚位置 5°～10°，注意避免压迫腘下动脉、勿过度背伸足背。遵医嘱使用双下肢气压治疗，bid，每次 30 分钟。

3）护理评价：患者未发生静脉血栓。

（三）生活护理

1. 饮食护理

予禁食，排气后予全粥饮食，第二天逐渐向低盐、低脂、高热量的软流质饮食。

2. 皮肤护理

每天给予氯己定湿巾床上擦浴，保持皮肤清洁。

（四）心理护理

同第一章案例 5 "肺部感染"。

（五）健康教育

注意休息，嘱患者按时服用降压药，勿自行减量或停药，定时监测血压，掌握识别高血压的症状（如头痛、视力模糊），若发生抽搐勿自行处理，及时呼叫医务人员处理；改变不良生活习惯，饮食宜低盐、低脂，优质蛋白软质饮食，忌辛辣刺激、生硬食物；尽早下床行走，定时监测肝功能、血小板、肾功能、尿蛋白恢复情况。增加产后随访次数。

【小结】

HELLP 综合征是以溶血、转氨酶升高和血小板减少为临床表现的综合征，是妊娠期高血压疾病的严重并发症之一，其在妊娠中的发生率为 0.5% ~ 0.9%，其中 10% ~ 20% 并发严重先兆子痫。慢性高血压患者应孕前咨询并改变不良生活方式；如正在接受降压治疗，应避免使用血管紧张素转化酶抑制剂和血管紧张素受体拮抗剂；慢性高血压患者的首选降压药物为拉贝洛尔和（或）硝苯地平控释片。若妊娠期诊室血压 ≥ 140/90 mmHg 时应启动降压治疗，且诊室血压不宜低于 110 ~ 130/80 ~ 85 mmHg。

【参考文献】

［1］林莉，淮静，黄贝尔，等．"国际妇产科联盟关于子痫前期的建议：早孕期筛查和预防的实用性指南"介绍［J］．中华围产医学杂志，2020，23：（02）：142-146．

［2］中华医学会妇产科学分会妊娠期高血压疾病学组．妊娠期血压管理中国专家共识（2021）［J］．中华妇产科杂志，2021，56：（11）：737-745．

［3］姬建秀，陈燕，白惠，等．HELLP 综合征临床分析［J］．中国医药，2019，14（09）：1390-1393．

［4］曲垟霖．妊娠期高血压疾病合并神经系统病变临床分析［D］．吉林大学，2019．

（黄绮婷）

案例 5 子痫合并 HELLP 综合征

【案例介绍】

（一）一般资料

患者女，35 岁。

主诉：停经 26 周，抽搐后意识不清 7 小时，剖宫产术后 2 小时。

现病史：患者于 2022-01-18 晚餐进食外卖后出现上腹痛，伴恶心，呕吐内容物三次，非喷射性，不伴头痛、视物模糊，无腹泻，无阴道流血，到二级医院急诊就诊，测血压 170/110 mmHg，经休息后复测血压不详，当地医院以"妊娠合并胃肠炎"于急诊予头孢呋辛抗感染、间苯三酚对症等处理，2022-01-19 07:20 输液完毕后，患者突然出现抽搐，表现为神志不清、双手握拳、牙关紧闭，急诊医生予地西泮静脉推注、吸氧、心电监护及抽血等处理，呼叫麻醉科医生予吸痰、气道管理，心电监护提示心率 120 次 / 分，呼吸 20 次 / 分，BP 180/120 mmHg，血氧 97%，胎心音 135 次 / 分，予硫酸镁解痉、硝酸甘油降压（08:37 血压 213/150 mmHg，08:39 改用硝普钠）、杜非半量镇静等处理，患者意识未恢复（总入量约 1 700 mL，08:01 导尿，血色，量 110 mL）。09:22 转入上级妇幼保健院，头颅 + 胸部 CT：①双侧额叶及顶后叶缺血灶不排；②双下肺感染，吸入性肺炎不排；③双侧胸腔少量积液。就地抢救后考虑胎盘早剥，在气管插管全麻下紧急行剖宫产术，术后由救护车转运，以"子痫、HELLP 综合征"收入重症医学科。

（二）病史

既往史：既往体健。

婚育史：32 岁再婚，现任丈夫体健（无遗传病史）。与前夫生育一子一女，流产 2 次；与现任丈夫生育一子，2019 年足月顺产一子，出生体重 3.8 kg，现体健，孕期 29 周发现血压升高，140/90 mmHg，未口服降压药物治疗，产后监测血压正常；2021 年早孕人工流产一次。

（三）医护过程

体格检查：体温 36.0℃，脉搏 120 次 / 分，呼吸机辅助呼吸，血压 188/106 mmHg。发育正常，营养良好，贫血面容，气管插管镇静状态，被动体位，平车入室，中 – 深度昏迷，GCS 评分 7T 分，压眶无反应，双侧瞳孔等圆等大，直径 3 mm，对光反射迟钝，头眼反射未引出，颈软。眼球居中，球结膜无充血、水肿，角膜、头眼反射未引出。全身皮肤黏膜色泽苍白。双肺呼吸音粗，双肺野未闻及明显干、湿啰音；心率 138 次 / 分，心率齐，心音正常；腹软，肝脾未触及，肠鸣音减弱；下腹部可见一纵行手术切口，长约 12 cm，留置腹腔引流管一条，引流袋内见鲜红色液体约 30 mL。四肢无畸形，关节无红肿、强直，四肢肌力未测出，双下肢水肿（++），无杵状指（趾），无下肢静脉曲张，足背动脉搏动正常。生理性反射存在，病理征未引出。

产科情况：宫底平脐，质地硬，阴道流血不多。

临床诊断：①子痫；② HELLP 综合征；③胎盘早期剥离；④高龄经产妇妊娠监督；⑤孕 7 产 4，孕 26 周单胎经剖宫产术分娩。

治疗经过：2022-01-19 患者转入重症医学科，转入后予镇静、镇痛状态下持续有创呼吸机辅助通气（SIMV 模式，f 15 次 / 分，VT 360 mL，FiO_2 55%，PEEP 6 cmH_2O）。2022-01-19 胸部 X 线片：①拟左中肺野、右下肺野纤维灶；②卧位心影增大；③气管插管管端约平胸 4 椎体水平；右颈部深静脉置管管端位于上腔静脉行程区（约平胸 4 椎体水平）。2022-01-19 心脏彩超：室间隔运动减低。左室收缩舒张功能减退。予持续心电监护、气管插管辅助通气、解痉、降压、镇静、促进子宫收缩、预防感染。

2022-01-20，红细胞 2.22×10^{12}/L；血红蛋白 67 g/L，予输注红细胞 4 U。

2022-01-21，拔除经口气管插管，改面罩高流量吸氧，5 L/min。

2022-01-24，感染好转，神志转清，生命体征平稳，转高危产科继续诊治。

2022-01-30，患者一般情况可，无特殊不适，予带药出院。

【护理】

（一）治疗护理

1. 用药护理

（1）瑞芬镇痛、右美镇静。

（2）静脉硝普钠 + 乌拉地尔，口服苯磺酸氨氯地平 + 拉贝洛尔降血压。

（3）甘油果糖氯化钠注射液脱水减轻脑水肿。

（4）呋塞米利尿。

（5）新活素抗心力衰竭。

（6）头孢哌酮钠舒巴坦钠、美罗培南抗感染。

（7）低分子量肝素抗凝预防血栓。

2. 重症患者基础护理

观察患者血压、血氧饱和度、心率、呼吸等生命体征情况，尿量及尿蛋白定量情况，眼底，重要器官的功能，凝血功能，血脂、血尿酸水平和电解质水平等的检查。合并 HELLP 综合征患者还需监测自身免疫性疾病的相关指标。症状方面注意孕产妇有无头痛、眼花、胸闷、上腹部不适或疼痛及其他消化系统症状、下肢和（或）外阴明显水肿。观察伤口敷料、子宫收缩、阴道出血量情况，监测患者腹围是否有变化。

3. 控制抽搐护理

遵医嘱立即给予解痉、降压、镇静等药物治疗；硫酸镁是治疗子痫及预防复发的首选药物。当患者存在硫酸镁应用禁忌证或硫酸镁治疗无效时，才可考虑应用地西泮、苯巴比妥或冬眠合剂控制抽搐。子痫患者产后需继续应用硫酸镁 24 ~ 48 h，至少住院密切观察 4 d。用药过程监测血压、尿量、膝反射等。减少刺激，以免诱发抽搐。有条件首选单人病房，保持环境安静，避免声光刺激；护理与治疗动作轻柔、集中；限制探视。

4. 降血压护理

脑血管意外是子痫患者死亡的最常见原因。当患者收缩压持续 ≥ 160 mmHg、舒张压 ≥ 110 mmHg 时要积极降压以预防心脑血管并发症。常用的口服降压药物有拉贝洛尔、硝苯地平短效或缓释片。如口服药物血压控制不理想，可使用静脉用药，常用有拉贝洛尔、尼卡地平、酚妥拉明。硫酸镁不可作为降压药使用。禁止使用血管紧张素转换酶抑制剂（ACEI）和血管紧张素Ⅱ受体拮抗剂（ARB）。

5. 安全护理

24 小时专人看护，床边常备开口器或压舌板，防止患者子痫抽搐发作受伤；掌握患者子痫抽搐发作的急救护理：一旦发生子痫，取头低脚高、左侧卧位，保持呼吸道通畅；立即给氧，保持呼吸道通畅，必要时用开口器或纱布包裹的压舌板置于患者上、下臼齿之间，防止抽搐引起的舌咬伤；防止坠地受伤；患者昏迷或未清醒前禁食及禁止服药，以防误入呼吸道致吸入性肺炎。监测并记录患者发生抽搐的情况及发作持续时间。

6．HELLP 综合征护理

国内外文献指出最佳处理 HELLP 综合征的 11 条原则：早期诊断；评价母体情况；评价胎儿状况；控制血压；硫酸镁防止抽搐；保持水电解质平衡；积极使用肾上腺皮质激素；高剖宫产率终止妊娠；加强围生儿救治；加强产后处理；警惕多器官功能衰竭。

7．及时终止妊娠

子痫患者控制病情后即可考虑终止妊娠，并发 HELLP 综合征患者应立即考虑终止妊娠。

（二）观察护理

1．评估

神经系统：GCS 8T 分 ~ 15 分，RASS 0 ~ 3 分，双侧瞳孔等大等圆，直径约 3 mm，对光反射迟钝，CPOT 0 ~ 3 分。

呼吸系统：有创呼吸机辅助呼吸（SIMV 模式，f 15 次 / 分，VT 360 mL，FiO_2 55%，PEEP 6 cmH$_2$O），转入时有大量粉红色泡沫痰，心衰纠正后为少量白色黏稠痰，咳嗽反射存在。

泌尿系统：肌酐 98 ~ 203 μmol/L，每日尿量 100 ~ 150 mL/h，予呋塞米控制尿量。

循环系统：硝普钠 + 乌拉地尔联合降血压，于 2022-01-25 停泵。改为口服苯磺酸氨氯地平（5 mg，bid），以及餐后口服拉贝洛尔（150 mg，q8h）降压治疗，血压控制在 130 ~ 153/81 ~ 95 mmHg。

消化系统：予肠内营养支持，伊力佳 50 mL/h。未出现潴留情况。

内分泌系统：血糖波动在 6.1 ~ 9.0 mmol/L。

肝功能：入院时丙氨酸氨基转移酶 132.4 U/L，总胆红素 24.6 μmol/L，直接胆红素 9.85 μmol/L；血小板 39.00×10^9/L。2022-01-23：丙氨酸氨

基转移酶 67.0 U/L，总胆红素 13.1 μmol/L，直接胆红素 5.11 μmol/L，血小板 134.00 × 10⁹/L。

凝血指标：血浆凝血酶原时间 11.3 s，活化部分凝血活酶时间 28.4 s，纤维蛋白原 4.03 g/L，D- 二聚体 1 254 μg/mL。

2. 护理

病情观察：严密观察患者病情变化监测生命体征，定期检查血压、心率、呼吸频率和体温，特别注意高血压和体温异常。同时应严密观察血常规、肝功能、肾功能和凝血功能检测，以监控病情变化情况，如有突发子痫，立即启动床边急救并通知医生。

（1）气体交换受损：与抽搐发作、清理呼吸道无效有关。

1）护理目标：患者氧合指数大于 300，能够拔除经口气管插管。

2）护理措施：严格落实机械通气管理规范，落实预防 VAP 相关措施，及时监测气囊压力，按需吸痰，及时评估痰量及性状，吸痰时严格无菌操作。

3）护理评价：患者住院第三天氧合指数为 341，SBP 试验成功，拔除经口气管插管。

（2）感染：与 HELLP 综合征有关。

1）护理目标：患者住院期间感染无加重。

2）护理措施：遵医嘱按时使用抗菌药物；观察患者腹部伤口辅料及阴道出血情况，保持腹部伤口敷料干洁，及时更换会阴垫；严格落实三管监控，落实预防导尿管相关性尿路感染、血管导管相关性感染及呼吸机相关肺炎。每日予生理盐水口腔护理、会阴抹洗护理。

3）护理评价：患者住院期间感染较前好转。

（3）体液过多：与患者子痫并发 HELLP 综合征有关。

1）护理目标：患者住院期间急性肺水肿能得到纠正，无粉红色泡沫痰。

2）护理措施：严密监测患者生命体征、CVP 的情况，监测并记录患者痰液、尿液的量、色、质情况，观察子宫收缩，阴道出血的量、色、质；严格落实液体管理，匀速补液，"量出为入"；遵医嘱使用利尿药，用药期间监测患者电解质平衡；监测患者的神志、瞳孔情况，追踪影像学结果，及时复查，遵医嘱使用甘油果糖氯化钠注射液脱水以减轻脑水肿。

3）护理评价：患者入院第二天未咳粉红色泡沫痰，Pro-BNP 由转入时的 17 493 pg/mL 降至 6 238 pg/mL。

（4）有血栓形成的风险与产后血液高凝、绝对卧床有关。

1）护理目标：患者住院期间不发生静脉血栓。

2）护理措施：每天监测患者双下肢的足背动脉搏动、皮肤温度、腿围、皮肤颜色，并与前日记录比较，以判断治疗效果；病情允许时，遵医嘱予每天协助患者行肢体被动活动；q2h 翻身，予软枕垫高小腿肚位置 5°～10°，注意避免压迫腘下动脉、勿过度背伸足背。

3）护理评价：患者未发生静脉血栓。

（三）生活护理

（1）饮食护理：①予留置肠管，每天给予肠内营养，伊力佳 63 mL，保证足够热量；②请营养科会诊，制订营养计划，并有效落实。

（2）皮肤护理：每天给予氯己定湿巾床上擦浴，保持皮肤清洁。

（四）心理护理

加强心理护理，取得患者的配合及理解，机械通气期间每天告知患者病情变化，指导家属和患者做好沟通，鼓励家属树立战胜疾病的信心，在床边悬挂患者宝宝照片，指导家属录制加油打气语音在患者床头播放，增强患者战胜疾病的决心。

（五）健康教育

嘱咐患者转科后要遵医嘱按时服用降压药，勿自行减量或停药，定时监测血压，掌握识别高血压的症状（如头痛、视力模糊），若发生抽搐勿自行处理，及时呼叫医务人员处理；宜选择低盐、高蛋白、高纤维的饮食，以支持血压控制和保持整体健康；每日自行记录饮水量及尿量；配合医务人员进行康复训练，循序渐进，经常活动肌肉和锻炼，向患者及家属讲解功能锻炼的意义，指导患者逐渐由床上坐起、床边坐、床边站起、步行逐渐过渡，逐渐回归到社会生活。

【小结】

子痫是在子痫前期基础上发生不能用其他原因解释的强直性抽搐，可以发生在产前、产时或产后，也可以发生在无临床子痫前期表现时，是妊娠期高血压病最严重的阶段，是导致母儿死亡的最主要原因。HELLP 综合征指妊娠高血压综合征（以下简称"妊高征"），伴有溶血、转氨酶升高及血小板减少，是妊娠期高血压疾病的严重并发症，严重者会导致患者并发肺水肿、胎盘早剥、体腔积液、产后出血、弥散性血管凝血、肾衰竭、肝破裂等，剖宫产率高，病死率明显增高。做好临床症状的观察和识别是护理工作的重点。子痫并发 HELLP 综合征患者护理的重点为掌握子痫的急救处理，包括镇静、解痉、降压、利尿、强心、扩容和纠正酸中毒，严密监测患者自身免疫指标的情况，同时做好患者的安全护理，缓解期及时识别患者子痫的先兆症状。

【参考文献】

［1］中华医学会妇产科学分会妊娠期高血压疾病学组．妊娠期高血压疾病诊治指南（2020）［J］．中华妇产科杂志，2020，55：（04）：227-238．

［2］许昭炎．优质护理在妊娠高血压综合征产妇产后出血护理中的应用分析［J］．山西医药杂志，2021，50（24）：3434-3436．

［3］黄艳．妊高症孕妇实施妊娠期和围产期综合性护理的效果［J］．心血管病防治知识，2021，11（36）：41-43．

［4］王莉，李俊强，许鑫玥，等．音乐疗法在重度子痫前期患者的临床效果分析［J］．妇产与遗传（电子版），2021，11（03）：31-35．

［5］谭倩倩，刘俊，罗莉曼．硫酸镁用于妊娠期高血压治疗时的护理配合研究［J］．中国药物与临床，2021，21（15）：2753-2755．

［6］陈玖梅，刘志芳，沈夏清，等．医护一体化模式在高危孕产妇优质护理服务中的应用研究［J］．基层医学论坛，2021，25（21）：2970-2972．

（黄绮婷）

案例 6　HELLP 综合征合并急性肾功能衰竭

【案例介绍】

（一）一般资料

患者女，28 岁。

主诉：停经 35^{+1} 周，发现血压升高 1 天，剖宫产术后无尿 7 小时。

现病史：患者平素月经规律，末次月经 2021-05-17，核实预产期 2022-02-24。本次受孕为自然受孕。怀孕期间于外院规律产检，胎儿 NT 检测未见异常，TSH 2.55 μIU/mL，未复查，早期唐氏筛查提示：21 三体高风险，18 三体低风险；进一步行母体外周血胎儿染色体非整倍体基因检测提示：18、21、13 三体风险均为低风险。OGTT（－），孕期监测血压正常范围，孕前体重 45.9 kg，孕期体重共增加 15.5 kg。BMI（孕前）：19.4 kg/m^2。2022-01-17 孕 34 周无明显诱因出现下腹隐痛，阵发性，伴有胎动减少，未予重视；2022-01-19 傍晚腹痛较前稍明显，呈持续性下腹部胀痛，伴呕吐胃内容物 3 次，非喷射性，自觉胎动消失一天；2022-01-20 至当地医院就诊，测血压 181/128 mmHg，立即予硝苯地平 20 mg，口服，硫酸镁 20 mL 快速静滴解痉处理，行 B 超检查提示宫内死胎，立即转诊至上级妇幼保健院。监测血压波动于 122 ~ 148/72 ~ 100 mmHg，心率波动于 72 ~ 92 次 / 分，血氧饱和度波动于 96% ~ 100%，尿色呈浓茶色，考虑"HELLP 综合征、胎盘早剥、胎死宫内"于 2022-01-21 03:40 ~ 04:50 急诊行剖宫产术 + 行双侧子宫动脉上行支结扎 + 海曼氏缝合术，术中娩出一死婴，胎盘胎膜娩出完整，检查胎盘大小 16 cm × 14 cm × 1.0 cm，胎盘剥离面 15 cm × 14 cm，术后转入该院

ICU，术后血常规提示 WBC 18.47×10^9/L，NEU 88.9%，RBC 2.49×10^{12}/L，HGB 86 g/L，PLT 25×10^9/L，予输血纠正贫血处理（输红细胞 2 U、血浆 700 mL，冷沉淀 10 U，机采血小板 1 单位、纤维蛋白原 4 g），观察患者一直无尿，予呋塞米 40 mg 静脉推注，NS 40 mL + 呋塞米 80 mg + 多巴胺 20 mg 静脉泵入，经上述处理后患者仍无尿，病情无好转，遂联系我院，于 01-21 11:57 转诊至我院，拟"HELLP 综合征"收入重症医学科。

（二）病史

既往史：既往体健。

婚育史：初婚，丈夫体健（无遗传病史）。育 0 子 0 女，体健。

月经史：初潮 14 岁，4 ~ 5 天 /30 天，末次月经 2021-05-17。月经周期规则，月经量中等，颜色正常。无血块、无痛经。

家族史：父亲体健，母亲患有 2 型糖尿病，规范口服降糖药物治疗。

（三）医护过程

体格检查：体温 36.7℃，脉搏 105 次 / 分，呼吸 21 次 / 分，血压 170/105 mmHg，体重 42.5 kg。营养良好，面容无异常，表情自如，神志清楚，自主体位，步行入室，查体合作。腹部稍膨隆，如孕周大小，无胃型、肠型、蠕动波，腹壁静脉无曲张。肝浊音界存在，移动性浊音阴性，肾区无叩击痛，无振水声，肠鸣音正常，未闻及腹部血管杂音。

专科检查：宫底脐下一横指，质地硬，阴道流血不多。

临床诊断：① HELLP 综合征；②重度胎盘早剥；③子宫胎盘卒中；④胎死宫内；⑤孕 2 产 1，孕 35^{+1} 周头位单死婴经剖宫产术分娩。

治疗经过：2022-01-21 血常规组合：血红蛋白 75.00 g/L，血小板 102.00×10^9/L；急诊生化 + 急诊肝功组合：肌酐 403 μmol/L，肾小球滤过率 12.18 mL/（min·1.73 m^2）；LACT：乳酸 3.83 mmol/L；凝血常规 /D- 二

聚体：凝血酶原活度 122%，抗凝血酶Ⅲ 47%，D- 二聚体 69 000 ng/mL；床旁 NT-ProBNP（ICU）：17 745 pg/mL；予以头孢曲松他唑巴坦抗感染，输 A型 RH 阳性血红细胞悬液 4 U 纠正贫血，输注新鲜冰冻血浆 200 mL 纠正凝血功能，经口气管插管、纤维支气管镜吸痰气道管理，分别于 2022-01-21 及 2022-01-22 行血液净化后患者尿量恢复正常，予以"乌拉地尔、硝酸甘油"静脉泵入控制血压治疗，余以控制血糖、营养等支持对症治疗。经治疗后患者生命体征平稳，2022-01-23 拔除气管插管，于 2022-01-25 11:50 转入高危产科。经过治疗，患者血压控制可，肾功能相关指标逐渐好转，尿量正常，无发热，子宫收缩好，伤口无异常渗血、渗液等，病情平稳，于 2022-01-30 出院。

【护理】

（一）治疗护理

1. 用药护理

（1）布托啡诺镇痛。

（2）静脉泵入乌拉地尔、硝酸甘油降血压。

（3）头孢曲松他唑巴坦抗感染。

（4）输 A 型 RH 阳性血红细胞悬液 4 U 纠正贫血。

（5）输注新鲜冰冻血浆 200 mL 纠正凝血功能。

2. ICU 常规护理

密切观察神志、瞳孔变化，严密监测生命体征，测中心静脉压每小时 1次，留置尿管，观察尿液的颜色、性质、记尿量，准确记录 24 h 出入量，评估水肿程度及消长情况，维持水及电解质、酸碱平衡，正确留取各标本并及时送检，做好各项护理。遵照国际镇痛指南，按 ICU 镇痛常规原则，遵医嘱使用镇痛药物，逐渐减量，及时停药，不能擅自调整镇静。

3. 肺部感染护理

机械通气期间，每日评估插管的必要性，每日唤醒，按需吸痰，保持呼吸道通畅，抬高床头 30°~45°，每天给予机械排痰；及时倾倒呼吸机冷凝水，鼓励患者多咳嗽排痰，必要时给予雾化吸入。做好痰液的细菌培养。嘱患者保持良好的心情，必要时给予开塞露灌肠，保持大便通畅。

4. 子痫前期护理

子痫前期的治疗原则为预防抽搐，有指征地降压、利尿、镇静，预防和治疗严重并发症。护理的重点应该围绕治疗原则，密切监测患者生命体征，尤其是血压，子痫前期患者收缩压＞160 mmHg，舒张压≥110 mmHg，应立即处理，维持在目标范围内，国际妊娠高血压学会建议应将妊娠期高血压患者的血压控制在 110~140/80~85 mmHg。按医嘱调整抗高血压药物，避免剧烈波动。遵医嘱使用硫酸镁，把握硫酸镁使用的原则，预防硫酸镁中毒。

5. 产褥期护理

q4h 测量患者腹围，密切监测并记录患者生命体征，按摩宫底，记录患者阴道出血量，观察有无产后大出血的发生。落实好会阴抹洗护理，保持环境通风，温湿度适宜，衣被整洁，勤换护理垫。

6. 急性肾损伤护理

（1）评估与监测：监测评估患者的血压、心率、呼吸频率和体温。定期监测血气分析、电解质、尿量、肌酐、肾小球滤过率等相关生化指标，关注患者是否有水肿、肺部啰音等体征。

（2）液体管理：根据患者的肾功能和治疗需要为其设计个体化的补液计划，严格控制液体摄入量，确保其与 CRRT 的清除量和尿量相匹配，每小时评估并调整液体摄入和排出平衡。

（3）管道维护：①每次断开及重新连接管路接口时，均用酒精棉片包裹旋转消毒每个接口＞15秒。②下机时，用10 mL生理盐水冲洗管道后，按各管腔内径容积以肝素盐水做好正压封管。③密切观察穿刺点有无渗血渗液、红肿等征象，及时换药，必要时通知医生处置。

（4）镇静管理：患者躁动时，做好患者的情绪安抚，密切和医生沟通患者的镇静方案，及时调整用药，同时做好患者的保护性约束，避免患者肢体活动度过大造成的折管。

（5）抗凝管理：选择合适的体外抗凝，常规选用枸橼酸抗凝方式，监测患者血气分析，以及游离钙、总钙、钾离子等电解质的情况，总钙/离子钙＞2.5时，协同医生调整患者的抗凝方案。

（6）及时记录，正确处理报警。qh记录治疗参数，每班交接时双人核对确认治疗模式、设置参数、置换液、抗凝方案，在交班时确保信息的完整性和准确性，确保连续性护理。

（二）观察护理

1. 评估

神经系统：GCS 8T分 ~ 15分，RASS 0 ~ 3分，双侧瞳孔等大等圆，直径约2.5 mm，对光反射灵敏，CPOT 0分。

呼吸系统：2022-01-22至01-23使用经口气管插管辅助呼吸（SIMV模式，f 22次/分，VT 420 mL，FiO_2 50%）；Ⅱ度少量黄白色痰，囊上分泌物较少；血气示：PaO_2 62.8 mmHg，$PaCO_2$ 55 mmHg，pH 7.441，OI 125 mmHg。

泌尿系统：肾小球滤过率16.26 ~ 33.87 mL/（min·1.73 m²）；肌酐46 ~ 79 μmol/L，每日尿量100 ~ 150 mL/h，予呋塞米控制尿量。

循环系统：心率79 ~ 110次/分，NT端B型利钠肽前体22 800 ~ 35 000 pg/mL。2022-01-23心脏彩超提示：左房增大，左室壁弥漫性运动减低。轻度三尖瓣反流，轻度肺高压。左室舒张功能减退。左室收缩功能正常。

消化系统：予肠内营养支持，伊力佳 25 mL/h。未出现潴留情况。

内分泌系统：血糖波动在 5.8 ~ 9.5 mmol/L。

凝血指标：血浆凝血酶原时间 9.2 s，凝血酶原时间活动度 52%，活化部分凝血活酶时间 27.5 s，纤维蛋白原 3.98 g/L，D- 二聚体 7698 ng/mL。

感染指标：降钙素由 2.0 ng/mL 降至 0.7 ng/mL；白细胞 23.39×10^9/L 降至 13.16×10^9/L。

阴道出血量较少，双下肢未见水肿。

2. 护理

病情观察：严密观察患者病情，监测患者瞳孔、神志，监测生命体征，尤其是患者的血压情况，观察患者有无抽搐，根据血压调整降压药物的使用，如有异常及时通知医生。

（1）感染：与失血抵抗力下降及病情危重有关。

1）护理目标：患者感染指标下降。

2）护理措施：把握手卫生的五个时机并严格遵守；进行三管监测，并按照集束化管理要求落实护理措施；观察患者腹部伤口敷料是否干洁、伤口周围皮肤是否存在红肿热痛的表现、引流液性状，追踪引流液及伤口分泌物标本的检验结果，有渗液及新发感染症状时及时通知医生处理；保持床单位整洁，衣被污染及时更换，定时按压宫底，促进恶露排出，勤换护理垫，保持会阴部干洁，落实会阴抹洗护理；遵医嘱使用抗感染药物，按规定速度泵入药物，并追踪血药浓度的检验结果；保证营养的供应，及时执行白蛋白、TPN 的静脉用药及伊力佳鼻饲。

3）护理评价：患者感染指标好转，住院期间无发热，降钙素原由 2.0 ng/mL 降至 0.7 ng/mL，白细胞由 23.39×10^9/L 降至 13.16×10^9/L。

（2）急性肾功能损伤：与 HELLP 综合征导致肾脏血管内皮损伤有关。

1）护理目标：患者肾小球滤过率 > 30 mL/（min · 1.73 m²），尿量 >

100 mL/h。

2）护理措施：观察并记录患者每小时尿量、尿液的性质，留意患者肾小球滤过率、肌酐等肾功能检验指标的变化。落实 CRRT 集束化护理，结合患者病情及血压、CVP 的情况落实二级液体管理，规范血透管道维护，加强 CRRT 治疗期间的抗凝管理、保暖护理，及时处理报警，保持管路的通畅及顺利进行，qh 记录 CRRT 治疗参数，做好交接班。

3）护理评价：患者已停 CRRT 治疗，肾小球滤过率由 16.26 mL/（min·1.73 m²）升至 33.87 mL/（min·1.73 m²），尿量由转入时的 24 mL/h 增加至 108 mL/h。

（3）有出血的风险：与血小板降低、凝血功能差有关。

1）护理目标：患者住院期间不发生出血不良事件。

2）护理措施：动态评估患者出血风险，谨慎使用抗凝药物，防止创伤，监测患者有无出血倾向，如口腔黏膜、球结膜、各穿刺口，有无血性痰、血尿或血便。口腔护理时宜动作轻柔，可使用含漱液或者妇科棉支代替常规牙刷，指导患者勿食质地坚硬、带刺及辛辣刺激的食物。血小板 < 20×10^9/L 时禁止刷牙，以减少对黏膜不利的因素。血小板低于 20×10^9/L 时，需警惕内脏自发性出血。保持大便通畅，避免情绪激动、剧烈咳嗽、屏气用力和用力排便，以免颅内压升高引起脑出血。遵医嘱输注成分血改善凝血功能，患者于 2022-01-23 输注新鲜冰冻血浆 200 mL，做好输血护理。

3）护理评价：患者血小板由 20×10^9/L 升至 59.00×10^9/L，较前好转，住院期间未发生出血事件。

（4）贫血：与产后出血有关。

1）护理目标：患者中度贫血得到纠正。

2）护理措施：q2h 观察并记录患者产后阴道出血量，定时按压子宫，产后 24 小时统计患者阴道出血量。留意患者血常规、血色素情况。遵医嘱予输注血制品，做好输血护理，严格落实三查八对，患者于2022-01-21输注红细胞悬液3U，患者未发生输血不良反应。遵医嘱口服补铁药多糖铁，加强口服铁剂宣教。

3）护理评价：患者血红蛋白由75.00 g/L升至110.00 g/L。

（5）潜在并发症：下肢深静脉血栓，与患者绝对卧床、乏力缺少活动有关。

1）护理目标：患者住院期间不发生静脉血栓。

2）护理措施：每天监测患者双下肢的足背动脉搏动、皮肤温度、腿围、皮肤颜色，并与前日记录比较，以判断治疗效果；病情允许时，遵医嘱每天协助患者行肢体被动活动；q2h翻身，予软枕垫高小腿肚位置5°～10°，注意避免压迫腘下动脉、勿过度背伸足背。遵医嘱使用双下肢气压治疗，bid，每次30分钟。

3）护理评价：患者未发生静脉血栓。

（三）生活护理

1. 饮食护理

予留置肠管，每天给予肠内营养，伊力佳25 mL/h维持，循序渐进保证足够热量。

2. 皮肤护理

每天给予氯己定湿巾床上擦浴，保持皮肤清洁。

（四）心理护理

加强心理护理，取得患者的配合及理解，机械通气期间每告知患者病情变化，指导家属和患者做好沟通，鼓励家属树立战胜疾病的信心，指导家属录制加油打气语音在患者床头播放，增强患者战胜疾病的决心。

（五）健康教育

注意休息，嘱患者按时服用降压药，勿自行减量或停药，定时监测血压，掌握识别高血压的症状（如头痛、视力模糊），若发生抽搐勿自行处理，及时呼叫医务人员处理；宜选择低盐、低蛋白、高纤维的肾病饮食，以支持血压控制和保持整体健康；每日自行记录饮水量及尿量；配合医务人员进行康复训练，循序渐进，经常活动肌肉和锻炼，向患者及家属讲解功能锻炼的意义，指导患者逐渐由床上坐起、床边坐、床边站起、步行逐渐过渡，逐渐回归到社会生活。定时监测肝功能、血小板、肾功能、尿蛋白恢复情况，3个月内勿提 > 5 kg 的重物。

【小结】

HELLP 综合征是以溶血、转氨酶升高和血小板减少为临床表现的综合征，是妊娠期高血压疾病的严重并发症之一，其在妊娠中的发生率为 0.5% ~ 0.9%，其中 10% ~ 20% 并发严重先兆子痫。急性肾损伤是 HELLP 综合征的严重并发症，HELLP 综合征占妊娠期急性肾损伤孕妇的 36% ~ 50%。HELLP 综合征与妊娠期急性肾损伤的发生及妊娠不良结局相关，患者的肾脏预后通常良好，但部分孕妇可进展为慢性肾功能不全。

【参考文献】

［1］巩雪敏，甘泉. 重症产科疾病继发急性肾损伤的临床分析［J］. 中华妇产科杂志，2024，59（1）：70-76.

［2］乃吾拜尔·阿布都克尤木，黄萱，王润泽，等. 妊娠相关急性肾损伤预后的研究进展［J］. 临床肾脏病杂志，2024，24（07）：603-608.

［3］汪若丹，常瑞霞. 产后 HELLP 综合征致急性肾损伤及可逆性后部脑病综合征 1 例［J］. 长治医学院学报，2024，38（03）：233-235.

［4］赫英东，陈倩．子痫前期并发症之外的 HELLP 综合征［J］．中国实用妇科与产科杂志，2022，38（02）：145-149．

［5］刘伟，朱奕融，陈瑾．HELLP 综合征产妇并发死产的相关因素分析［J］．中国当代医药，2021，28（33）：112-114+118．

［6］白向花．综合性护理干预对 HELLP 综合征合并脏器功能受损产妇的影响［J］．当代护士（中旬刊），2021，28（11）：40-43．

［7］邓春艳，马小芳，方志成，等．一例妊娠期高血压合并 HELLP 综合征多器官功能衰竭患者的护理［J］．中华现代护理杂志，2016，22（2）：283-284．

（黄绮婷）

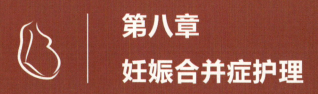

第八章
妊娠合并症护理

案例 1　妊娠合并重度贫血

【案例介绍】

（一）一般资料

患者女，27 岁。

主述：停经 19^{+4} 周，发现巨脾 1 周，头晕、乏力 2 天。

现病史：患者自幼面色苍白，有地中海贫血，自诉孕前血红蛋白维持在 79 ～ 86 g/L，规律产检，停经 18 周查血红蛋白 52 g/L，腹部超声提示脾脏增大，脐下 33 mm。住院治疗输注红细胞治疗，复查 Hb 46 g/L。孕 19^{+2} 周因头晕无力住院查血红蛋白 29 g/L，予地塞米松静脉推注后输注洗涤红细胞，输血期间出现酱油色尿，伴腰痛、膝关节痛，后又继续输注洗涤红细胞，输血后复查 Hb 44 g/L。考虑病情危重，遂平车转入重症医学科。患者孕期大便正常，小便色黄如茶色，孕期体重共增加 0 kg。BMI（孕前）：16.3 kg/m²。

（二）病史

既往史：患者小时候就诊发现血红蛋白 H 病，予输注红细胞悬液后出院，后不定期监测血红蛋白 70 ~ 80 g/L，发热或上呼吸道感染时降至 50 ~ 60 g/L，未行输血治疗。7 年前妊娠 22 周发现血红蛋白下降（49 ~ 58 g/L），住院多次输血、激素治疗，引产后 Hb 92 g/L 出院。有青霉素过敏史。

婚育史：已婚，G3P1。

（三）医护过程

入重症医学科体查：神志清楚，平卧位，平车入室，查体合作，鼻导管吸氧 2 L/min，血压 109/54 mmHg，脉搏 100 次 / 分，呼吸 22 次 / 分，血氧饱和度 98%，体温 36.0℃，GCS 评分 E4V5M6，面色苍白，皮肤及巩膜黄染，双侧瞳孔等大等圆，直径约 2 mm，对光反应灵敏，双肺呼吸音粗，未闻及明显干、湿性啰音，心率 100 次 / 分，律齐，心音正常，各瓣膜区未闻及明显杂音，腹部膨隆如孕周，可触及脾脏，脐下可触及，少许头晕、无腰痛、骨痛、无阴道流血。宫底位于脐下三指，腹围 85 cm，胎心音 125 次 / 分，胎心规则，律齐。宫体无压痛，子宫张力稍大，未扪及明显宫缩。留置右颈内深静脉置管，尿液呈深黄色。

临床诊断：①妊娠合并重度贫血；②溶血性贫血；③妊娠合并脾功能亢进；④脾大；⑤孕 19⁺⁴ 周单活胎妊娠状态。

治疗经过：患者入重症医学科后完善相关检查，报危急值血红蛋白 29 g/L 且呈进行性下降。予碳酸氢钠碱化尿液，经多学科会诊讨论后使用丙球及激素前提下予少量多次输血改善贫血。2024-06-26 患者突发腹痛，全腹部 MRI：脾大，拟出血性脾梗死，考虑病情危重，予加强监护、抗感染、血浆置换等治疗后病情渐稳定，2024-07-03 在手术室行剖宫取胎术，术中见脾脏明显增大，质硬，下缘达盆腔，右侧缘超腹部正中线。表面光滑，无活动性出血，术程顺利，出血 100 mL，术后给予促进宫缩、预防感染、补液、伤口护理等对症治疗，术后恢复可，合计妊娠期及围术期共输注红细胞 10.5 U，术后无明显出血，伤口无异常渗血、渗液等。

【护理】

（一）治疗护理

1. 用药护理

（1）拉氧头孢抗感染。

（2）碳酸氢钠静滴碱化尿液。

（3）异甘草酸镁护肝。

（4）免疫球蛋白、地塞米松预防输血反应。

（5）孕酮凝胶安胎治疗。

（6）缩宫素促进子宫收缩，减少阴道出血。

（7）布托菲诺镇痛。

2. 输血护理

嘱患者家属携患者血样至血站进一步做血液抗体检查，明确结果后，遵医嘱予输注特别的针对性配型的红细胞，输血前遵医嘱予输注免疫球蛋白、地塞米松、甲泼尼龙等措施预防输血反应的发生，提高输血效果，输血前留置尿管，以便更直观观察患者尿液的变化情况，严格执行输血规范，确保输血安全。输血期间，专人专看，指导患者学会观察输血反应发生的表现，如出现头部胀痛、面部潮红、恶心、呕吐、心前区压迫感、四肢麻木、腰背剧痛、寒战、高热、呼吸困难等症状立即告诉医护人员，同时护士需注意尿液有无呈现酱油色。血浆置换时，严格无菌操作，认真倾听患者的主诉，注意有无输血反应的发生。记录输血前后血红蛋白变化，评估输血效果。

3. 发热护理

注意与输血反应的鉴别，遵医嘱予物理降温，如冰敷等，嘱患者适当地饮用温开水。

4. 疼痛护理

明确疼痛的病因，对症用药，避免早期的镇痛影响对其他部位疼痛的观察，每天评估患者对疼痛的耐受程度，在医生的指导下，动态调整药物的给药速度，确保药物的效果和患者的安全，逐渐减量，尽早停药。注意患者乳房是否有胀痛的情况，及时退乳，常见的退乳方法包括芒硝冰片外敷、口服药物、针灸等，这些方法可以帮助减少乳汁的分泌，缓解乳房胀痛。

(二) 观察护理

1. 评估

神经系统：GCS 评分 E4V5M6 分，双侧瞳孔等大等圆，直径约 2 mm，对光反射灵敏。

呼吸系统：鼻导管低流量给氧，双肺呼吸音粗，未闻及明显干、湿性啰音；血气分析：酸碱度 7.449，二氧化碳分压 25.90 mmHg，氧分压 131.00 mmHg。

泌尿系统：肌酐正常，每日尿量 2 000 ～ 4 000 mL/24 h，尿液茶色。

循环系统：血压在偏低的正常范围内，心脏彩超见左心室及左心房轻度增大。

消化系统：经口进食，联合静脉内营养。

内分泌系统：血糖波动在 6 ～ 8 mmol/L。

凝血指标：凝血酶原时间 12.4 s，凝血酶原活度 80%，纤维蛋白原 2.98 g/L，凝血酶时间 15.1 s，部分凝血活酶时间 35.4 s，抗凝血酶Ⅲ 69%，D– 二聚体 134 ng/mL。

入重症医学科时腹部膨隆如孕周，可触及脾脏，脐下可触及。后期有脾区疼痛，未行脾切除术。

2. 护理

术前，严密监测患者胎心音变化情况，教会患者自数胎动，3 次 / 日，早、中、晚各 1 次，1 h/ 次，胎动不低于 3 次 /h，遵医嘱使用缩宫素促进产后子宫收缩，减少阴道出血量，术后禁止按压宫底，监测腹围变化情况。注意腹痛情况及伤口敷料是否干爽清洁。密切观察生命体征变化情况，监测实验室指标，评估贫血的程度及治疗效果。

（1）活动无耐力：与贫血导致机体组织缺氧有关。

1）护理措施：单间病房，保持病房的温度在 22 ～ 24℃，湿度 40% ～ 60%，良好的通风，空气新鲜，灯光柔和，无光线刺激。保持充分休息，予吸氧，心电监护，密切监测血压、心率、呼吸及血氧饱和度变化，预防休克发生，遵医嘱予输血治疗。严格无菌操作，遵医嘱使用抗感染药物，避免机体抵抗力低而导致感染的发生。指导进行呼吸训练，以提高呼气相支气管内压力，卧床期间进行床上适当的肢体运动。

2）护理评价：患者头晕症状缓解。可简单自由活动。无输血反应的发生。

（2）营养失调：低于机体需要量。

1）护理措施：遵医嘱予输血治疗，增加静脉内营养，加强营养支持。提供营养均衡的饮食，且饮食多样化，增加优质蛋白质、维生素和矿物质的摄入。

2）护理评价：出院时血红蛋白 66.00 g/L，较入院时好转；患者无呕吐情况，体重无变化。

（3）焦虑：与疾病反复，担心胎儿的情况有关。

1）护理措施：对患者的胎心进行严密的监测，并指导患者如何正确地记录和观察胎动的情况。加强巡视，观察患者的病情变化情况。因病情危重，可能需要考虑终止妊娠时，与患者及家属进行充分的沟通，详细解释终止妊娠的原因和必要性，同时进行心理教育，帮助患者理解当前的医疗决策，密切关注患者的情绪变化，提供必要的心理支持，确保患者在整个过程中能够保持稳定的情绪状态。

2）护理评价：患者有一过性的情绪萎靡期，后续恢复可。

（4）疼痛：与脾的病变、剖宫产术后伤口有关。

1）护理措施：密切观察患者腹部情况，注意脾区可能出现的异常症状，剖宫产术后遵医嘱使用镇痛药物，动态评估，及早停药，早期采取退乳治疗措施，预防乳房的胀痛的发生，加强伤口的换药处理，观察伤口愈合情况。

2）护理评价：患者疼痛缓解。

（5）有感染的危险：与患者贫血、低蛋白有关。

1）护理措施：遵医嘱使用抗生素。保持病房环境清洁、空气新鲜，每天定时开窗通风。保持口腔清洁，每天至少2次的口腔护理，并做好会阴部的护理。指导患者适当进行床上康复运动，加强营养，提高抵抗力。密切观察阴道出血情况及子宫恢复情况、伤口有无渗血渗液，加强换药处理，预防产后感染。

2）护理评价：患者无感染情况发生。

（三）生活护理

1. 饮食护理

指导患者进食高蛋白、高热量、富含维生素的食物，以增强机体抵抗力。适量食用含铁丰富的食物，如动物肝脏、动物血、瘦肉等，有助于血红蛋白的形成，维生素 C 有助于铁的吸收，因此应适量食用富含维生素 C 的食物，如鲜枣、橙子、猕猴桃等，然而，必须警惕铁质过量的风险，所以需进行相应铁水平的监测和管理。适量补充叶酸和维生素，尤其是 B 族维生素，有助于改善贫血症状。结合静脉内营养的使用，避免患者因食欲缺乏而导致营养不足。

2. 皮肤护理

每天予葡萄糖酸氯己定湿巾擦浴，使用前加温处理，避免冷的刺激，尊重患者意愿必要时协助其床上洗头，指导患者翻身，改变体位，动作轻柔，避免摩擦皮肤，剖宫产术后阴道流血流液，须及时更换护理垫，避免潮湿的刺激。早期予芒硝冰片外敷，减少乳汁的分泌，避免乳房胀痛，预防乳腺炎的发生。患者易出汗，须及时更换衣物，增加床上擦浴的次数，增加舒适感。

3. 康复运动

患者病情稳定，早期开展音乐治疗联合康复运动。指导患者卧床时进行间断踝泵运动：下肢伸直并放松大腿，在没有疼痛或仅有微微疼痛的限度内，缓慢而用力地尽最大角度地向上勾起脚尖，让脚尖朝向自己，到达最大限度时，保持这个姿势 5～10 s，缓慢放松，接着，缓慢地将脚尖向下踩，在到达最大限度时也保持 5～10 s，反复进行上述的屈伸动作，每次练习 5～10 分钟即可。最好每个小时都能练习一次。还可进行直腿抬高运动：缓慢抬起整个下肢，保持 5～10 s，保持同样的姿势缓慢直腿放下，2～3 次/天。15～20 分钟/次。胸腹式联合呼吸：深吸气时，缓慢先使腹部膨胀，然后使胸部膨胀，达到极限后，屏气几秒，呼气时，要用力，先收缩腹部，尽量排出肺内气体。每日 2 ~ 3 次，每次五分钟。

（四）心理护理

在患者入重症医学科时，积极做好宣教工作，向其简单介绍所处环境、ICU 的探视制度以取得患者和家属的理解与配合，同时介绍负责其治疗和护理的责任医生和护士，让他们了解自己的医疗团队，从而增强信任感和安全感，在任何时候，都耐心解答患者提出的问题，患者因病情危重需终止妊娠，可能产生焦虑、抑郁等情绪反应，要耐心倾听患者的倾诉，给予他们充分的时间表达自己的心理想法，帮助其释放内心的痛苦，及时提供心理疏导和情感支持；通过康复音乐治疗，鼓励配偶及家人通过写信、录音和录视频的方式传达来自亲人、家人、朋友的关心和支持，通过阅读信件或播放录音、录像，患者可以获得极大的信心鼓舞，增强战胜疾病的力量。

（五）健康教育

讲解地中海贫血与妊娠相关的知识，提高患者自我管理能力，积极治疗原发病，定期进行血常规检查，监测贫血状况及治疗效果，明确怀孕意愿时，做好孕前、产前的筛查，遵医嘱治疗贫血及脾脏疾病，必要时行脾切除；产后 3 ~ 6 个月可选择避孕套避孕，产后 6 个月可选择的避孕方式有避孕套、宫内节育器，注意避孕 2 年，孕前纠正贫血及溶血，在医生的指导下进行详细评估后决定怀孕事宜，若怀孕，应当进行产前基因诊断和遗传咨询。

【小结】

地中海贫血（简称地贫）是由珠蛋白基因缺陷引起的一组异质性贫血的遗传性血液疾病，是最常见且危害严重的单基因隐性遗传病。其发生机制为 α 或非 α 珠蛋白生成障碍导致珠蛋白链失衡从而造成红细胞溶血，以及骨髓和髓外部位红细胞前体过早死亡，主要表现为慢性溶血性贫血、携氧能力不足和铁过载等。根据肽链受损的类型，以 α－地贫及 β－地贫为主；根据临床输血程度又可分为输血依赖型和非输血依赖型地贫。

对高风险孕妇进行产前基因诊断、防止重型地中海贫血患儿出生是目前公认的地中海贫血防控策略。

【参考文献】

［1］黄林环，王子莲. 地中海贫血的筛查［J］. 实用妇产科杂志，2023，39（02）：87-90.

［2］彭刚艺，刘学琴.《临床护理技术规范（基础篇）》［M］. 2 版. 广州：广东科技出版社，2013.

［3］中华医学会围产医学分会，中华医学会妇产科学分会产科学组. 地中海贫血妊娠期管理专家共识［J］. 中华围产医学杂志，2020，23（9）：577-584.

［4］丁桂容. 妊娠合并缺铁性贫血的护理体会［J］. 实用临床护理学电子杂志，2017，2（41）：3+11.

（张艳艳）

案例 2 　肺栓塞、右下肢静脉血栓形成、妊娠合并 轻度贫血

【案例介绍】

（一）一般资料

患者女，35 岁。

主诉：停经 35^{+5} 周，胸闷、心慌、气促 2 天。

现病史：患者平素月经规律，末次月经 2023-03-04，孕 8 周在某院行早孕 B 超检查，证实"宫内早孕、存活"。孕 1 月出现恶心、呕吐等早孕反应，程度轻。

2023-11-07 13:00 患者无明显诱因出现胸闷、气促，活动后有心慌、呼吸困难，休息后无明显好转，遂于当晚 23:00 至外院就诊，建议住院治疗，患者拒绝，自行在家予以间断吸氧治疗，稍有好转。2023-11-08 入住外院产科，入院后持续心电监护、吸氧等处理，心电监护示：血氧饱和度 95% ~ 96%，脱氧时血氧饱和度 94% ~ 95%。心脏彩超示：三尖瓣中度反流，轻度肺动脉高压，BNP 886.52 pg/mL，后转入我院治疗。患者自觉胸闷、气促、心慌较前好转，无下腹痛、无阴道流血流液。2023-11-10 血气分析组合：钾 3.6 mmol/L，钠 133 mmol/L，乳酸 1.7 mmol/L，pH 7.445，二氧化碳分压 28.7 mmHg，氧分压 82.9 mmHg，碱剩余 -4 mmol/L。CTA 提示：双侧肺动脉主干及其主要分支肺动脉内见多发充盈缺损影，远端分支部分显影。所及右肺下叶外基底段见斑片状密影。总体肺动脉主干栓塞严重，右肺下叶外基底段少许渗出。诊断：肺动脉栓塞。经多学科会诊疑难病例讨论，因考

虑患者现病情尚平稳，无终止妊娠的明确医学指征，暂时先积极抗凝治疗，与患者及家属沟通病情后，暂转重症医学科进一步诊治。

（二）病史

既往史：既往体健，否认"高血压、糖尿病、肾病、心脏病"。2023-11-10诉孕前体检B超提示三尖瓣反流。

婚育史：已婚，丈夫体健，孕2产0。

（三）医护过程

体格检查：体温36.5℃，脉搏92次/分，呼吸20次/分，血压103/69 mmHg，体重79 kg，身高177 cm。发育正常，营养良好，面容无异常，表情自如，神志清楚，自主体位，步行入室，查体合作。全身皮肤黏膜色泽正常，未见皮疹，未见皮下出血点及瘀斑，双肺呼吸音清，未闻及病理性杂音。肝颈静脉回流征阴性，甲状腺未触及肿大。心律齐整，心音正常，未闻及额外心音，未闻及杂音，未闻及心包摩擦音。生理性反射存在，病理征未引出。宫高31 cm，腹围94 cm，先露臀。胎方位ROA，未衔接。胎心音：132次/分，胎心规则，律齐。宫体无压痛，未扪及宫缩。宫颈管未消，宫口未开。

临床诊断：①肺栓塞；②右下肢静脉血栓形成；③妊娠合并轻度贫血；④孕2产0，孕37^{+6}周头位单活胎妊娠状态；⑤高龄初孕妇的监督。

治疗经过：患者入室后经鼻导管给氧5 L/min，接心电监护：心率80次/分，血压112/62 mmHg，呼吸20次/分，外周血氧100%。GCS 15分（E4V5M6），APACHE Ⅱ评分8分，死亡风险系数14.86%。入室后血气：pH 7.538，PaO_2 141 mmHg，$PaCO_2$ 19.9 mmHg，HCO_3^- 16.9 mmol/L，BE −6 mmol/L。动脉血气提示呼吸性碱中毒合并代谢性酸中毒，考虑肺部病变引起过度通气。因考虑患者随时病情危重，随时需紧急手术，予ECMO床边准备。予异丙托溴铵、沙丁胺醇、糜蛋白酶雾化吸入解痉化痰。2023-11-11 经血管外科会诊，予规律低分子量肝素，按千克体重抗凝，动态检测凝血功能。

【护理】

（一）治疗护理

1. 用药护理

（1）异丙托溴铵溶液、盐酸左沙丁胺醇、糜蛋白酶雾化吸入祛痰。

（2）肝素钠抗凝控制血栓。

2. 抗凝护理

确诊妊娠期肺栓塞后，应尽快启动以抗凝治疗为主的综合救治措施。首选的抗凝药物是低分子量肝素钠（不会穿过胎盘，对母婴相对安全）。遵医嘱使用抗凝药物，严密监测患者与抗凝药物相关的不良反应。使用足背屈、梯度加压弹力袜、间歇充气加压装置作为抗凝治疗的辅助治疗手段。

3. 妊娠护理

严密监测孕妇的呼吸频率、心率、血压和血氧饱和度，突发呼吸困难、胸痛、咳嗽或咳血等异常情况应及时报告医生。定期检测孕妇的 D- 二聚体水平、凝血功能和血小板计数。观察是否有出血或其他抗凝治疗的不良反应。避免高脂肪和高胆固醇食物，限制液体和钠的摄入，维持血氧饱和度在 92% 以上，维持母体血氧分压高于 70 mmHg，以改善氧合并降低肺血管阻力。

（二）观察护理

1. 评估

神经系统：患者神志清楚，GCS 15 分，双侧瞳孔等大等圆，直径约

2.5 mm，对光反射灵敏。

呼吸系统：鼻导管吸氧 5 L/min，呼吸频率 13 ~ 26 次 / 分，血氧饱和度 98% ~ 100%。

循环系统：心率 65 ~ 90 次 / 分，血压 90 ~ 115/35 ~ 70 mmHg，心律齐，无杂音。

消化系统：予普通饮食营养支持，未出现恶心、呕吐情况。

实验室指标：白细胞 $10.41 \times 10^9/L$，血红蛋白 102 g/L，血小板 $251.00 \times 10^9/L$，部分凝血活酶时间 25.7 s，纤维蛋白原 4.44 g/L，抗凝血酶Ⅲ 72%，D- 二聚体 1861 ng/mL，二氧化碳分压：28.10 mmHg。

彩超检查：右侧腘静脉、胫前静脉、腓静脉血栓形成（不完全型），余双下肢静脉血流速度稍缓慢，血流通畅，轻 – 中度三尖瓣反流。可疑轻度肺动脉高压。

2. 护理

病情观察：严密监测孕妇的心率、血压、呼吸频率和血氧饱和度，对于有缺氧表现的患者，适当给氧以改善氧合。留意孕妇是否有呼吸困难，如果出现胸痛、晕厥、发绀等症状应及时调整吸入氧浓度，予报告医生。定期进行心脏超声检查、心电图检查，评估右心室功能、肺动脉压力，以及观察是否有肺栓塞相关的心电图变化。孕妇正在接受抗凝治疗，需要密切监测抗凝药物的效果和可能的不良反应。监测孕妇的动脉血气水平，评估氧合情况和酸碱平衡。

（1）下肢深静脉血栓形成：右侧腘静脉、胫前静脉、腓静脉血栓形成（不完全型）。

1）护理措施：①将下肢抬高 30° ~ 45°，改善下肢静脉血液回流，减少肿胀；②避免对患肢进行按压或揉捏，以防止血栓脱落导致肺动脉栓塞加重；③适量增加水的摄入量，稀释血液，预防血栓形成；④遵医嘱予使用低分子量肝素钠，控制血栓形成；⑤密切关注患者右下肢的皮肤温度、肿胀程度，记录患肢及健侧腿围，进行纵向、横向对比；⑥减少对同一部位的静脉穿刺次数，避免使用刺激性药物和高渗溶液，严格控制患者血压及血糖，降低血液黏度。

2）护理评价：患者每日坚持进行下肢运动，彩超检查无新的下肢深静脉血栓形成。

（2）有感染的风险：与患者白细胞升高有关。

1）护理措施：①观察患者的呼吸频率、节律、发绀情况，并监测血气情况，发现患者因过度换气导致二氧化碳分压低、呼吸性碱中毒时应及时纠正；②协助患者采取半卧位，持续吸氧，提高血氧饱和度，纠正低氧血症，改善呼吸困难等症状；③严格遵守无菌操作原则，保持病房环境的舒适清洁；④定期对患者进行检查，早发现、早诊断、早治疗，同时提供充足的营养，增强患者的免疫力。

2）护理评价：患者体温维持在正常水平。

（3）知识缺乏：与患者对自身疾病认识不足，曾拒绝外院住院建议相关。

1）护理措施：①加强对妊娠期肺栓塞和肺动脉高压的知识普及，提供易于理解的书面资料，提高患者对疾病的认知，包括疾病的症状、风险因素和预防措施；②教育孕妇识别肺栓塞和肺动脉高压的症状，如呼吸困难、胸痛、晕厥等，并强调在出现这些症状时立即就医的重要性；③定期跟进孕妇对知识掌握情况，评估教育计划的有效性，根据患者疾病知识掌握情况调整教育计划；④对于肺动脉高压患者，由于可能存在右心功能改变，应指导适量的体力活动，避免低血压、晕厥的发生。

2）护理评价：患者对肺动脉高压、肺栓塞的疾病认识有初步了解，明白及时就医的必要性。

（4）潜在并发症：右心衰。

1）护理措施：①严密监测患者神志、皮肤、血压、心率等变化，如果出现颈静脉怒张、下肢水肿等异常症状应及时报告医生；②患者血氧分压应维持在高于 70 mmHg，SaO_2 在 92% 以上，以改善缺氧状况；③严格控制患者液体出入，防止液体过负荷引起患者心衰，必要时使用利尿剂；④定期进行心脏超声检查，监测肺动脉压力和右心功能。

2）护理评价：患者住院期间无颈静脉怒张、下肢水肿、肝大、腹腔积液等症状发生。

（5）潜在并发症：肺梗死。

1）护理措施：①密切观察患者 D– 二聚体检测和下肢静脉超声检查结果，必要时进行影像学检查如肺部 CT 血管造影（CTA），同时考虑射线对胎儿的影响，并采取适当的防护措施；②对患者进行心电监护，监测心率、血压等血流动力学参数，及时发现异常变化；③遵医嘱进行抗凝治疗，密切监测抗凝药物的效果和可能的不良反应；④患者出现肺梗死时，应迅速纠正低血压和心律失常，采取有利体位，保持呼吸道通畅，改善氧合和通气功能，必要时进行气管插管和人工通气，在没有禁忌证的情况下，尽可能在病发 6 小时内进行溶栓治疗，以迅速溶解血栓，恢复肺组织再灌注。

2）护理评价：患者无肺梗死发生。

（三）生活护理

（1）饮食护理：①予普通饮食，保证足够热量；②密切关注患者各项营养指标。

（2）皮肤护理：①予葡萄糖酸氯己定医用卫生湿巾床上擦浴，保持皮肤清洁；②予西吡氯铵含漱液口腔护理，保持口腔清洁；③予安尔碘皮肤消毒剂消毒患者会阴部，保持会阴部干爽清洁。

（四）心理护理

与患者及其家属做好沟通，告知患者家属关于疾病的知识、治疗措施及并发症的危险性，心理支持的重要性，取得患者家属的理解与配合，在探视期间为患者提供心理支持，教授患者肌肉放松、深呼吸运动、下肢肢体功能锻炼技巧，通过音乐疗法、康复日志等增强患者的应对能力。

（五）健康教育

对患者及家属进行健康教育，使其充分了解妊娠期肺栓塞和肺动脉高压的基本知识、症状（如呼吸困难、胸痛、晕厥等）和可能的严重后果。了解 D- 二聚体检测、下肢静脉超声检查、肺通气/灌注显像或 CT 肺动脉造影等检查方法的重要性和注意事项。明白低分子量肝素钠抗凝治疗的重要性，同时应注意抗凝期间出血情况；定期血管外科门诊复诊，并调整抗凝方案；教育患者应合理安排孕期活动，避免长时间卧床和静坐，进行适度的下肢运动，如足背屈、踝泵运动等。应合理膳食，限制盐分摄入，增加富含维生素和矿物质的食物，保持适当的体重增长，如有腹痛、阴道流血或阴道流液等不适，应及时就诊。

【小结】

妊娠期肺栓塞是静脉血栓栓塞症的一种，严重威胁孕产妇生命安全，是孕产妇死亡的主要原因之一。肺栓塞最常见的类型是肺血栓栓塞症，而引起肺血栓栓塞症的主要原因为下肢深静脉血栓形成，血栓栓塞肺动脉后，如果没有及时处理，则会引起患者肺动脉压力持续性升高，形成右心室肥厚而导致右心衰。下肢静脉超声检查在妊娠期肺栓塞的诊断中具有重要价值，一旦发现患者出现下肢深静脉血栓，即可按照静脉血栓栓塞症进行治疗处理，首选的抗凝药物是低分子量肝素钠（不会穿过胎盘，对母婴相对安全）。产后则建议患者切换为华法林，对于高危静脉血栓栓塞症则考虑使用溶栓治疗。

【参考文献】

［1］中华医学会呼吸病学分会肺栓塞与肺血管病学组，中国医师协会呼吸医师分会肺栓塞与肺血管病工作委员会，全国肺栓塞与肺血管病防治协作组. 肺血栓栓塞症诊治与预防指南［J］. 中华医学杂志，2018，98（14）：1060-1087.

［2］汪劭婷，徐凯峰. 妊娠期肺血栓栓塞诊治进展［J］. 中华结核和呼吸杂志，2021，44（1）：49-53.

［3］中华医学会呼吸病学分会肺栓塞与肺血管病学组，中国医师协会呼吸医师分会肺栓塞与肺血管病工作委员会，全国肺栓塞与肺血管病防治协作组，等. 中国肺动脉高压诊断与治疗指南（2021 版）［J］. 中华医学杂志，2021，101（1）：11-51.

［4］中华医学会外科学分会血管外科学组. 深静脉血栓形成的诊断和治疗指南（第三版）［J］. 中华普通外科杂志，2017，32（9）：807-812.

［5］姚铖聪，王婷婷，李和江. 孕产妇急性肺栓塞五例并文献复习［J］. 浙江中西医结合杂志，2023，33（01）：61-65.

（林泽群）

案例 3   妊娠合并肝功能衰竭

【案例介绍】

（一）一般资料

患者女，39 岁。

主诉：发现 HBsAg 阳性 5 年余，转氨酶升高 5 天。

现病史：患者目前孕 9 周。5 年余前患者体检时发现 HBsAg 阳性，未行进一步诊治，1 年前在当地医院行胚胎移植，查肝功能未见异常。2 个月余前患者行胚胎移植，开始予以"芬吗通黄片、地屈孕酮片、安琪坦孕酮、阿司匹林、叶酸、羟氯喹口服，孕酮注射液肌注"治疗，期间曾行肝素治疗，1 个月余前查肝功能：ALT 47.5 U/L、AST 33.06 U/L，出现食欲差、干呕、乏力等症状，自觉尿黄，未予进一步诊治。5 天前，患者前往当地医院行常规体检，查肝功能：ALT 774.01 U/L、AST 642.06 U/L，遂至当地市级医院住院，考虑"慢性乙型病毒性肝炎急性期"，予以"思美泰"治疗，住院期间复查肝功能：ALT 1030.98 U/L、AST 999.20 U/L；乙肝病毒 DNA $> 5 \times 10^8$ IU/mL，今为求进一步诊治，遂至我院门诊就诊。患者今年 3 ~ 9 月服用中药，期间并未行肝功能检查。入院后予富马酸替诺福韦二吡呋酯抗病毒，予甘草酸、谷胱甘肽护肝治疗。2023-11-19 丙氨酸氨基转移酶 650.7 U/L，患者乙肝核酸定量病毒复制载量较高，肝功 ALT、AST 较高，患者肝功受损进展为肝衰竭。考虑药物性及病毒性可能，患者现反复阴道流有褐色分泌物，现予积极抗病毒治疗，同时予积极护肝治疗。2023-11-24，患者诉有下腹疼痛未改善，阴道褐色分泌物较前有所减少，全身及巩膜黄染较前明显加重，转氨酶、胆红素、凝血功能改善不明显，转入高危产科进行治疗。后考虑患者病情不稳定，进展迅速，遂经会诊后转入重症医学科行进一步治疗。

（二）病史

既往史：前庭大腺囊肿手术。

婚育史：已婚，丈夫体健，孕 1 产 0。

家族史：母亲、哥哥有"乙肝"。

（三）医护过程

体格检查：体温 36.3℃，脉搏 106 次 / 分，呼吸 20 次 / 分，血压 91/77 mmHg，体重 44.5 kg。发育正常，营养中等，贫血貌，面容无异常，表情自如，神志清楚，自主体位，步行入室，查体合作。全身皮肤黏膜色泽正常，未见皮疹，未见皮下出血点及瘀斑，呼吸规整，双肺呼吸音清，未闻及干、湿啰音，心律齐；腹软，肝脾未触及，肠鸣音正常；颈以下感觉障碍，四肢肌力 0 级，腹壁反射减弱，四肢肌张力明显减退，生理反射减弱，病理反射未见。

临床诊断：①妊娠合并肝功能衰竭；②慢性乙型病毒性肝炎；③孕 13 周（双胎）引产术后；④地中海贫血。

治疗经过：患者入室时神志清，心电监护示脉搏 97 次 / 分，呼吸 26 次 / 分，血压 127/69 mmHg，血氧饱和度 100%。GCS 评分 15 分，APACHE Ⅱ 评分 10 分，死亡风险 18.94%，SOFA 评分 3 分。查体：全身皮肤黏膜黄染，入室后予以丁二磺酸腺苷蛋氨酸、门冬氨酸鸟氨酸颗粒等护肝降胆，予富马酸替诺福韦二吡呋酯片抗病毒治疗，予人凝血酶原复合物、补充凝血因子、新鲜冰冻血浆、白蛋白等对症支持治疗。予乳果糖灌肠降血氨，预防肝性脑病。2023-11-25 予床边行血浆置换。2023-11-26 接危急值，患者葡萄糖 1.65 mmol/L，予 50% 葡萄糖注射液静脉推注。2023-11-28 患者转氨酶较前明显下降，胆红素较前升高，予加用复方甘草酸苷/谷胱甘肽护肝，继续予降胆、抗病毒、降血氨治疗。

【护理】

（一）治疗护理

1. 用药护理

（1）乳果糖口服溶液维护肠道功能。

（2）复方甘草酸苷注射液、丁二磺酸腺苷蛋氨酸、门冬氨酸鸟氨酸、甘草酸单铵半胱氨酸氯化钠改善肝功能，降低血氨。

（3）头孢呋辛抗感染。

2. 妊娠护理

（1）以积极配合内科治疗为主，停安胎药，继续抗病毒治疗。

（2）定期观察患者实验室检查结果，包括血清转氨酶、胆红素、病毒学指标、免疫学指标等，以确定肝病的类型和严重程度。

（3）指导患者卧床休息，遵医嘱予护肝药物，避免使用对胎儿发育有影响的药物，加强胎儿监护，防止宫内窘迫。

（4）提供有效的心理沟通和支持，帮助患者缓解焦虑和压力。

3. 血浆置换护理

（1）治疗前应与患者进行充分沟通，解释治疗过程和可能的不适感，对患者的体温、血压、脉搏等进行测量。

（2）在操作前需详细了解患者的个体差异及过敏史，并严格遵守无菌操作原则，减少感染风险。

（3）严格执行操作规程，使用同型新鲜冰冻血浆，严密观察缓和治疗过程中的病情变化，持续心电、血压、血氧监护，并注意保暖。

（4）治疗过程中，注意患者皮肤及体温情况，如出现血压下降、红疹或体温升高，应及时报告医生，采取治疗措施。

（5）血浆置换后，继续观察患者的生命体征和病情变化，及时发现处理并发症。

（二）观察护理

1. 评估

神经系统：神志清，GCS 评分 15 分，双侧瞳孔等大等圆，直径约 2.5 mm，对光反射灵敏。

呼吸系统：鼻导管给氧 2 L/min，呼吸频率 16 ~ 22 次 / 分，血氧饱和度 100%。

泌尿系统：肌酐 30 μmol/L，尿酸 106 μmol/L。

循环系统：血压 95 ~ 120/50 ~ 72 mmHg。

消化系统：予低蛋白饮食，患者无呕吐情况。

内分泌系统：血糖波动在 2.3 ~ 9.1 mmol/L，予 50% 葡萄糖溶液静脉推注，维持正常血糖水平。

实验室指标：凝血酶原时间 22.4 s，凝血酶时间 18.7 s，血红蛋白 74.00 g/L，血小板 79×10^9/L，丙氨酸氨基转移酶 88.4 U/L，总胆红素 132.3 μmol/L，直接胆红素 84.33 μmol/L。

全身皮肤黏膜黄染，全身黏膜皮肤无出血点、瘀斑，下腹稍有压痛，无反跳痛，肝区无叩痛，肠鸣音 5 次 / 分，双下肢无水肿。

2. 护理

病情观察：密切观察患者生命体征变化，包括严密监测血压、心率、呼吸频率情况，动态检测患者肝功能、肾功能、血常规及凝血指标情况，观察患者有无出血倾向；观察患者神志，若出现烦躁不安、谵妄、神志模糊等肝昏迷症状应及时报告医生，以采取进一步治疗措施。

（1）有感染的危险：与患者肝功能损伤有关。

1）护理措施：①在进行侵入性护理操作时，如静脉注射、抽血、导尿等，必须严格遵守无菌操作原则，以减少感染机会；②指导患者有效咳嗽咳痰，保持床单位整洁，以及患者皮肤清洁、干燥；③严密监测患者体温、脉搏、呼吸频率，以及任何感染的迹象，如果发生体温升高、呼吸频率、心率加快等异常情况，应及时报告医生，采取进一步治疗措施；④予足够的营养支持，提高患者免疫能力。

2）护理评价：患者体温维持在正常范围。

（2）出血倾向：与患者存在凝血障碍、血小板下降有关。

1）护理措施：①严密监测患者血压、心率、呼吸频率和体温情况；②密切观察尿液量、颜色及性质，观察患者有无阴道流血、鼻出血、消化道出血等出血倾向；③密切监测患者的凝血功能，根据凝血功能检测结果，适时补充新鲜冰冻血浆、凝血酶原复合物、血小板等，改善凝血功能；④有创护理操作应集中进行，穿刺后应做好按压；⑤密切观察患者皮肤情况，如出现皮下出血点、瘀斑等异常情况，应及时报告医生。

2）护理评价：患者皮肤无散在皮下出血点，无黑便排出。

（3）有皮肤完整性受损的危险：与患者长期卧床、胆盐沉积，刺激末梢神经而引起皮肤瘙痒有关。

1）护理措施：①予定期翻身，保持床单位整洁；②检查患者全身皮肤状况，注意是否有出血点、瘀斑、黄疸、瘙痒或其他皮肤病变，观察骨突部位有无受压，保持皮肤清洁、干燥，清洁皮肤时使用温和无刺激性的清洁剂，防止抓伤导致感染；③提供足够的营养支持，提高免疫能力。

2）护理评价：患者无院内压疮发生，无抓伤等皮肤损伤发生。

（4）焦虑：与患者对疾病的知识缺乏、担心预后有关。

1）护理措施：①提供安静舒适的环境，让患者感到舒适和放松；②与患者家属做好沟通，讲述关于家庭支持的重要性，患者家属可通过语音交流、书信等方式为患者提供心理支持；③通过转移注意力、音乐疗法、书写康复日记等，帮助产妇调整自身的心理状态，减轻负面情绪，从而促进恢复。

2）护理评价：患者夜晚能安心入睡，神志清，对答切题。

（5）潜在并发症：肝性脑病。

1）护理措施：①定期监测患者的精神状态、意识水平、认知功能和行为变化，及时发现肝性脑病的迹象；②提供低蛋白饮食，减少肠道产生毒素的负荷；③遵医嘱使用乳果糖、门冬氨酸、鸟氨酸等药物，改善肝功能，降低肠道内毒素的产生和吸收；④严格遵守无菌操作原则，预防感染；⑤调整液体摄入量，监测电解质水平，及时纠正电解质紊乱失。

2）护理评价：患者住院期间无肝性脑病发生。

（6）潜在并发症：早产。

1）护理措施：①定期监测孕妇的肝功能指标和胎儿生长发育情况，及时发现并处理异常症状；②保证孕妇摄入充足的营养，避免因营养不良导致的早产风险；③保证充足的休息，避免过度劳累，减少身体和心理压力；④根据孕妇的健康状况和孕周，制订合适的分娩计划，必要时终止妊娠。

2）护理评价：患者住院期间未发生早产。

（7）潜在并发症：肝肾综合征。

1）护理措施：①严格控制 24 小时出入量，控制总体补液量及速度，做到量出为入，同时，应避免患者出现电解质紊乱；②定期监测患者的肾功能指标，如血肌酐、尿素氮、尿蛋白等，以及尿量，及时发现肾功能不全的迹象；③严格遵守无菌操作原则，避免使用肾毒性药物；④根据患者肝、肾功能等身体情况，选择合适时机，必要时终止妊娠。

2）护理评价：患者未发生无尿及少尿等症状。

（三）生活护理

（1）饮食护理：①予低蛋白饮食，保证足够热量；②请营养科会诊，制订营养计划，并有效落实；③密切关注患者各项营养指标。

（2）皮肤护理：①予葡萄糖酸氯己定医用卫生湿巾床上擦浴，保持皮肤清洁；②予西吡氯铵含漱液口腔护理，保持口腔清洁；③予安尔碘皮肤消毒剂消毒患者会阴部，保持会阴部干爽清洁。

（四）心理护理

与患者及其家属做好沟通，告知患者家属心理支持的重要性，取得家属的配合和同意，增强患者战胜疾病的信心。日常护理的过程中，通过音乐治疗、日常康复锻炼，改善患者心理状态。

（五）健康教育

教育患者及患者家属识别和监测任何可能表明复发或并发症的症状，如恶心、呕吐、腹痛、黄疸等，应及时就医。了解妊娠期间药物使用的安全性，避免使用可能对胎儿发育有影响的药物。产后多卧床休息，避免过度劳累，根据身体恢复情况加强肢体锻炼。定期复查血常规、肝肾功能、甲胎蛋白、凝血功能、乙肝两对半、HBV DNA、肝脏影像学等检查。保证能量和蛋白质供给，防止营养不良。同时应做好个人清洁卫生，降低感染风险。

【小结】

妊娠合并肝衰竭是威胁孕妇及胎儿生命的危重症之一，妊娠期肝脏疾病的发生率约为3%，妊娠期肝脏负担加重，胎儿在母体内的生长及生产过程往往加重了肝功能的损害，可致肝病迅速进展，发生功能衰竭，出现严重的并发症。肝移植是妊娠期合并急性肝衰竭患者在内科综合治疗无效时唯一有效的治疗手段。

【参考文献】

［1］吴冬霞，李莲惠，朱跃科. 12 例妊娠急性脂肪肝肝衰竭的临床护理及结局分析［J］. 中国妇产科临床杂志，2017，18（03）：244-245.

［2］张宝忠，周鹏志. 妊娠期肝衰竭的病因研究进展［J］. 临床肝胆病杂志，2018，34（09）：2012-2016.

［3］王志先，王仲敏，高艳霞，等. 妊娠期肝衰竭病因研究进展［J］. 临床误诊误治，2019，32（07）：112-116.

［4］吕苏聪，张宝忠. 妊娠期肝衰竭的病因、临床表现及预后分析［J］. 临床肝胆病杂志，2020，36（12）：2756-2760.

［5］赵丹. 血浆置换治疗肝功能衰竭发生过敏反应的预防与护理［J］. 临床医药文献电子杂志，2020，7（52）：2+15.

（林泽群）

案例 4　妊娠期急性脂肪肝合并重度胎盘早剥即刻产后出血

【案例介绍】

（一）一般资料

患者女，29 岁。

主诉：停经 35^{+1} 周，食欲缺乏、多尿、烦渴 10 天。

现病史：患者平素月经规律，末次月经 2023-04-28，本次受孕为自然受孕。患者 10 天前感食欲缺乏、多尿、烦渴，厌油腻、喜甜食，夜间睡眠不佳，醒后难入睡，无下腹痛、阴道流血、阴道流液等不适，患者未重视。2023-12-25 患者于外院产检，考虑妊娠期肝内胆汁淤积综合征，予"熊去氧胆酸胶囊"口服。2023-12-30 于外院复查凝血常规：PT 17.31 s，PT（INR）1.47，APTT 112.31 s，TT 19.56 s，纤维蛋白原含量 1.32 g/L。急诊肝功生化：AST 49.21 U/L，白蛋白 23.48 g/L，总胆红素 22.45 μmol/L，直接胆红素 17.72 μmol/L，ALP 452.85 U/L，TBA 135.53 μmol/L，肌酐 123.33 μmol/L，尿酸 372.04 μmol/L。遂转至我院进一步治疗。入院后完善相关检查，2023-12-30 凝血常规 /D- 二聚体：凝血酶原时间 17.9 s，部分凝血活酶时间 53.0 s。急诊生化 +AST+TBA+ 心酶组合 +LDH+ 急诊肝功组合：肌酐 126 μmol/L，总胆红素 29.2 μmol/L，葡萄糖 3.74 mmol/L，直接胆红素 15.79 μmol/L，诊断为妊娠急性脂肪肝。经多学科会诊疑难病例讨论后，2023-12-30 行子宫下段剖宫产 + 双侧子宫动脉上行支结扎 + 宫腔球囊填塞术 + 盆腔置管引流术。术中出血 1 000 mL，术后转至重症医学科进一步治疗。

（二）病史

既往史：多年过敏性鼻炎病史，左侧尺桡骨骨折手术，右侧锁骨骨折手术。

婚育史：已婚，体健，孕 2 产 0。

（三）医护过程

体格检查：体温 36.8℃，脉搏 94 次 / 分，呼吸 20 次 / 分，血压 148/84 mmHg。神志清醒，自主体位，正常面容、查体配合；后背皮肤干燥起屑，四肢皮肤皲裂，余皮肤黏膜色泽正常，未见皮疹，未见皮下出血点及瘀斑。双肺呼吸清，未闻及干、湿性啰音；心律齐；生理性反射存在，病理征未引出。先露臀。胎方位 RSA，未衔接。胎心音：132 次 / 分，胎心规则，律齐。宫体无压痛，未扪及宫缩。宫颈居中，宫颈质中，宫颈管未消退，宫口未开。

临床诊断：①妊娠期急性脂肪肝；②重度胎盘早剥；③即刻产后出血；④胎儿宫内窘迫；⑤盆腹腔感染；⑥孕 2 产 1，孕 35^{+1} 周 LOA 单活婴，早产经剖宫产；⑦胎儿生长发育迟缓；⑧帆状胎盘；⑨双侧子宫动脉栓塞术后。

治疗经过：患者镇静、镇痛状态下持续有创呼吸机辅助通气（SIMV 模式，FiO_2 50%，f 18 次 / 分，VT 420 mL，PEEP 5 cmH_2O），GCS 评分 7T 分，术后予抑酸、护胃、补充白蛋白、营养支持等对症支持治疗。凝血功能异常，继续予护肝、降血氨等治疗，间断输注血浆、冷沉淀等纠正凝血功能；2023-12-31 接检验科危急值报告：胸平片示，左侧肺不张，左侧胸腔大量积液，予完善床旁超声胸腔积液定位。2023-12-31 患者意识清晰，氧合可，予拔除经口气管插管。2024-01-01，因凝血功能异常、宫缩欠佳及阴道持续活动性流血，遂行腹主动脉、双侧髂内动脉、双侧子宫动脉、右侧卵巢动脉造影 + 双侧子宫动脉栓塞术，术程顺利。术后予促进宫缩、预防感染、输注冷沉淀 30 mL，新鲜冰冻血浆 150 mL，营养、补液、抗凝、伤口护理等对症治疗。

【护理】

（一）治疗护理

1. 用药护理

（1）瑞芬太尼镇痛、丙泊酚、环泊酚镇静。

（2）呋塞米利尿。

（3）艾司奥美拉唑钠抑制胃酸分泌。

（4）注射用头孢他啶与 5% 葡萄糖注射液抗感染。

（5）环磷腺苷葡胺增加心肌收缩力、扩张血管。

（6）门冬氨酸鸟氨酸改善肝功能、降低血氨。

（7）糜蛋白酶稀释痰液。

（8）异丙托溴铵、盐酸左沙丁胺醇抑制支气管痉挛。

2. 术后护理

（1）协助术后患者取平卧位，保持穿刺一侧下肢伸直，术侧肢体制动 6 ~ 8 小时，叮嘱患者避免屈膝、屈髋，预防血肿形成，术后 12 小时可逐渐恢复活动，但应避免剧烈活动，以避免出血或伤口裂开。

（2）术后需要密切监测患者的生命体征，观察远端肢体的皮肤颜色、温度、感觉、肌力以及足背动脉搏动情况，注意有无疼痛、麻木、运动障碍、无脉、苍白。

（3）协助患者进行踝关节及下肢肌肉的活动，同时注意缓和股动脉穿刺处是否有出血或水肿的风险。

（4）栓塞手术采用的药物容易引起患者恶心、呕吐，密切注意患者消化道症状。

3. 疼痛护理

患者诉腹部宫缩样疼痛，遵医嘱使用镇痛药进行止痛治疗。使用时应逐渐减量，及时停药，监测药物的效果及不良反应，不能擅自调整镇静、镇痛药物。协助患者取舒适体位，进行局部按摩，减轻患者疼痛状况。

4．感染护理

（1）严格遵守无菌操作原则，遵医嘱及时使用抗生素，保持有效的血药浓度，控制感染。

（2）补充血浆、补充白蛋白，加强营养支持治疗，增强患者抵抗力。

（3）注意保暖，避免受凉，防止呼吸道感染。

（4）做好患者腹部伤口换药，保持伤口敷料清洁、干燥，做好患者的口腔护理、皮肤护理及会阴护理。

（5）密切监测患者体温，定期复查血象，警惕感染是否加重。

（二）观察护理

1．评估

神经系统：精神尚可，夜间睡眠欠佳，双侧瞳孔等大等圆，直径 3 mm，对光反射灵敏。

呼吸系统：面罩高流量吸氧 6 L/min，无咳嗽咳痰、胸闷心悸等不适，外周血氧饱和度 99% ~ 100%。

泌尿系统：肌酐 104 μmol/L，近几日尿量维持在 3 L/d 以上，予呋塞米控制尿量。

循环系统：血红蛋白 75 g/L，心律齐，未闻及杂音，VTE 6 分。

消化系统：予口服全粥饮食，未出现反流情况。

内分泌系统：血糖 4.9 ~ 7.6 mmol/L。

凝血、肝功指标：凝血酶原时间 16.3 s，部分凝血活酶时间 49.7 s，纤维蛋白原 1.24 g/L，D- 二聚体 2833 ng/mL，总胆汁酸 23.3 μmol/L，尿素 7.94 mmol/L，肌酐 104 μmol/L，直接胆红素 10.94 μmol/L，白蛋白 24 g/L。

患者 GCS 评分 15 分，腹部伤口敷料干爽清洁，未见明显渗血、渗液，腹部稍膨隆，腹部压痛，反跳痛未引出，病理征阴性。肠鸣音正常，双下肢无水肿。

2. 护理

病情观察：密切观察患者生命体征变化，包括严密监测血压、心率、呼吸频率情况，动态检测患者肝肾功能、血常规及凝血指标情况，观察患者尿管、盆腔引流管的量、颜色及性质，观察患者有无呼吸道、消化道出血等倾向；观察患者神志，若出现烦躁不安、谵妄、神志模糊等肝昏迷症状应及时报告医生，以采取进一步治疗措施。

（1）有出血倾向：与患者肝功能受损、凝血功能障碍有关。

1）护理措施：①严密监测患者血压、心率、呼吸频率和体温情况；②密切观察盆腔引流液、尿液量、颜色及性质，观察患者阴道流血情况，观察有无鼻出血、消化道出血等出血倾向；③观察患者腹部伤口敷料渗血情况；④密切监测患者的凝血功能，根据凝血功能检测结果，适时补充新鲜冰冻血浆改善凝血功能；⑤有创护理操作应集中进行，穿刺后应做好按压；⑥定期进行子宫按摩，以促进子宫收缩和排出宫腔内的积血；⑦患者行双侧子宫动脉栓塞术后，注意股动脉穿刺处是否有出血或水肿的风险。

2）护理评价：患者住院期间未出现血肿、皮下出血及鼻出血。

（2）焦虑：与患者术后腹部宫缩样疼痛、食欲欠佳、对疾病的知识缺乏、担心预后有关。

1）护理措施：①提供温馨舒适的环境，让患者感到舒适和放松；②遵医嘱使用镇痛药物治疗，协助患者取舒适体位，进行局部按摩，减轻患者疼痛状况；③遵医嘱口服全粥，避免辛辣、油腻等刺激性食物；④保持规律的作息习惯，避免熬夜，以免加重胃肠道负担；⑤与患者家属做好沟通，以语音、照片为媒介，探视期间为患者提供心理支持，同时通过各种心理干预，如音乐疗法、书写康复日记等，帮助产妇调整自身的心理状态，减轻负面情绪，从而促进恢复。

2）护理评价：患者夜晚能安心入睡，神志清，对答切题，食欲情况较前改善。

（3）潜在并发症：下肢深静脉血栓形成。

1）护理措施：①患者 VTE 6 分，予及时更进患者双下肢彩超结果，根据制订的抗凝方案，在医生的指导下，使用抗凝药物；②使用间歇充气加压装置促进患者下肢静脉回流，减少静脉血栓发生的风险；③密切检测患者足背动脉搏动及下肢周径，鼓励患者在床上进行主、被动运动，如踝关节背屈、膝关节收缩和直腿抬高运动，以促进血液循环，避免长时间静坐或卧床；④尽量避免下肢静脉穿刺，在进行静脉穿刺时要尽量避免在同一静脉反复穿刺，减少对静脉内膜的损伤。

2）护理评价：患者住院期间无下肢深静脉血栓形成。

（4）潜在并发症：多器官功能障碍综合征（MODS）。

1）护理措施：①治疗期间应常规监测血常规、肝功能、肾功能和凝血功能，以及时识别和处理可能出现的并发症；②提供适当的营养支持，满足患者的能量摄入，同时避免加重肝脏的负担；③密切观察患者神志情况，出现烦躁不安、谵妄、神志模糊等肝昏迷症状应及时报告医生，采取进一步治疗措施；④观察患者有无黄疸，皮下有无散在出血点及瘀斑；⑤遵医嘱用药，治疗肝内胆汁淤积、调节肠道菌群及降血氨；⑥合理管理液体平衡，避免液体过载或不足。

2）护理评价：患者住院期间无 MODS 发生。

（5）潜在并发症：弥散性血管内凝血（DIC）。

1）护理措施：①严密检测患者生命体征及血糖值变化，根据患者凝血功能及时补充新鲜冰冻血浆改善凝血功能，以及使用药物控制感染；②遵医嘱予低分子量肝素进行抗凝治疗，并密切监测凝血时间；③遵医嘱用药，及时纠正酸碱平衡及电解质紊乱；④密切观察患者皮肤情况，出现皮下出血或瘀斑应及时报告医生，及时治疗。

2）护理评价：患者住院期间无 DIC 发生。

（三）生活护理

（1）营养护理：予口服全粥饮食，肠外营养支持相辅，保证足够热量；密切关注患者各项营养指标。

（2）皮肤护理：①予葡萄糖酸氯己定医用卫生湿巾床上擦浴，保持皮肤清洁；②予西吡氯铵含漱液口腔护理，保持口腔清洁；③予安尔碘皮肤消毒剂消毒患者会阴部，保持会阴部干洁；④予聚维酮碘消毒液消毒腹部伤口及穿刺部位。

（四）心理护理

与患者及其家属做好沟通，告知患者家属心理支持的重要性，通过日常探视、书信交流，缓解患者焦虑，增强患者战胜疾病的信心。在日常护理的过程中，通过音乐治疗与日常康复锻炼，改善患者心理状态。

通过书写康复日志转移患者注意力，以减轻患者焦虑。

（五）健康教育

术后早期以卧床休息为主，在床上可以进行踝泵运动或在家属帮助下进行下肢按摩及热水泡脚等预防血栓形成。增加富含纤维的食物摄入，如水果和蔬菜，并避免增加腹压的动作，如用力解大便或咳嗽。保持外阴清洁，勤换卫生巾或会阴垫，每日清洗外阴，以减少逆行感染的风险。教育患者和家属了解胎盘早剥的相关知识，包括病因、症状、治疗和预防措施，以及如何进行正确的产后护理。注意恶露情况，如有发热、腹痛、阴道出血等表现，及时就诊。产后一周于门诊复诊，复查血常规 +PCT、肝功、凝血、生化、总胆汁酸、盆腔超声。

【小结】

妊娠期急性脂肪肝是一种罕见且病因不明的妊娠并发症，与遗传因素有一定关联，多发生于妊娠 28 ～ 40 周，初产妇多见。主要特点是肝细胞内脂肪的快速积累，导致肝功能衰竭、黄疸、凝血功能障碍等症状。重度胎盘早剥是指胎盘剥离面超过 1/3，可能伴有较大的胎盘后血肿，常见于重度妊高征患者，对于以上两种情况，通常需要快速终止妊娠，并密切监测凝血功能，预防产后出血和肾功能衰竭等并发症。

【参考文献】

［1］伍萍. 子宫动脉栓塞术术后的护理［J］. 世界最新医学信息文摘，2017，17（35）：237–238.

［2］陈曼丽. 18 例急性子宫大出血患者行子宫动脉栓塞术的护理［J］. 全科护理，2013，11（10）：911–912.

［3］郎景和，陈春林，向阳，等. 子宫肌瘤及子宫腺肌病子宫动脉栓塞术治疗专家共识［J］. 临床医学研究与实践，2018，3（18）：201.

［4］王黎黎. 浅析急性妊娠脂肪肝临床观察与护理［J］. 实用妇科内分泌杂志（电子版），2018，5（17）：44+47.

［5］高刃，赵佳平，朱静毓，等. 妊娠急性脂肪肝患者剖宫产术的护理［J］. 中国肝脏病杂志（电子版），2016，8（01）：111–112.

［6］刘海霞，朱云霞，段忠辉，等. 近 20 年妊娠急性脂肪肝患者预后变化和死亡原因分析［J］. 实用肝脏病杂志，2023，26（01）：55–58.

（林泽群）

案例 5　妊娠合并急性脂源性胰腺炎、急性腹膜炎

【案例介绍】

（一）一般资料

患者女，35 岁。

主诉：停经 24^{+4} 周，腹痛 8 天，加重 2 天。

现病史：患者平素月经规律，末次月经 2023-01-10，本次受孕为自然受孕。2023-06-23 进食牛奶及鱼汤，于当晚出现呕吐，呕吐物起初为胃内容物，随后为黄绿色胆汁样液。呕吐数次，随后出现上腹部间断疼痛钝痛发作，持续数分钟后可自行缓解，至外院住院，给予间苯三酚静滴解痉及硫糖铝口服，效果差，上腹痛逐渐加重，后转至其他医院治疗，肝胆脾胰彩超提示考虑急性胰腺炎，予抗感染、抑制胰液分泌、止痛、抑酸护胃、营养支持、调控血糖等治疗，治疗后腹痛较前减轻。2023-06-25 CT 提示：考虑急性水肿型胰腺炎，腹腔较多渗出积液。2023-06-25 患者腹痛加重，呈持续性，考虑高脂血症胰腺炎，因腹痛腹胀加重，并出现气促、心悸，转入 ICU 诊治，三次行血浆置换，经治疗患者上腹痛较前明显减轻。2023-06-29 患者出现下腹部持续性疼痛，以左侧腰背部及左侧中下腹明显，复查消化系统超声提示：胆囊壁增厚，考虑胆囊息肉，胰腺显示欠清，体部增厚，实质回声增强。后转至我院就诊。快速 CRP 113.23 mg/L，白细胞 24.24×10^9/L，中性粒细胞总数 21.82×10^9/L，中性粒细胞百分数 90%。2023-07-01 考虑患者病情存在进一步加重可能，遂转入重症医学科进一步诊治。

（二）病史

既往史：高脂血症，未规范治疗。

婚育史：未婚，男友体健，孕3产0，药物流产2次。

（三）医护过程

体格检查：体温36.3℃，脉搏100次/分，呼吸28次/分，血压124/84 mmHg。指尖氧饱和度94%，体重58 kg，身高155 cm。发育正常，营养良好，面容无异常，表情痛苦，神志清楚，自主体位，步行入室，查体合作。全身皮肤黏膜色泽黄染，巩膜黄染。双肺呼吸清，未闻及干、湿性啰音；心律齐整，心音正常；腹软，肝脾未触及，左侧肋缘下方及中下腹压痛明显，反跳痛阳性，无液波震颤。生理性反射存在，病理征未引出。

临床诊断：①妊娠合并急性胰腺炎（脂源性）；②急性腹膜炎；③高脂血症；④妊娠合并血小板减少；⑤妊娠合并胆囊息肉；⑥肺部感染；⑦双侧胸腔积液；⑧腹腔积液。

治疗经过：患者入室后，予血浆置换治疗，继续予生长抑素抑制控制胰酶分泌、艾司奥美拉唑抑酸护胃、非洛贝特降脂治疗，美罗培南抗感染、异甘草酸美护肝降酶治疗。因考虑当时孕周小，患者及家属放弃继续妊娠，于2023-07-04引产后排胎，排胎后因"胎盘粘连、胎盘残留"行手取胎盘+B超引导下清宫术，术程顺利，术后予促宫缩、预防感染等处理。2023-07-05全腹部CT平扫+增强对比+全腹部MRI平扫示：胰周、双侧结肠旁沟、脾周、胆囊窝多发渗出积液，积液较前增多，伴腹膜炎症；宫左前壁及宫角内周围结构杂乱，内膜下不规则软组织影伴多发血管强化影，未排除胎盘残留可能，建议进一步检查；双侧胸腔少许积液伴局部肺膨胀不全，较前增多。继续予促宫缩、预防感染等处理，予鼻空肠管置入。2023-07-11患者无腹痛、腹胀、恶心、呕吐等不适，复查甘油三酯较前持续下降，消化科会诊后表示予经口饮食，今日起予清流饮食。

【护理】

（一）治疗护理

1. 用药护理

（1）喷他佐辛镇痛。

（2）生长抑素减少内脏血流，降低门静脉压力。

（3）艾普拉唑钠抑制胃酸分泌。

（4）美罗培南抗感染。

（5）异甘草酸镁改善肝功能。

（6）非诺贝特降血脂。

（7）依诺肝素钠、贝米肝素钠抗凝控制血栓。

（8）复方阿嗪米特促进胆汁分泌。

（9）乳果糖清洁灌肠降氨。

2. 术后护理

（1）密切观察患者的生命体征，包括血压、脉搏、呼吸和体温，以及腹部疼痛和出血情况。

（2）术后早期予静滴缩宫素，促子宫收缩，预防感染治疗，密切观察子宫复旧及阴道流血等情况。

（3）患者为引产后，继续予以芒硝 + 冰片外敷退奶治疗。

（4）严格遵守无菌操作原则，保持手术部位的清洁。

3. 疼痛护理

遵照国际镇静、镇痛指南，按 ICU 镇静、镇痛常规原则，遵医嘱使用镇静镇痛药物进行止痛治疗，执行每日唤醒的原则，逐渐减量，及时停药，不能擅自调整镇静。

4．肺部感染护理

保持呼吸道通畅，采取有利于呼吸的体位，鼓励患者进行深呼吸和咳嗽，以帮助清除呼吸道分泌物，预防肺部感染，予糜蛋白酶、异丙托溴铵及盐酸左沙丁胺醇雾化祛痰。指导患者进行呼吸功能锻炼，如唇呼吸、腹式呼吸等，以增强呼吸肌力。

（二）观察护理

1．评估

神经系统：双侧瞳孔等大等圆，直径约 2.5 mm，对光反射灵敏，CPOT 0 分。

呼吸系统：鼻导管吸氧 2 L/min，血氧饱和度维持在 100%，双肺呼吸音粗，双侧可闻及湿性啰音。

泌尿系统：留置尿管，尿量 1.8 ～ 2 L/d。

循环系统：心率 55 ～ 80 次 / 分，血压 90 ～ 120/55 ～ 85 mmHg，心律齐，未闻及杂音。

消化系统：予清流饮食，未出现恶心，呕吐情况。

实验室检查：血小板 462×10^9/L，甘油三酯 3.96 mmol/L，丙氨酸氨基转移酶 33.1 U/L，直接胆红素 14.61 μmol/L，白蛋白 33.6 g/L，碱性磷酸酶 237 U/L。腹软，左侧腹部稍压痛，余腹部无压痛，无反跳痛，肠鸣音可闻及，未闻及腹部血管杂音。四肢无水肿，四肢肌张力正常，病理征阴性。

2．护理

病情观察：密切监测患者的生命体征，包括血压、心率、呼吸频率和体温，以及疼痛的强度和性质。定期观察腹部是否有压痛、反跳痛、腹肌紧张或腹胀等腹膜炎的体征。监测血常规、血脂（甘油三酯）、血尿淀粉酶水平、肝功能、肾功能、电解质、C- 反应蛋白、降钙素原和血气分析等。发现异常应及时报告医生，采取进一步治疗措施。

（1）气体交换受损：与患者肺部感染有关。

1）护理措施：①密切监测患者呼吸频率、血氧饱和度变化情况；②观察患者的呼吸模式，评估是否有辅助呼吸肌的使用，如锁骨上窝和肋间隙的凹陷；③密切观察患者动脉血气分析，以及胸部 CT、X 线扫描结果；④遵医嘱予雾化祛痰，鼓励患者进行深呼吸和咳嗽练习，以帮助清除呼吸道分泌物；⑤在进行所有医疗操作时，严格遵守无菌技术原则，以降低感染风险。

2）护理评价：患者白细胞等感染指标无升高，体温维持在正常水平。

（2）焦虑：与对疾病的知识缺乏、担心预后有关。

1）护理措施：①为患者提供心理支持，帮助患者了解疾病相关的知识，减少恐惧和焦虑；②向患者介绍成功治疗的案例，帮助患者树立战胜疾病的信心；③保持环境安静舒适，减少不必要的刺激和干扰；④认真倾听患者的担忧和感受，给予同理心的反馈，让患者感到被理解和支持；⑤寻求患者家属的帮助，告知患者家属心理支持的重要性，通过视频探视、书信交流为患者树立信心。

2）护理评价：患者对答清晰，夜间可入睡。

（3）活动无耐力：与长期卧床、腹痛相关。

1）护理措施：①评估患者肢体情况，根据患者的病情制订渐进式活动计划，从小强度的活动开始，逐步增加活动量，避免过度疲劳；②鼓励患者进行主动的躯体活动，并可通过适当的康复训练来促进肌肉的恢复和增强；③提供心理支持，帮助产妇理解活动无耐力是暂时的，随着恢复会逐渐改善；④在活动前后监测患者的生命体征，如心率、血压和呼吸频率，评估活动耐受性；⑤根据患者的营养需求，确保足够的能量摄入，同时保证充足的休息和良好的睡眠质量，以支持体力活动。

2）护理评价：患者可自行在床上行肢体康复功能锻炼。

（4）潜在并发症：全身炎症反应综合征。

1）护理措施：①严密监测患者的生命体征，包括血压、心率、呼吸频率和体温；②密切观察患者是否有妊娠期急性腹痛症状，及时进行必要的实验室检查和影像学评估；③急性胰腺炎症状体征未改善时，应禁食，减少胃肠道内容物对胰腺的刺激，并进行胃肠减压以降低胰酶分泌；④积极补液以维持血容量和预防休克，同时监测和维持水、电解质及酸碱平衡；⑤遵医嘱使用抗生素控制感染，减少感染性并发症。

2）护理评价：患者住院期间未出现体温异常升高、休克等症状。

（5）潜在并发症：下肢深静脉血栓形成。

1）护理措施：①患者 VTE 6 分，及时跟进患者双下肢彩超结果，遵医嘱予使用低分子量肝素钠、贝米肝素钠抗凝；②使用间歇充气加压装置促进患者下肢静脉回流，减少静脉血栓发生的风险；③密切检测患者足背动脉搏动及下肢周径，增加患者下肢活动量，促进血液循环，避免长时间静坐或卧床；④在日常康复锻炼中，可在康复护士及医生指导下进行离床活动，锻炼下肢功能；⑤避免下肢动静脉穿刺，严密监测患者血脂水平。

2）护理评价：患者住院期间无下肢深静脉血栓形成。

（三）生活护理

（1）饮食护理：①急性胰腺炎症状改善后予清流饮食，辅以肠外营养支持，保证足够热量；②密切关注患者各项营养指标。

（2）皮肤护理：①予葡萄糖酸氯己定医用卫生湿巾床上擦浴，保持皮肤清洁；②予西吡氯铵含漱液口腔护理，保持口腔清洁；③予安尔碘皮肤消毒剂消毒患者会阴部，保持会阴部干洁；④予聚维酮碘消毒液消毒腹部伤口及穿刺部位。

（四）心理护理

与家属和患者做好沟通，告知家属患者的病情变化，以及心理支持的重要性，取得家属的配合和同意。通过日常探视、书信交流，缓解患者焦虑，增强患者战胜疾病的信心。在日常护理的过程中，通过音乐治疗、日常康复锻炼改善患者心理状态。通过书写康复日志，转移患者注意力，减轻患者焦虑。鼓励家属树立战胜疾病的信心，保持乐观的态度。

（五）健康教育

（1）嘱咐患者转科、出院后，要自觉进行肢体康复训练，循序渐进，经常活动肌肉和锻炼，防止出现失用性肌萎缩。

（2）少量多餐，避免高脂肪、油炸和辛辣食物，以减少胰腺的负担，给予白粥饮食一周以上，饮食以清淡为主。

（3）继续口服补血及降血脂药物，注意产褥期卫生及营养，禁房事及盆浴2个月。

（4）定期检查血脂、注意恶露情况，如持续上腹部腹痛及阴血量多不适、发热及时就诊。

【小结】

妊娠合并急性胰腺炎是妊娠期的一种严重并发症，起病急、并发症多、病死率高，易导致多脏器衰竭，且临床表现不典型，诊断困难，最常见的临床症状是孕妇在饱餐、进食油腻食物后出现腹痛、呕吐，腹痛位于左上腹或全腹，呈持续性，再次进食后往往加重，且呕吐后症状并无缓解。急性脂源性胰腺炎易成重症，应短时间内降低甘油三酯水平，主要的治疗包括低脂饮食、降脂药物、胰岛素治疗。在降脂方面，首选药物为贝特类药物，同样，血浆置换也能降低甘油三酯水平、减少炎性细胞因子。

【参考文献】

［1］王晨虹，苟文丽，刘昌，等．妊娠合并急性胰腺炎诊治专家共识（2022）［J］．中国优生与遗传杂志，2022，30（03）：349-356.

［2］马韩婷．1例妊娠晚期合并重症急性胰腺炎患者的护理［J］．护理实践与研究，2020，17（10）：154-155.

［3］胡鹏，邓文宏，余佳，等．妊娠合并急性胰腺炎的临床诊治进展［J］．海南医学，2016，27（18）：3013-3016.

［4］张丹，赵成志，张琼，等．妊娠期急性胰腺炎临床分析［J］．中华妇幼临床医学杂志（电子版），2018，14（3）：324-330.

［5］郭晓钟．重症急性胰腺炎致全身炎症反应综合征的诊治策略［J］．中华消化杂志，2019，39（5）：289-291.

（林泽群）

案例 6　妊娠合并系统性红斑狼疮并发多器官功能损害

【案例介绍】

（一）一般资料

患者女，29 岁。

主诉：红斑狼疮病史 18 年，停经 24^{+5} 周，发现血压升高 4 月。

现病史：患者 2005 年因高热、关节疼痛予外院确诊"系统性红斑狼疮（SLE）"，此次妊娠为非计划怀孕。妊娠后于外院随诊 SLE，孕期调整口服药物。2023-06-12 产检时因血压升高，在外院住院治疗，予拉贝洛尔、硝苯地平控释片降压，低分子量肝素皮下注射，调整 SLE 药物。2023-06-12 患者 24 小时尿蛋白定量：2 994.8 mg/24 h，2023-06-20 复查 24 小时尿蛋白定量 7 918.68 mg/24 h，肝功能：白蛋白 23.80 g/L。免疫相关指标：抗双链 DNA 抗体（ds-DNA）> 300 IU/mL，抗核抗体测定 257 IU/mL，患者在 2023-06-15 至 2023-06-18 期间无诱因出现腹泻，对症治疗后症状缓解，行伤寒杆菌菌体抗原检测阳性，伤寒杆菌鞭毛抗原阳性，因考虑狼疮活动期，病情重，今转我院进一步治疗，予甲泼尼龙、他克莫司控制狼疮活动，尼卡地平泵入降压。2023-06-29 患者血压控制不佳，仍需静脉泵入维持血压。患者有蛋白尿，尿量少，考虑患者病情重，多学科会诊（MDT）综合各科意见，患者系统性红斑狼疮合并多脏器功能损害，胎儿彩超提示胎盘早剥，继续妊娠风险大，可能危及母儿生命，与患者及家属充分沟通病情后，予终止妊娠。2023-06-30 于全麻下在下腹部行子宫下段剖宫产术。2023-07-01 接检验科危急值报告：血常规组合 + 快速 CRP，血红蛋白 39 g/L，患者术后重度贫血，结合基础血压情况，术后在未使用降压药的情况下血压进行性降低，急行床边超声，考虑腹腔内出血可能性大、失血性休克可能，2023-07-01 在全麻下行剖腹探查 + 腹壁血肿清除术 + 膀胱镜下双侧输尿管逆行插管术 + 双侧输尿管支架拔除术。术后转至重症医学科进一步治疗，GCS 评分 8T 分，双肺呼吸音粗，双肺闻及明显湿啰音。考虑患者剖腹探查术后，感染风险高，予抗感染，提升免疫力、护胃、调节免疫，加强营养支持治疗；2023-07-02 患者神志清楚，有排痰反射，能遵嘱动作，试脱机实验成功后，予拔除经口气管插管，复查白细胞、中性粒细胞百分比、降钙素原等已逐渐较前下降。2023-07-04 转至普通病房治疗。2023-07-05 患者诉恶心、呕吐，呕吐物为胃内容物、浅绿色水样物，腹泻，约 5 次，为墨绿色水样便，伴间断性腹痛，量总计约 100 mL，腹痛，为脐周阵发性绞痛。

（二）病史

既往史：系统性红斑狼疮。

婚育史：已婚，丈夫体健，孕 1 产 0。

（三）医护过程

体格检查：体温 36.5℃，脉搏 89 次/分，呼吸 20 次/分，血压 174/119 mmHg，体重 61 kg，身高 153 cm。发育正常，营养良好，面容无异常，表情自如，神志清楚，自主体位，步行入室，查体合作。全身皮肤黏膜色泽正常，颜面见散在红斑，未见皮下出血点及瘀斑。双肺呼吸清，未闻及干、湿性啰音；心律齐整，心音正常，未闻及额外心音，未闻及杂音，未闻及心包摩擦音。腹部稍胀，移动性浊音可疑。双下肢Ⅰ度水肿，生理性反射存在，病理征未引出。胎心规则，律齐。宫体无压痛。

临床诊断：①系统性红斑狼疮，累及器官或系统；②急进性高血压查因；③肠道感染；④肺部感染；⑤孕 1 产 1，孕 26 周单活婴，经剖宫产分娩；

⑥β型地中海贫血；⑦低钾血症。

治疗经过：患者神志清醒，鼻导管吸氧，GCS评分15分，APACHE Ⅱ评分19分；死亡风险5.66%。双侧瞳孔等大等圆，直径约3.0 mm，对光反射灵敏，双眼球结膜水肿；双侧面颊可见蝶形红斑，双肺呼吸音稍粗，双肺闻及明显湿啰音。心律齐，未闻及杂音；腹部膨隆，压痛、反跳痛不配合，肠鸣音1次/分，未闻及腹部血管杂音。予禁食、抗感染、降压、调节肠道菌群、胃肠减压、护胃抑酸、补充电解质、营养支持、预防血栓、抑制免疫、抗凝等对症支持处理，行腹部彩超检查示腹腔多量积液，予留置腹腔引流管。

【护理】

（一）治疗护理

1. 用药护理

（1）拉贝洛尔、硝苯地平、硝普钠、尼卡地平降血压。

（2）新活素降低心脏的前、后负荷。

（3）他克莫司、环磷酰胺、甲泼尼龙琥珀酸钠、硫酸羟氯喹免疫抑制及抗风湿。

（4）盐酸莫西沙星氯化钠、美罗培南抗感染。

（5）贝米肝素钠、肝素钠抗凝控制血栓。

（6）雷贝拉唑钠抑制胃酸分泌。

（7）枯草杆菌二联活菌肠溶胶、复合乳酸菌肠溶胶囊调节肠道菌群。

2. 围手术期护理

患者长期服用免疫抑制机和激素类药物，剖腹探查术后感染风险高，严密监测患者心率、体温，以及血常规等相关指标变化情况。定期进行肝肾功能、凝血功能、补体水平、抗核抗体、抗双链DNA抗体等免疫学指标检测，以及 24 小时尿蛋白定量，以评估疾病活动度和器官受累情况。严密监测血压，以早期识别妊娠期高血压疾病如子痫前期的发生。

3. 肺部感染、肠道感染护理

予半坐卧位，指导患者有效咳嗽咳痰，保持呼吸道顺畅。予糜蛋白酶、异丙托溴铵，以及盐酸左沙丁胺醇雾化祛痰，美罗培南、盐酸莫西沙星氯化钠控制感染，在进行所有医疗操作时，严格遵守无菌技术原则，以降低感染风险。做好腹部伤口护理，预防伤口感染。提供适当的营养支持，以增强患者的免疫力。遵医嘱及时调整糖皮质激素和免疫抑制剂的用法用量，避免过量使用，抑制患者免疫系统。定期进行痰培养、大便培养、胸部 X 线或 CT 检查，及早发现肺部、肠道问题。

（二）观察护理

1. 评估

神经系统：神志清楚，能遵嘱动作，双侧瞳孔等大等圆，直径约 3 mm，对光反射灵敏。

呼吸系统：鼻导管给氧 2 L/min，呼吸频率 18 ~ 30 次 / 分，外周血氧饱和度 98% ~ 100%。

泌尿系统：肌酐 98 μmol/L，留置尿管通畅，尿液清亮。

循环系统：心率 85 ~ 105 次 / 分，血压 120 ~ 160/80 ~ 110 mmHg，予尼卡地平、拉贝洛尔、硝苯地平控制血压。

消化系统：已排便排气，予口服特殊流质饮食。

凝血、生化、免疫指标：D- 二聚体 5 245 ng/mL，白细胞 16.54×10^9/L，血红蛋白 81 g/L，白蛋白 34.3 g/L，免疫球蛋白 G 4.93 g/L，免疫球蛋白 M 0.41 g/L，超敏 C- 反应蛋白 21.32 mg/L。

双侧面颊可见蝶形红斑，双肺呼吸音粗，双肺闻及少许湿啰音。心律齐。

腹膨隆，叩诊鼓音，压痛、反跳痛不配合，肠鸣音弱，2次/分。

2. 护理

病情观察：严密观察患者病情变化，监测生命体征，观察患者腹腔引流液与尿液的量、颜色及性质，动态检测患者血常规、肝肾功能及生化免疫指标，观察患者神志及皮肤变化情况，如有异常及时通知医生。

（1）皮肤完整性受损：与患者长期患有系统性红斑狼疮、双侧面颊可见蝶形红斑有关。

1）护理措施：①保持皮肤的清洁、干燥，用30℃左右的温水湿敷红斑处，避免使用碱性肥皂和化学药品，减少皮肤刺激；②保持床单位整洁，严格遵守无菌操作原则，集中护理操作，减少接触患者，降低感染风险；③在药物治疗中，注意药物的不良反应，定期检查患者皮肤、伤口情况；④提供合理、足量的肠内、外营养支持，长期卧床的患者，予定期翻身，使用软枕、水垫托起受压部位，减少剪切力与摩擦力，从而降低压疮发生的风险。

2）护理评价：患者无院内压疮发生，双侧脸颊蝶形红斑无扩大、皮损。

（2）焦虑：与患者二次手术、二次进入ICU，担心预后有关。

1）护理措施：①为患者提供心理支持，帮助患者了解疾病相关的知识，减少恐惧和焦虑。教育患者理解妊娠期间疾病管理和监测的重要性；②向患者介绍成功治疗的案例，帮助患者树立战胜疾病的信心；③保持环境安静舒适，减少不必要的刺激和干扰；④寻求患者家属的帮助，告知患者家属心理支持的重要性，通过视频探视、书信交流为患者树立信心。

2）护理评价：患者可遵嘱活动，逻辑清晰，夜间可入睡。

（3）活动无耐力：与患者多次进行腹部手术、疼痛有关。

1）护理措施：①评估患者肢体情况，根据患者的病情制订肢体康复锻炼计划，避免过度疲劳；②鼓励患者进行主动的躯体活动，并可通过适当的康复训练来促进肌肉的恢复和增强；③提供心理支持，帮助产妇理解活动无耐力是暂时的，随着恢复会逐渐改善；④在活动过程中密切监测产妇的生命体征，如心率、血压和呼吸，确保活动安全；⑤根据患者的营养需求，确保足够的能量摄入，同时保证充足的休息和良好的睡眠质量。

2）护理评价：患者可自行在床上行肢体锻炼活动。

（4）潜在并发症：下肢深静脉血栓形成。

1）护理措施：①患者 VTE 6分，予及时跟进患者双下肢彩超结果，遵医嘱予使用低分子量肝素钠抗凝；②使用间歇充气加压装置促进患者下肢静脉回流，减少静脉血栓发生的风险；③密切检测患者足背动脉搏动及下肢周径，增加患者下肢活动量，促进血液循环，避免长时间静坐或卧床。

2）护理评价：患者住院期间无下肢深静脉血栓形成。

（5）潜在并发症：狼疮性肾炎。

1）护理措施：①严密检测患者出入量变化情况，观察患者尿液量、颜色及性质，动态检测患者尿液分析，发现异常应及时报告医生，采取进一步治疗方案；②定期进行血液检查，包括抗双链 DNA（ds-DNA）抗体和补体水平，以早期发现肾脏受累的迹象；③遵医嘱合理使用免疫抑制剂和抗感染药物；④严格控制患者血压、血糖情况，避免加重心脏负担。

2）护理评价：患者住院期间无狼疮性肾炎发生。

（三）生活护理

（1）饮食护理：①予特殊流质饮食，保证足够热量；②请营养科会诊，制订营养计划，并有效落实；③密切关注患者各项营养指标。

（2）皮肤护理：①予葡萄糖酸氯己定医用卫生湿巾床上擦浴，保持皮肤清洁；②予西吡氯铵含漱液口腔护理，保持口腔清洁；③予安尔碘皮肤消毒剂消毒患者会阴部，保持会阴部干洁；④予聚维酮碘消毒液消毒腹部伤口。

（四）心理护理

与患者及其家属做好沟通，告知患者家属心理支持的重要性，通过日常探视、书信交流，缓解患者焦虑，增强患者战胜疾病的信心。在日常护理的过程中，通过音乐治疗、日常康复锻炼，改善患者心理状态。通过书写康复日志，转移患者注意力，减轻患者焦虑。

（五）健康教育

（1）SLE 患者应在病情稳定至少 6 个月后考虑妊娠，并在孕前咨询与风险评估后按计划备孕。

（2）出院后定期监测血常规、血沉、狼疮三项、尿常规、补体、肝肾功能，切不可自行加药、减药、停药，应在专科医师指导下调整药物，如有不适随时就诊。

（3）产后 42 天内需密切监测各项指标，风湿科及产科随诊。

（4）选择高维生素、优质蛋白质、清淡饮食，禁烟酒，避免进食芹菜、无花果、蘑菇、烟熏食物，避免使用青霉素类药物、磺胺类及四环素类药物。

（5）活动期注意休息；缓解期应适当运动，如散步、体操等，以不感疲劳为度。注意预防感染，勤漱口、勤换衣裤、避免去人多场所；避免化妆、阳光照射，注意防晒。

【小结】

SLE 是一种多系统受累的自身免疫性疾病，免疫抑制剂在 SLE 的治疗中扮演着重要角色，免疫抑制剂的使用通常与激素联合，以增强疗效。在使用的过程中，应了解免疫抑制剂的作用机制和可能的不良反应，如皮肤、肠道、内分泌、肺部和肌肉骨骼的不良事件等，需要特别注意用药护理，以确保疗效并减少不良反应的发生。定期监测患者的血常规、肝肾功能等，以及时调整治疗方案。特别是对于使用环磷酰胺的患者，应密切监测其骨髓抑制的风险。

【参考文献】

［1］中国系统性红斑狼疮研究协作组专家组，国家风湿病数据中心. 中国系统性红斑狼疮患者围产期管理建议［J］. 中华医学杂志，2015，95（14）：1056-1060.

［2］中国成人肾病综合征免疫抑制治疗专家组. 中国成人肾病综合征免疫抑制治疗专家共识［J］. 中华肾脏病杂志，2014，30（6）：467-474.

［3］王艺，赵晴，糜自豪，等. 长期使用传统免疫抑制剂治疗皮肤病的不良反应比较［J］. 中国麻风皮肤病杂志，2024，40（05）：311-316.

［4］吕凌云，陈雪梅，陈琳，等. 妊娠合并系统性红斑狼疮患者综合护理干预方案的构建与应用研究［J］. 海军医学杂志，2023，44（10）：1069-1074.

［5］国家皮肤与免疫疾病临床医学研究中心，国家妇产疾病临床医学研究中心，中国风湿免疫病相关生殖及妊娠研究委员会，等. 2022中国系统性红斑狼疮患者生殖与妊娠管理指南［J］. 中华内科杂志，2022，61（11）：1184-1205.

（林泽群）

案例 7　妊娠期急性脂肪肝

【案例介绍】

（一）一般资料

患者女，30 岁。

主诉：孕 39^{+1} 周，发现胎监异常及凝血功能异常 2 小时。

现病史：今日孕 39^{+1} 周至外院产检行胎监示无应激试验（NST）反应型，行胎儿超声提示羊水最大径 21 mm，羊水指数 21 mm，拟以"羊水过少"收入院。入院后完善相关检查，行胎心监测示 NST 无反应型，查凝血功能示：PT 15 s，INR 1.32，APTT 61 s，FBG 0.46 g/L，TT 30.2 s；不伴腹痛腹胀及阴道流血流液，考虑胎儿宫内窘迫合并凝血功能障碍，遂联系我院拟转我院进一步治疗。结合该院肝功生化结果：TBIL 81.5 μmol/L，DBIL 55.4 μmol/L，IBIL 26.1 μmol/L，ALT 151 U/L，AST 117 U/L，不排除急性脂肪肝可能，遂转至我院。转诊途中出现不规则下腹坠痛，多普勒听胎心偶可闻及减速，不伴阴道流血流液。23:00 到达我院，予绿色通道直达手术室行急诊剖宫产术，拟"①胎儿宫内窘迫；②妊娠期急性脂肪肝；③妊娠合并凝血功能异常；④孕 1 产 0，孕 39^{+1} 周单活胎妊娠状态"收入院。患者 1 个月前出现干咳，无伴流涕，予中药及肺力咳治疗，半月后好转。

（二）病史

既往史：无特殊。

婚育史：已婚，丈夫体健。育 0 子 0 女，体健。孕产史：孕 1 产 0。

（三）医护过程

体格检查：体重 65 kg，身高 158 cm。患者由绿色通道平车推入手术室，可见全身轻度黄染。

临床诊断：①胎儿宫内窘迫；②妊娠期急性脂肪肝；③妊娠合并凝血功能异常；④孕 1 产 0，孕 39^{+1} 周单活胎妊娠状态。

治疗经过：2024-03-31 因"急性脂肪肝、胎儿宫内窘迫"行子宫下段剖宫产术 + 双侧子宫动脉上行支结扎术，23:32 娩出一活婴，无脐带绕颈，羊水Ⅲ度，量约 250 mL，胎盘胎膜自然娩出完整，术中出血 600 mL，输注新鲜血浆 600 mL，术中留置盆腔引流管，术后转入重症医学科。转入后予输注血浆、凝血酶原酶复合物、冷沉淀、纤维蛋白原纠正凝血功能，并予护肝、护胃、利胆、降压、预防肝性脑病等对症措施，患者术后曾出现多尿，尿量达 7 000 mL，予垂体后叶激素静滴泵入后，患者尿量已恢复正常。术后出现血压增高，完善尿液分析未见异常，予拉贝洛尔和硝苯地平控释片口服，血压控制可。

【护理】

（一）治疗护理

1．用药护理

（1）亚胺培南抗感染。

（2）门冬氨酸鸟氨酸降血氨、护肝。

2．疼痛护理

同第八章案例 5"妊娠合并急性脂源性胰腺炎、急性腹膜炎"。

3．肺部感染护理

同第四章案例 5"大脑动脉闭塞脑梗死"。

（二）观察护理

1. 评估

神经系统：昏迷，GCS 4T，双侧瞳孔 3 mm，对光反射迟钝。

呼吸系统：气管插管接呼吸机辅助呼吸（模式：容量控制，参数 FiO_2 50%，PEEP 5 cmH_2O，VT 480 mL，f 15 次 /min）；血气分析：pH 7.347，PaO_2 108 mmHg，$PaCO_2$ 32 mmHg；SaO_2 98%；胸部 CT 示：双侧坠积性肺炎。

循环系统：尿量 30 ～ 50 mL/h，全身皮肤轻度黄染。

消化系统：NRS–2002 3 分；白蛋白 26.6 g/L。

2. 护理

（1）凝血功能障碍：与肝功能衰竭、血小板减少有关。

1）积极治疗原发病：①行血浆置换 + 胆红素吸附；②使用保肝药物。

2）监测凝血因子：①及时补充凝血因子；②重组人血小板生成素 15 000 U，qd，皮下注射；③减少医源性血液丢失。

（2）意识障碍：与肝功能衰竭、药物蓄积有关。

1）积极治疗原发病：①行血浆置换；②使用保肝药物。

2）减少镇静药物使用，进行每日唤醒。

3）避免使用肝脏代谢药物。

（3）营养失调：低于机体需要量，与禁食、代谢、消耗增加有关。

禁食期间给予肠外营养支持：①复方氨基酸（3AA）500 mL/ 日；②补充人血白蛋白。

（4）担心、恐惧、焦虑：与疾病、环境改变、治疗有关。

1）加强沟通，及时满足患者需求，消除不良心理因素。

2）按需探视，家属协助心理支持。

（三）生活护理

同第一章案例 5 "肺部感染"。

（四）心理护理

同第一章案例 5 "肺部感染"。

（五）健康教育

脂肪肝是一种可逆性的病理过程，除酒精性脂肪肝外，不会发展为肝硬化，去除脂肪肝的病因后可使脂肪肝消失。调整饮食是脂肪肝治疗的重要环节，①宜选择高蛋白、适量脂肪和适量糖类饮食。②忌酒是酒精性脂肪肝的唯一治疗方法。③通过运动锻炼减肥，可以应用降甘油三酯药物。④预防保健：要充分认识脂肪肝的危害性，不能由于轻度脂肪肝患者无任何感觉，就忽视脂肪肝的存在。一定要注意工作的节律性、生活的规律性和饮食的科学性。嗜酒、高脂肪与高胆固醇饮食、临睡前加餐、睡眠过多、白天经常瞌睡等均是脂肪肝的危险因素，特别是饮酒不可过量。保持一日三餐的规律。经常参加一些体育锻炼，肥胖者尤其要运动。维持理想体重，保持相对正常的血脂、血糖水平，尽量减少使用对肝脏有毒性的药物。

【小结】

妊娠期急性脂肪肝病情凶险，病死率高，护理人员除掌握疾病本身相关知识外，还需要重点掌握人工肝治疗期间并发症的观察及处理。

此外，心理护理也是需要重点关注的问题，患者胎死宫内，病情凶险，间断行人工肝治疗，且在 ICU 中没有家属陪伴，很容易造成患者心理问题。

【参考文献】

［1］中华医学会妇产科学分会产科学组. 妊娠期急性脂肪肝临床管理指南（2022）［J］. 中华妇产科杂志，2022，57（1）：13-24.

［2］中华医学会肝病学分会重型肝病与人工肝学组. 人工肝血液净化技术临床应用专家共识（2022 年版）［J］. 实用肝脏病杂志，2022，25（3）：后插 1- 后插 12.

［3］李雪艳，刘晓巍. 妊娠期急性脂肪肝的研究进展［J］. 中国妇产科临床杂志，2021，22（5）：559-560.

［4］尚大宝，项晓刚. 慢加急性肝衰竭的发病机制和治疗进展［J］. 临床肝胆病杂志，2021，37（4）：765-769.

（吴玉慧）

案例 8　妊娠合并急性肝功能衰竭

【案例介绍】

（一）一般资料

患者女，32 岁。

主诉：停经 37^{+3} 周，咳嗽咳痰 1 个月，发现肝肾功能异常半天。

现病史：患者 1 月初开始出现咳嗽、咳黄痰，当地医院就诊后先后予咳特灵胶囊、甘草片、金莲花胶囊、清热解毒胶囊、止咳糖浆及中药 2 剂治疗，咳嗽咳痰未见好转，自觉症状逐渐加重。5 天前出现咽痛、发热，最高体温 38.3℃，自行服用对乙酰氨基酚片治疗。3 天前自觉面色蜡黄，睡眠较差，食欲较差，无恶心呕吐，腹泻腹痛等症状，未予重视，未至医院就诊。2024-02-07 外院妇幼保健院查肝功能：ALT 759 U/L，AST 868 U/L，TBA 194.6 μmol/L，LDH 929 U/L。2024-02-07 肾功能：Cr 147 μmol/L，尿酸 509 μmol/L，β-微球蛋白 5.8 mg/L。Tbil 123.7 μmol/L，DBil 81.0 μmol/L，IBil 42.7 μmol/L。11:35 外院胎心监测提示可疑型。建议立即转至上级医院就诊。患者 2024-02-07 19:19 至我院急诊就诊，急诊拟以"①胎儿宫内窘迫；②肝功能检查异常；③上呼吸道感染；④产 1 孕 2，37^{+3} 周单活胎妊娠状态"收入院。

（二）病史

既往史：无特殊。

婚育史：适龄初婚，丈夫体健（无遗传病史）。育 0 子 1 女，体健。孕产史：孕 2 产 1。2020 年因"胎位不正、脐带绕颈"于外院行剖宫产术。

（三）医护过程

体格检查：体温 37.0℃，脉搏 115 次 / 分，呼吸 23 次 / 分，血压 125/88 mmHg。神志清楚，自主体位，步行入室，查体合作。全身皮肤黏膜色泽黄染，未见皮疹，未见皮下出血点及瘀斑，未见皮下结节或肿块。呼吸规整，双肺呼吸音粗重，未闻及病理性杂音，心率 115 次 / 分，心律齐整，心音正常，宫高 32 cm，腹围 95 cm，先露头。胎方位 LOA，未衔接。胎心音 132 次 / 分，胎心规则，律齐。宫体无压痛，可扪及不规律宫缩。估计胎儿体重 3 040 g。

临床诊断：①肺炎；②急性肝损害（感染性肝损害、药物性肝损害）；③胎儿宫内窘迫；④瘢痕子宫（二次）；⑤孕 2 产 2，孕 37^{+3} 周 ROT 单活婴经剖宫产术分娩；⑥脐带绕颈 1 周；⑦代谢性酸中毒。

治疗经过：患者因"停经 37^{+3} 周，咳嗽咳痰 1 个月，发现肝肾功能异常半天"入院，完善相关检查，急诊胎心监测提示可疑型，入院后胎心出现晚期减速，考虑胎儿宫内窘迫可能，2024-02-07 21:05 在全麻下行急诊子宫下段剖宫产术（二次），21:13 娩出一活男婴，有脐带绕颈，羊水Ⅲ度，量约 500 mL，新生儿出生 Apgar 评分 3 ~ 8 分，体重 3 230 g，身长 49 cm，头围 34 cm；胎盘胎膜自然娩出完整，宫缩好，术程顺利，生命体征平稳，术中血气分析提示代谢性酸中毒，使用碳酸氢钠处理。失血 400 mL，尿清 200 mL，术毕转重症医学科进一步诊治；胸部 CT 平扫，考虑坠积效应或坠积性肺炎；予改抗生素为哌拉西林他唑巴坦抗感染、胃肠减压、灌肠，予输注新鲜血浆血纠正凝血功能异常、纠正低蛋白血症、纠正酸中毒等处理。继续予血管活性药物维持血压、护胃、护肝、调节免疫、雾化、营养等对症支持治疗，维持有效循环及内环境稳定。2024-02-11 病情稳定转回高危产科继续抗感染、护肝、纠正低蛋白血症等治疗。

【护理】

（一）治疗护理

1. 用药护理

（1）哌拉西林他唑巴坦抗感染。

（2）回能（甘草酸单铵半胱氨酸氯化钠）护肝。

（3）静脉营养袋、白蛋白营养支持。

（4）艾司奥美拉唑护胃。

（5）去甲肾上腺素升压。

2. 产褥期护理

产褥期应继续监测肝功能，预防产后宫缩乏力及产后出血。避免应用可能损害肝脏的药物，并根据实验室检查选择喂养方式。

3. 肺部感染护理

保持呼吸道通畅，采取有利于呼吸的体位，每天给予机械排痰，鼓励患者多咳嗽排痰，必要时给予雾化吸入。嘱患者保持良好的心情，必要时给予开塞露灌肠，保持大便通畅。

（二）观察护理

1. 评估

神经系统：双侧瞳孔等大等圆，直径约 2.5 mm，对光反射灵敏。

呼吸系统：呼吸规整，双肺呼吸音粗重，未闻及病理性杂音。胸部 CT 平扫：考虑坠积效应或坠积性肺炎。

泌尿系统：留置尿管，每日尿量 100 ～ 150 mL/24 h，予呋塞米控制尿量。

循环系统：予去甲肾上腺素升压，双下肢有轻度肿胀，心率 115 次/分，心律齐整。

凝血指标：PT 21.1 s，APTT 41.9 s，PT–INR 1.78，Fbg 2.96 g/L，D–D 9.01 mg/L。

2. 护理

（1）保肝治疗：①应用细胞活性药物，如 ATP、辅酶 A、肌苷、1，6-二磷酸果糖等。②胰岛素 – 胰高血糖素疗法。③促肝细胞生长素促使肝细胞再生。④前列腺素 E 可扩张血管，改善肝微循环，稳定肝细胞膜，防止肝细胞坏死。⑤适量补充新鲜血、新鲜血浆及白蛋白，有利于提高胶体渗透压，促进肝细胞的再生和补充凝血因子。

（2）肝性脑病护理。

1）避免使用麻醉、镇痛、催眠等中枢抑制药物，及时控制感染和上消化道出血，注意纠正水、电解质和酸碱平衡紊乱。

2）降低血氨：①禁止经口摄入蛋白质，尤其动物蛋白，以减少氨的形成；②抑制肠道产氨细菌生长，可口服或鼻饲新霉素 1 ~ 2 克 / 天，甲硝唑 0.2 g，每日 4 次；③清除肠道积食、积血或其他含氮物质，应用乳果糖或拉克替醇，口服或高位灌肠，可酸化肠道，促进氨的排出，减少肠源性毒素吸收；④视患者的电解质和酸碱平衡情况酌情选择谷氨酸钠、谷氨酸钾、精氨酸等降氨药；⑤使用支链氨基酸或支链氨基酸与精氨酸混合制剂，以纠正氨基酸失衡。

（3）出血的护理：①预防胃应激性溃疡出血，可用 H_2 受体拮抗药或质子泵抑制药。②凝血功能障碍者注射维生素 K_1 可促进凝血因子的合成。血小板减少或功能异常者可输注血小板悬液。③胃肠道出血者可用冰盐水加血管收缩药物局部灌注止血。④活动性出血或需接受损伤性操作者，应补充凝血因子，以输新鲜血浆为宜。

（4）血液净化疗法：可清除因肝功能严重障碍而产生的各种有害物质，使血液得以净化，帮助患者度过危险期。血浆置换是较为成熟的血液净化方法，可以去除与血浆蛋白结合的毒物，补充血浆蛋白、凝血因子等人体所需物质，从而减轻急性肝衰竭患者的症状。

（三）生活护理

饮食护理：妊娠期肝功能异常的孕妇应注意休息，避免体力劳动，加强营养摄入，保证维生素、蛋白质和碳水化合物的摄入。多吃新鲜蔬菜水果，补充维生素，促进肝脏排毒，还可以通过多喝水促进血液循环。

（四）心理护理

对于肝功能异常的孕妇，应给予心理支持和安慰，帮助其保持良好的心态，减轻焦虑和压力。

【小结】

妊娠期肝功能异常是产科和肝病科常见的临床问题，严重时可危及母体和胎儿的生命。应准确评估、区分引起妊娠期肝功能异常的病因，以便及早采取干预措施。

【参考文献】

［1］张玲. 妊娠期急性脂肪肝临床特点及治疗方法的分析［J］. 健康必读. 2020（27）：261，263.

［2］王妮，吕海荣. 1 例妊娠合并急性脂肪肝患者术后的护理体会［J］. 当代护士（中旬刊），2021，28（7）：150–151.

［3］崔君泽. 妊娠期急性脂肪肝人工肝脏治疗效能的 Meta 分析［D］. 吉林：吉林大学，2023.

（吴玉慧）

案例 9 妊娠合并脑出血

【案例介绍】

（一）一般资料

患者女，26 岁。

主诉："停经 9 周，呕吐后意识丧失 3 小时"，于 2024-05-25 13:12 入院。2024-05-25 晨起 08:50 刷牙时出现恶心呕吐症状，呕吐物为胃内容物，呕吐后剧烈头痛，呈撕裂样，伴全身乏力，视物模糊，呈嗜睡状态，仅能简单对话，呼叫救护车送至外院就诊。完善头颅 CT 提示：①右侧枕叶脑出血（出血量约 14 mL），并破入脑室系统，脑肿胀；②考虑右侧大脑后动脉 P3 段动脉瘤；③右侧上颌窦积液；④颈部动脉 CTA 未见明显异常；⑤左侧下叶前内基底段小结节，拟炎性结节。建议转上级医院进一步治疗，遂于 2024-05-25 13:00 予以气管插管辅助通气转至重症医学科治疗。

（二）病史

既往史：无特殊。

婚育史：20 岁初婚，丈夫体健。育 1 子 0 女。孕产史：孕 4 产 1。

（三）医护过程

体格检查：体温 36.5℃，脉搏 98 次 / 分；持续气管插管接呼吸机辅助通气，BP：124/66 mmHg，神志深度昏迷，被动体位，平车入室，查体不合作。全身皮肤黏膜色泽正常，未见皮疹，未见皮下出血点及瘀斑，未见皮下结节或肿块。头颅大小正常无畸形。心脏相对浊音界正常，心率 98 次 / 分，心律齐；腹软，肝脾未触及，肠鸣音正常。双下肢轻度水肿，皮肤稍凉。

临床诊断：①妊娠合并脑出血右侧枕叶；②右侧大脑后动脉 P3 段动脉瘤；③大脑血管动静脉畸形。

治疗经过：患者入院完善术前检查，排除手术禁忌证后，入室行左侧椎动脉造影＋左枕脑动静脉畸形合并动脉瘤栓塞术。术后行头颅 CT 检查：脑出血并破入脑室。行床边钻孔引流，引流不畅，送手术室行内镜下开颅血肿清除＋置管引流术。术后为求进一步高级生命支持，术后返回重症医学科。期间予抗感染、减轻脑水肿、护胃、保护脑组织、加强营养支持、维持内环境稳定等对症支持治疗。于 2024-05-30 行超声引导下电吸人流术。

【护理】

（一）治疗护理

1. 用药护理

（1）拉氧头孢钠、头孢曲松钠抗感染。

（2）艾司拉唑钠、盐酸甲氧氯普胺护胃。

（3）甘露醇减轻脑水肿。

（4）氢吗啡酮、咪达唑仑、环泊酚镇静、镇痛。

（5）复方脑肽节苷脂营养神经、尖吻蝮蛇血凝酶止血。

2. 反流护理

（1）遵医嘱予胃肠减压、促胃肠动力药物、盐酸甲氧氯普胺 10 mg，静注。

（2）如继续饮食恢复肠内营养，抬高床头 30°～45°，减慢速度。

3. 疼痛护理

同第八章案例 5 "妊娠合并急性脂源性胰腺炎、急性腹膜炎"。

4. 出血护理

观察患者左、右脑室引流管的性质、量及颜色，监测腹围，观察患者皮肤黏膜有无出血点及瘀斑，穿刺部位是否渗血，留置动脉留置针，减少穿刺，穿刺后延长按压时间。

（二）观察护理

1. 评估

神经系统：入室神志昏迷，头痛呕吐视物模糊，GCS：E2VTM4；2024-05-29 神清，GCS：E4V4M6。

呼吸系统：pH 7.356，$PaCO_2$ 28.3 mmHg，PaO_2 269 mmHg，FiO_2 62%，SpO_2 96%。

泌尿系统：尿白细胞 5 个 /U，胆红素（3+），酮体（1+），尿红细胞 25 个 / 微升，潜血（1+），降钙素原 0.298 ng/mL。

循环系统：双下肢轻度水肿，NT 端 B 型利钠肽前 96.10 pg/mL。B 超：左室收缩功能正常，CVP 波动在 4 ~ 16 cmH_2O。

消化系统：留置胃管，予鼻饲伊力佳（TPF-D）500 mL。床边超声彩超检查提示肝脏未见异常；胆囊息肉样病变；胰腺显示不清；脾脏未见异常。肠鸣音：未闻及。无大便。

血液系统：RBC 3.25×10^9/L，HGB 95.00 g/L，PLT 119×10^9/L，D-D 1 070 ng/mL。

2. 护理

妊娠合并脑出血是一种严重的产科危重症，对母儿的生命安全构成威胁。护理措施的及时性和得当性对于改善预后至关重要。以下是一些关键的护理诊断和护理措施。

（1）产后出血护理：产后出血是妊娠合并脑出血的常见原因之一。护理措施包括吸氧、心电监测、监测生命体征（血压、体温、呼吸、血氧饱和度、尿量、中心静脉压）、留置导尿管、建立深静脉通道、及时输血、补充血容量。同时，促进宫缩、保持产妇低斜坡卧位、保暖、进行心理护理，缓解产妇紧张及焦虑的情绪也是重要的护理措施。

（2）脑出血合并癫痫的急救和护理：脑出血可能伴随癫痫发作，护理措施包括迅速吸氧、止痉、头偏一侧保持呼吸道通畅、清理呼吸道分泌物、预防误吸、经口气管插管的准备和固定、监测呼吸机参数、及时报告医生，以及甘露醇脱水降颅压、止血等治疗，注意神志、瞳孔等生命体征变化。

（3）一般护理：包括给予患者气垫床、定时更换卧位、保持床单位清洁、干燥、防止压疮、口腔护理、四肢约束保护、会阴擦洗、肠内营养护理、乳房护理、多种管路护理等，以防止院内感染的发生。

（4）康复护理：在患者神志转清、拔除气管插管后，鼓励患者活动四肢，促进肢体肌力恢复，防止深静脉血栓。

（三）生活护理
同第四章案例 5 "大脑动脉闭塞脑梗死"。

（四）心理护理
同第一章案例 5 "肺部感染"。

（五）健康教育
（1）饮食指导：昏迷、吞咽困难患者应予鼻饲流食，防止误吸引起肺部感染；尚能进食者吃些易消化吸收的流食或半流食，喂食不宜过多过急，抬高床头；病情平稳后可吃些普通饮食，多食含纤维多的食物可促进肠蠕动，防止大便干燥，每天保证充足的水量。

（2）告知诱发因素：多在情绪激动、兴奋、排便用力时发作，少数在静态发病，气候变化剧烈时发病较多，起病前多无预感，因此，应积极控制高血压，坚持服药、劳逸结合等。

【小结】

妊娠合并脑出血多数继发于妊娠期高血压、子痫前期患者，少数继发于有脑血管畸形的血压正常孕妇，所以有高危因素的孕妇在产程中、围手术期应重视患者的不适主诉、血压监测及相关查体，一经发现异常，积极进行相关检查、治疗，为后续抢救争取时间，改善预后。

【参考文献】

［1］张谦，冀瑞俊，赵萌，等．中国脑血管病临床管理指南（第2版）（节选）——第5章脑出血临床管理［J］．中国卒中杂志，2023，18（9）：1014–1023．

［2］中华医学会消化病学分会胃肠动力学组，胃肠功能性疾病协作组，食管疾病协作组．中国胃食管反流病诊疗规范［J］．中华消化杂志，2023，43（9）：588–598．

［3］四川大学华西循证护理中心，中华护理学会护理管理专业委员会，中华医学会神经外科学分会．中国卒中肠内营养护理指南［J］．中国循证医学杂志，2021，21（06）：628–641．

（吴玉慧）

案例 10　妊娠合并升主动脉瘤

【案例介绍】

（一）一般资料

患者女，29 岁。

主诉：发现升主动脉瘤 3 天。

现病史：患者产检心电图检查发现左心室高电压，予心脏彩超检查，2019-05-11 当地医院心脏彩超示：①主动脉窦部及升主动脉瘤样扩张；②主动脉瓣反流（重度）；③左室显著增大；④二尖瓣反流（轻度）；⑤心包积液（少 - 中量）。患者遵建议转至我院进一步诊治，2019-05-14 急诊拟"升主动脉瘤"收入我院心胸外科。2019-05-15 血管造影（CTA）提示"升主动脉真性动脉瘤；左室流出道扩张，左心室扩大"，患者病情危重，随时有动脉瘤破裂可能，经多学科讨论后，2019-05-15 12:30 由心胸外科转入重症医学科。

（二）病史

既往史：2016 年因"胃间质瘤"，于当地医院行"胃间质瘤切除术"。

婚育史：离婚，配偶健在。2011 年孕 28 周早产 1 活婴，人工流产 2 次，孕 4 产 1，孕 34 周头位单活胎。

月经史：初潮 13 岁，末次月经 2019-09-21。停经第三月曾有褐色液体流出，当时产科诊断为"孕酮偏低"，当时予对症治疗后，未再出现异常流血、流液。

家族史：患者二叔、三姑曾有类似"主动脉瘤"病史，已行手术治疗，三姑儿子有类似病史，暂予定期复查，父亲 20 年前曾因"心血管疾病"去世。

（三）医护过程

体格检查：体温 36.5℃，脉搏 81 次/分，呼吸 20 次/分，血压 108/52 mmHg，体重 58 kg，发育正常，营养良好，神志清楚，自主体位，步行入室，查体合作。双侧瞳孔等圆等大，左瞳孔 3 mm，右瞳孔 3 mm，对光反射正常。双肺呼吸音清，未闻及啰音。心前区无隆起，HR 73 bpm，律齐，各瓣膜听诊区未闻及病理性杂音。

专科检查：腹部膨隆，未见胃型、肠型、疝，腹式呼吸存在，腹壁静脉无曲张，肠鸣音正常，未闻及腹部血管杂音。

辅助检查：2019-05-11 当地医院心脏彩超示：①主动脉窦部及升主动脉瘤样扩张；②主动脉瓣反流（重度）；③左室显著增大；④二尖瓣反流（轻度）；⑤心包积液（少-中量）。

2020-05-15 胸腹部 CTA：①升主动脉真性动脉瘤；左室流出道扩张，左心室扩大，心包积液；②双肺下叶磨玻璃影，考虑肺通气不良可能大；③双侧少量胸腔积液；④子宫妊娠改变；⑤胃空肠可见金属吻合口影。

入院诊断：①升主动脉瘤；②心包积液；③孕 4 产 1，孕 33+ 周单活胎。

治疗经过：2020-05-15 行 CTA 提示，升主动脉真性动脉瘤，直径＞8 cm；左室流出道扩张，左心室扩大。

2020-05-15 12:30 患者病情危重，随时有动脉瘤破裂可能，经多学科讨论后，转入重症医学科密切监护生命体征。患者入室后接心电监护示：心率 89 次/分，血压 103/40 mmHg，呼吸 16 次/分，外周血氧 97%。患者意识清，GCS 评分 15 分，APACHE Ⅱ 评分 7 分，体温 36.6℃。入室血气：pH 7.526，$PaCO_2$ 26.1 mmHg，PaO_2 124 mmHg，BE 0 mmol/L，HCO_3^- 21.7 mmol/L，

SpO_2 99%，Na^+ 124 mmol/L，K^+ 4.1 mmol/L，Ca^{2+} 1.26 mmol/L，HCT 35%，Hb 11.9 g/dL。

2020-05-15 患者情绪低落，哭泣，不愿与人沟通。给予音乐治疗后，情绪较前稳定。

2020-05-17 在手术室行体外循环下带主动脉瓣（机械瓣）人工血管升主动脉置换＋冠状动脉移植＋主动脉根部至右房分流＋心包纵隔引流术＋子宫下段剖宫产术＋双侧子宫动脉上行支结扎术＋子宫球囊填塞术，手术过程顺利。术后予呼吸机辅助呼吸，临时起搏器，予强心利尿、抗凝、镇痛、抗感染、护胃及营养支持治疗。

2020-05-18 拔除气管插管。

2020-05-19 转心胸外科。

2020-05-29 患者病情稳定，予痊愈出院。

【护理】

（一）治疗护理

1. 用药护理

（1）强心扩管：多巴胺、硝酸甘油。

（2）抗感染：美罗培南、万古霉素。

美罗培南仅能用生理盐水溶解，配制好的美罗培南溶液应立即使用，静脉滴注时间 15 ～ 30 分钟。如有特殊情况需放置，应置于室温下且 6 小时以内使用。严重肾功能障碍患者，需根据其肌酐清除率调整剂量。进食不良或全身状况不良的患者，可能引起维生素 K 缺乏症状。

（3）促进子宫收缩：缩宫素。

（4）营养支持：人血清白蛋白。

（5）抑制胃酸、保护胃黏膜：雷贝拉唑。

（6）镇静、镇痛：布托啡诺、力月西、右美托咪定。

用药期间，严密监测患者心率、心律、血压、呼吸频率，氧饱和度变化。

2. 疼痛护理

（1）非药物管理：予单间病房、出入关门、夜间关灯，戴眼罩，必要时戴耳塞，尽量减少人员及仪器的声音刺激，改善睡眠环境；日间播放舒缓音乐，缓解焦虑、疼痛。

（2）联合镇痛，术后充分镇静，使患者处于轻度镇静状态，缩短停药后拔管和清醒时间，加速患者康复。

（3）肢体功能锻炼：活动无耐力，2020-05-15 BADL 评分 35 分（穿衣需要帮助，转移需要少量帮助）。

1）予低流量给氧，取舒适体位。

2）术前告知患者以卧床休息为主，避免大幅度活动，转身时动作宜缓。

3）术后生命体征平稳后，协助患者转身，2 h/ 次，进行被动关节活动，患者清醒后指导患者进行床上活动，2 次 / 天，15 ~ 20 分钟 / 次。2020-05-19 患者可配合护士进行音乐律动，BADL 评分 50 分。

（二）观察护理

1. 病情观察

术前实时精确循环监测，维持心率、血压在目标范围，减少主动脉瘤破裂风险。

2. 术后评估

（1）神经系统：患者呈昏睡状，GCS 评分 6 分，双侧瞳孔等大等圆，直径约 3.0 mm，对光反射迟钝。

（2）呼吸系统：呼吸机辅助通气（SIMV 模式，吸入氧浓度 75%，频率

16 次 / 分，潮气量 380 mL，PEEP 4 cmH$_2$O）。

（3）泌尿系统：停留尿管引出黄色尿液，尿量 30 ~ 50 mL/h。

（4）循环系统：体温 36.6℃，心率 72 次 / 分，律齐，未闻及明显杂音，血压 140/85 mmHg，外周血氧 99%。

（5）消化系统：胃肠减压，腹部膨隆，腹软，无压痛、反跳痛。

3．术后护理

（1）有感染的风险：与手术时间长、部位多、置入各种引流管有关。

1）护理措施：①遵医嘱使用抗生素，以防感染诱发心衰。②监测患者体温变化。③密切观察患者胸腹部切口情况及心包和纵隔膈引流情况，伤口敷料及时换药；观察恶露量及性状，并保持会阴部清洁。

2）护理评价：患者感染指较前下降。

（2）潜在并发症：出血，与血栓术中使用抗凝剂、剖宫产与心脏手术术后、产后血液高凝有关。

1）护理措施：①监测患者记出入量、心电监护、血氧饱和度、CVP 情况及凝血指标。②观察患者伤口敷料是否出现渗血、渗液情况。③妥善固定各引流管，保持引流通畅，观察引流液颜色、量、性质。④观察患者阴道出血情况，每班监测腹围，观察子宫恢复情况。

2）护理评价：①子宫收缩好，阴道流血少，宫腔引流量少，2020-05-18 拔除阴道塞纱及宫腔球囊。②心包引流管、纵隔引流管引流量少，胸部和腹部伤口敷料干洁。2020-05-20 拔除心包引流管、纵隔引流管。

（3）液体管理。

1）护理措施：①详细记录出入量，并计算液体平衡，以便早期发现心功能不全症状。②根据患者血压、心率调整血管活性药物输注速度。③所有静脉用药，均使用输液泵、注射泵，精确控制输注速度。

2）护理评价：患者生命体征平稳。

（三）生活护理

1. 饮食护理

保证有足够蛋白质、维生素、纤维素摄入，病情稳定后过渡到半流、普食。

2. 皮肤护理

指导患者手术前绝对卧床休息，避免大幅度活动，转身时动作宜缓。使用水垫、啫喱垫、气垫床，保持床单位干洁；足跟、骶尾部等骨突、受压部位予赛肤润局部按摩。

（四）心理护理

焦虑：2020-05-15 患者情绪低落，哭泣，不愿与人沟通。

（1）护理措施。

1）安抚患者情绪，讲解成功的治疗案例，减轻患者对未知的恐惧。

2）允许家属探视，帮助患者减轻心理负担，稳定情绪。

3）制订音乐治疗方案，给予音乐引导放松，帮助患者舒缓焦虑、紧张的情绪。

（2）护理评价。

1）2020-05-17 患者情绪平稳，同意手术。

2）2020-05-18 患者可配合护士进行音乐放松。

（五）健康教育

（1）出院带药：美托洛尔片 25 mg，2 次 / 天（心率 < 60 次 / 分，停止服用）；华法林钠片 1.875 mg，1 次 / 天；氯化钾缓释片 1 g，2 次 / 天；呋塞米 20 mg，2 次 / 天；地高辛片 0.13 mg，1 次 / 天（心率 < 60 次 / 分，停止服用）。

（2）康复治疗计划：仍有少量心包积液，一周后当地医院复查心脏彩超并联系主管医生；一月后复查胸部 CT；终身服用华法林抗凝，PT、INR 控制在 1.8 ~ 2.5。

（3）营养膳食建议：加强营养，控制饮水量，遵循低脂、低盐、高纤维的饮食原则，多吃新鲜蔬菜、水果和全谷类食物。避免摄入过多油腻、辛辣、刺激性食物，以免加重心血管负担。

（4）健康宣教：患者要求哺乳，嘱咐患者避免胀奶，若出现胸闷、气促、心悸等情况，停止哺乳。

（5）随访（复诊预约）：1 个月后返回我院心胸外科复诊。产后 42 天，产科门诊随诊。

【小结】

妊娠合并主动脉瘤是严重的心血管疾病，尽早识别与处理是降低妊娠合并主动脉瘤病死率的关键问题。

主动脉瘤和主动脉夹层患者常合并有心血管系统基础疾病，妊娠是主动脉夹层的一个独立危险因素。突发剧烈疼痛及血压的改变是主动脉瘤并发夹层或破裂的典型表现，超声心动图是孕期诊断的首选方法。妊娠合并主动脉瘤和主动脉夹层虽较少见，但病情凶险，进展迅速，应尽早诊断，根据母婴情况及动脉瘤类型选择合适的个体化治疗方案是挽救孕妇及胎儿生命的关键。具体治疗方案应权衡孕产妇及胎儿情况、主动脉瘤分型等因素综合考虑。

【参考文献】

［1］汤甜，陈思思，刘星华，等. 针对性护理在升主动脉瘤伴主动脉瓣关闭不全患者中的应用［J］. 中国当代医药，2020，27（16）：227-229.

［2］喻玲，丁依玲. 妊娠合并主动脉瘤早期识别及处理［J］. 中国实用妇科与产科杂志，2017，33（03）：272-276.

［3］薛静. 讨论升主动脉瘤主动脉弓置换术后患者的护理对策［J］. 中西医结合心血管病电子杂志，2018，6（23）：146-147.

［4］黄艳君，王晓，姜健慧，等. 晚期妊娠合并主动脉夹层5例临床分析［J］. 中国实用妇科与产科杂志，2017，33（08）：841-844.

［5］杨毅，刘楠，侯晓彤，等. 妊娠合并主动脉疾病患者围术期管理的临床分析［J］. 心肺血管病杂志，2020，39（04）：440-444.

［6］龚春霞，仇文，于丹丹，等. 妊娠合并A型主动脉夹层动脉瘤同期或分期手术的护理［J］. 医学信息，2017，30（6）：199-200.

［7］吴梅婷，周瑜，戴小福，等. 妊娠期及产后心脏手术20例分析［J］. 中华围产医学杂志，2020，23（12）：823-827.

［8］木楠，何秋煜，陈名桂，等. 非体外循环冠状动脉旁路移植术后新发心房颤动危险因素的系统评价与Meta分析［J］. 中国胸心血管外科临床杂志，2024，31（08）：1206-1214.

［9］邢文惠，李琪，朴京京，等. 冠状动脉旁路移植术患者围术期呼吸训练研究进展［J］. 护理研究，2024，38（10）：1766-1770.

［10］白雪，杨艳，夏春玲. 国际ERAS协会剖宫产术后加速康复护理指南解读［J］. 护理研究，2020，34（09）：1493-1496.

［11］王园，陈建红，邵乐文. 双胎妊娠11周突发主动脉窦瘤破入右心房患者的围手术期护理［J］. 中华急危重症护理杂志，2024，5（04）：334-337.

（伍丽婵）

案例 11　妊娠合并心肌病

【案例介绍】

（一）一般资料

患者女，25 岁。

主诉：停经 36^{+3} 周，呼吸困难 1 周，加重 6 小时。

现病史：患者平素月经规律，末次月经 2021-09-07，核实预产期 2022-07-09。本次受孕为自然受孕。2022-05 中旬左右开始出现双下肢水肿，逐渐加剧，休息后难以缓解。2022-06-01 无明显诱因出现咳嗽，白天为甚，以干咳为主，偶咳白色稀痰，未予重视。2022-06-07 出现呼吸困难，夜间不能平卧，伴有心慌。2022-06-11 患者病情未见好转遂就诊于当地医院，行心电图检查，报告提示：窦性心动过速，心室预激，室性早搏，可见室性融合波，ST-T 改变。予查心肌梗死定量二项、超声心动图，但患者未做，中医诊断"咳嗽病、寒热错综征"，予中药治疗 3 天。2022-06-12 自觉胎动减少，未就诊。2022-06-13 20:00 口服中药，21:00 左右突然呼吸困难加剧，遂当日23:55 就诊当地医院急诊科，当时查 BNP 2 607.9 pg/mL。心电图：窦性心动过速，房性早搏，急性侧壁心肌梗死。左心房增大可能，ST 段压低，电轴右偏。心脏彩超：全心增大，室壁搏动普遍明显减弱，重度二尖瓣关闭不全，重度三尖瓣关闭不全，左室收缩功能明显减弱。产科超声：宫内妊娠，胎儿停止发育。考虑酸中毒、低血糖、呼吸困难未除外肺栓塞或心源性可能，请心内科会诊，予碳酸氢钠、多巴胺治、乙酰毛花苷治疗。用药后症状未见明显缓解，考虑患者病情危重，建议转至上级医院诊治，遂 2022-06-14 03:56

转至我院重症医学科。

（二）病史

既往史：2019 年，在当地医院因"黏膜下子宫肌瘤"行宫腔镜手术。

婚育史：已婚，23 岁结婚，配偶健在，育 0 子 0 女。

孕产史：孕 2 产 0，2021 年孕 5 周稽留流产行清宫术 1 次。

月经史：初潮 14 岁；LMP：2021-09-07。月经周期规则，月经量中等，颜色正常。无血块、无痛经。

（三）医护过程

体格检查：GCS 评分 12 分，体温 36.5℃，脉搏 138 次/分，呼吸 45 次/分，血压 117/70 mmHg，双侧瞳孔等大等圆，直径约 2 mm，对光反射迟钝，双肺呼吸音粗，遍布湿性啰音，心界向两侧扩大，心率 138 次/分，心律齐，心尖部可闻及奔马律，各瓣膜区未闻及病理性杂音，腹部膨隆，如孕 36 周，双下肢重度水肿。APACHE Ⅱ 评分 27 分，死亡风险系数 73.65%。

辅助检查：2022-06-14 入室血气，pH 7.010，$PaCO_2$ 15.0 mmHg，PaO_2 91 mmHg，FiO_2 53%，BE −27 mmol/L，HCO_3^- 3.8 mmol/L，SpO_2 92%，Na^+ 131 mmol/L，K^+ 6.0 mmol/L，Ca^{2+} 1.06 mmol/L，HCT 45%，Hb 15.3 g/dL。

2022-06-14 06:25 接检验科危急值，血钾 6.70 mmol/L。

2022-06-14 急诊床边心脏超声检查提示：EF 20%，FS 9%。左心增大，三尖瓣反流，估测肺动脉收缩压 47 mmHg，心包腔内可见液性暗区，左室收缩功能减低，可疑轻度肺动脉高压，少量心包积液。

2022-06-14 DR 提示：①双侧中下肺野渗出性病变，未排除合并肺水肿可能；②卧位心影增大，心胸比约 0.64。

2022-06-15 心脏彩超提示：全心增大，室壁弥漫性运动减低，主肺动脉增宽，重度二尖瓣反流，重度三尖瓣反流，高度可疑肺动脉高压，左室收缩功能减低，右室功能减低。

入院诊断：①急性左心衰竭查因：围产期心肌病？急性侧壁心肌梗死？②胎死宫内；③孕 2 产 0，孕 36^{+3} 周单胎妊娠状态；④心力衰竭。

治疗经过：2022-06-14 患者入院时气促明显，端坐呼吸。入室血气：pH 7.01，PaCO$_2$ 15.0 mmHg，PaO$_2$ 91 mmHg，FiO$_2$ 53%，BE −27 mmol/L，SpO$_2$ 92%，Na$^+$ 131 mmol/L，K$^+$ 6.0 mmol/L，Ca^{2+} 1.06 mmol/L，HCT 45%，Hb 15.3 g/dL。立即行气管插管呼吸机辅助通气，予血液净化调节内环境。

2022-06-14 因患者心功能差，频发恶性心律失常，随时可能呼吸心脏骤停，行 ECMO 治疗，模式为 V–A 模式，泵速为 2 500 ～ 3 000 rpm/min；血流速度为 2.5 ～ 3.0 L/min。

2022-06-14 经产科评估后行剖宫产。

2022-06-21 于介入室经超声引导下行房间隔穿刺，减轻左心负荷。

2022-06-28 头颅 CT 检查提示：蛛网膜下腔少量出血。

2022-07-07 于介入手术室行 IABP 放置改善心肌血供。

【护理】

（一）治疗护理

1. 用药护理

（1）围产期心肌病治疗：溴隐亭。最常见的不良反应是胃肠道反应，如出现恶心、呕吐、便秘，还包括直立性低血压反应，如出现头晕、头痛等，由于溴隐亭会使血栓栓塞风险升高，应按医嘱与治疗性抗凝联用。

（2）心力衰竭治疗：左西孟旦。常见的不良反应为头痛、低血压、室性心动过速。使用时维持血钾 ≥ 4.0 mmol/L，以减少恶性心律失常发生。

（3）万古霉素、美罗培南抗感染。美罗培南仅能用生理盐水溶解，配制好的美罗培南溶液应立即使用，静脉滴注时间大于 15 ~ 30 分钟。如有特殊情况需放置，须置于室温下且于 6 小时以内使用。严重肾功能障碍患者，需根据其肌酐清除率调整剂量。严重肝功能障碍患者，有可能加重肝功能障碍。进食不良或全身状况不良的患者，可能引起维生素 K 缺乏症状。

（4）伏立康唑抗真菌治疗，滴注时间须为 1 ~ 2 小时；可引起静脉炎、血栓性静脉炎；可引起 QT 间期延长。

2. ECMO 护理

（1）血流量的监测，通过调节离心泵的转速来控制血流量；VA-ECMO 初始设定血流速度一般为 3 ~ 4 L/min。

（2）管道固定：采用 3M 透明敷贴外加自黏弹性绷带包绕 ECMO 动、静脉置管，减少穿刺侧肢体移动。

（3）ECMO 前 24 h，q2h 监测 ACT（TEG）及 APTT。稳定后 q4h 监测。若无活动出血：ACT 维持在 160 ~ 200 s；有活动出血时：ACT 维持在 130 ~ 160 s。q4h 观察膜肺表面有无血栓形成。

（4）并发症观察。

1）出血监测：置管部位伤口出血、肺出血、消化道出血、脑血管意外等。观察血常规、凝血常规，根据病情需要补充纤维蛋白原、新鲜冰冻血浆、血小板；吸痰动作轻柔、浅层吸痰，尽量避免损伤呼吸道。

2）末梢循环状态的监测：观察双侧足背动脉搏动情况，观察双下肢皮温、腿围、色泽、感觉及血管充盈情况，注意观察有无下肢肿胀、疼痛等骨筋膜室综合征的表现。

3）感染预防：严格无菌操作、严格执行手卫生，安置单间病房，减少人员走动。

（5）水箱温度设定在 36 ~ 37℃。

3. 血液净化护理

同第三章案例 1 "急性药物中毒合并抑郁性精神病"。

4. 主动脉球囊反搏（IABP）护理

（1）病情监测：严密观察心率、心律及 QRS 波变化，一旦出现恶心、心律失常，立即对症处理。严密观察收缩压、舒张压、平均压、反搏压与波型，使反搏压维持高于血压 10 ～ 20 mmHg。密切监测患者体温和白细胞及反搏频率；遵医嘱 q4h ～ q6h 监测 ACT，使 ACT 值保持在 200 ～ 250 s。监测血小板计数，注意观察有无出血及血栓形成的征象。

（2）末梢循环状态的监测：观察双侧足背动脉搏动情况，观察双下肢皮温、腿围、色泽、感觉及血管充盈情况，注意观察有无下肢肿胀、疼痛等骨筋膜室综合征的表现。

（3）导管护理：术后绝对卧床休息，置管侧肢体伸直制动，禁止屈曲，床头抬高＜ 30°，使用弹力胶布高举平台多重固定导管，翻身时防止导管打折、移位、脱落、受压。护士交接班时将连接 IABP 导管压力转换装置重新校零、调节压力并记录。传感器位置与患者的腋中线呈水平位。密切观察导管连接处有无血液反流，q1h 应用肝素盐水（NS 500 mL ＋ 肝素钠 5 000 U）冲管，确保管内无回血，以免形成血栓。反搏过程中保持球囊导管中心腔的通畅。

（二）观察护理

1. 评估

神经系统：GCS 评分 6T 分，双侧瞳孔等大等圆，直径约 2 mm，对光反射迟钝。

呼吸系统：停留气管插管接呼吸机辅助通气（模式：SIMV，f 16 次 / 分，VT 360 mL/min，FiO_2 60%），双肺呼吸音粗，遍布哮鸣音及湿性啰音。

泌尿系统：肌酐 175 μmol/L，尿酸 926 μmol/L，钾 6.70 mmol/L，肾小球滤过率 32.64 mL/（min·1.73 m²），双下肢重度水肿。

循环系统：体温 36 ~ 37.7℃，心率 105 ~ 165 次 / 分，血压 80 ~ 110/40 ~ 75 mmHg，外周血氧饱和度 97% ~ 100%，CVP 14 ~ 17 cmH₂O；ECMO 运行正常，泵转速 2 930 rpm/min，血流量 3.55 L/min，FiO_2 100%，氧流量 2 L/min。

消化系统：停留胃管，胃肠减压。

内分泌系统：微量血糖 3.7 ~ 9.8 mmol/L。

凝血指标：凝血常规 /D- 二聚体，凝血酶原时间 14.6 s，凝血酶时间 17.2 s，抗凝血酶Ⅲ 34%，D- 二聚体 26 377 ng/mL。

2. 护理

（1）按医嘱使用强心药，持续监测患者的心率、心律的情况，及时发现与识别常见心律失常的心电图。

（2）准备好急救药物及设备：各种抗心律失常药、除颤仪。严重心律失常应及时报告医生，并配合医生实施抢救。

（三）生活护理

1. 饮食护理

保证有足够蛋白质、维生素、纤维素摄入，病情稳定后，经鼻空肠管予伊力佳肠内营养混悬液 250 mL 泵入，维持 20 小时（低速泵注由 12 mL/h 开始，根据患者耐受程度调整营养液泵入速度）；抬高床头 30° ~ 45°，降低患者误吸风险。使用加温器调节营养液温度至接近生理正常体温 37℃左右；每隔 4 ~ 6 h 抽吸监测胃残余量，低于 200 mL 时维持原有速度，超过 200 mL 时停止输注或者减慢速度。

2. 皮肤护理：患者大便失禁

（1）及时清理大便，肛周皮肤未破损时，予橄榄油外涂肛周皮肤，破损皮肤使用造口粉和 3M 液体敷料保护膜，保持肛周皮肤清洁、干燥，保护皮肤不受粪便刺激。

（2）使用中性清洗液，如 3M 洁肤液，清洗肛周皮肤，避免用力擦拭。

（3）遵医嘱使用肠道菌群调节剂（如双歧杆菌三联活菌胶囊）和吸附收敛剂（如蒙脱石散），减少排便次数。

（4）q2h 翻身，使用赛肤润保护易受压部位，在长期受压的部位如尾骶部贴压疮贴保护。

（四）健康教育

（1）用药指导：严格遵医嘱服药，不能自行增减药量或停药。每天定时测量心率、血压。

（2）休息与运动：避免劳累，保证充足睡眠，每晚至少睡 8 小时，白天适当午休。避免剧烈运动和重体力劳动，但可在身体允许时进行散步等轻度活动，每次 30 分钟左右。

（3）饮食指导：少量多餐，进食高蛋白、高维生素、低盐、低脂饮食。减少盐摄入，每天不超过 5g。多吃瘦肉、鱼类、蛋类、新鲜蔬果等，避免进食辛辣食物，保持营养均衡，预防便秘，避免用力排便增加心脏负担。

（4）指导患者积极治疗原发病，保持乐观、稳定的心理状态。

【小结】

围产期心肌病指在妊娠期的最后一个月直到产后 5 个月内发生的，既往无心血管系统疾病的病史，患者以心力衰竭及左心室收缩功能减退为临床症状的疾病。发病原因可能与心肌炎、自身免疫功能异常、病毒感染、营养不良、家庭倾向、种族、地理环境和体力劳动、高龄、多胎妊娠、剖宫产史、孕期激素水平变化，以及妊娠期应激状态等有一定关系。

超声可见心腔扩大、搏动普遍减弱、左室收缩功能下降、左室射血分数减低（＜45%）；心电图提示左心室肥大、ST 段及 T 波异常改变，常常伴有各种心律失常；胸部 X 线检查可见心脏普遍性增大，左心室为主，心脏搏动减弱，常伴有肺淤血；实验室检查可见贫血、B 型脑钠肽（BNP）升高。

治疗：宜在安静、增加营养和低盐饮食的同时，针对心衰给予强心利尿剂及血管扩张剂，有栓塞征象者给予适当肝素。急性期及重症者尽快控制病情，静脉给药如毛花苷 C、呋塞米、硝普钠。慢性期或轻症者优先口服给药。对于孕期确诊患者，于产程及产后至少 24 h 内进行有创心脏监护，产程中吸氧，使用硬膜外麻醉，第二产程手术助产缩短时间，剖宫产需有相应产科指征（如心功能 3～4 级）。产后需对心功能进行随访评估，监测心脏恢复情况。

预后：＞50% 甚至可达 70% 的患者心脏能够恢复正常大小，心功能恢复正常；若诊断延迟、未进行有效治疗者，预后较差，可能会遗留心脏扩大、心电图异常问题。少数致死性事件的发生与心律失常、血栓栓塞事件、猝死有关。有围产期心肌病病史者复发风险较高，有心力衰竭者、遗留心脏扩大者应避免再次妊娠。

【参考文献】

［1］刘艳，卢山，杨婷婷. 1 例瓣膜置换联合 ECMO、IABP、CRRT 治疗并发颅内出血患者的护理［J］. 全科护理，2024，22（07）：1383-1386.

［2］李蕊，庞燕敏. ECMO 联合 IABP 及 CRRT 救治重症暴发性心肌炎 1 例的护理［J］. 菏泽医学专科学校学报，2023，35（04）：76+86.

［3］陈乐，邱依聆，江燕萍. ECMO 在危急重症心脏病孕产妇救治中的

应用体会［J］. 实用医学杂志，2022，38（24）：3135–3140.

　　［4］谢家和，丁荣明，胡育华，等. IABP 和 ECMO 治疗危重症围生期心肌病 1 例报告［J］. 赣南医学院学报，2019，39（09）：934–936.

　　［5］吴珍. 合并出血倾向的重症患者行 CRRT 治疗运用枸橼酸钠抗凝的安全护理［J］. 实用临床护理学电子杂志，2020，5（10）：116.

　　［6］赵举，崔勇丽，刘刚. ECMO 中的抗凝管理［J］. 中国急救医学，2021，41（7）：607–609.

　　［7］吴梅婷，周瑜，戴小福，等. 妊娠期及产后心脏手术 20 例分析［J］. 中华围产医学杂志，2020，23（12）：823–827.

　　［8］刘俊岚. 44 例围产期心肌病的研究分析及护理体会［J］. 实用临床护理学电子杂志，2020，5（19）：71.

　　［9］袁丹丹，刘雪莲，李晓敏，等. 围产期心肌病患者的综合护理干预［J］. 中西医结合护理（中英文），2019，5（11）：87–88.

　　［10］尹红梅. 综合护理应用于围产期心肌病患者的效果评价［J］. 实用妇科内分泌电子杂志，2019，6（21）：148.

（伍丽婵）

第九章
分娩并发症护理

案例 1   剖宫产术后突发心脏骤停

【案例介绍】

（一）一般资料

患者女，34 岁。

主诉：剖宫产术后 1 天，心肺复苏术后 10 小时。

现病史：患者平素月经不详，末次月经：2022-02-16，预产期 2022-11-23。本次受孕为自然怀孕，未行孕前体检，停经 30 天自测尿妊娠试验阳性，未规律产检，孕 19 周外院产科超声提示：宫内妊娠，单活胎。未做进一步产检。患者于 2022-07 停经 5 个月开始无明显诱因出现咳嗽、夜间加剧，阵发性发作，伴有喘息、心悸，于当地区妇幼保健院治疗，具体治疗不详。后仍有反复咳嗽、咳痰，逐渐出现心悸、喘息加重，夜间需改变体位，双下肢水肿。2022-10-05 07:00 因"妊娠 30 周，咳嗽、咳痰 2 个月。加重伴气促半天"就诊于当地妇幼保健院，入院查 B 型脑钠肽：11 235 pg/mL；胸部 X 线：普大型心，双肺渗出，考虑妊娠合并急性心力衰竭。床边超声提示：宫内妊娠，单活胎，横位，胎盘增厚，胎盘早剥可疑。因"胎盘早剥？妊娠合并心力衰竭"于当日行急诊剖宫产术+子宫局部压迫缝合术，剖宫产一女活婴，体重 1 580 g，无脐带绕颈，因早产、轻度窒息转入新生儿科治疗，术中发现胎盘早剥，宫腔积血 200 mL，予止血治疗，术中出血 200 mL，补液 200 mL。术中出现血氧低、心率快，血压低，遂予气管插管接呼吸机辅助通气、补液、升压等治疗。请当地医院会诊后，该院考虑：气促查因，心力衰竭？肺栓塞？遂于 2022-10-05 14:50 收住该院 ICU。转入后患者神志镇静，明显烦躁不安，气管插管，呼吸机通气，指脉氧约98%，呼吸间促，痰量一般，咳嗽尚可。间羟胺稳定血压，血压 108/63 mmHg，心率 117 次/分。体格检查：双肺可闻及痰鸣音，肺动脉瓣、主动脉瓣、心尖区可闻及收缩期杂音。宫底位于脐周水平，四肢凹陷性水肿，肌力粗侧Ⅳ级。转入后复查示：WBC 8.59×10^9/L，HGB 106 g/L，PLT 321.00×10^9/L，CRP 24.4 mg/L，PCT 18.24 ng/mL；Myo 249.0 ng/mL，cTNIN 58.75 ng/L，NT-proBNP 3 976 pg/mL；PT 13.90 s，INR 1.23，PT 67.10%，APTT 48.90 s，FIB 4.50 g/L，TT 15.2 s，D-二聚体 2.51 mg/L；3P 阳性（+）。pH 7.405，$PaCO_2$ 4.18 kPa，PaO_2 9.21 kPa，FiO_2 80%，Lac 1.0 mmol/L。查心脏彩超示：EF 60%；右心及左房增大；右室壁增厚；三尖瓣重度反流；重度肺高压（PASP 109 mmHg）；肺动脉增宽并瓣膜中度反流；二尖瓣轻度反流。胸部 CTA 示：①双肺动脉高压，未见明确肺栓塞征象；②胸主动脉细小，发育变异？请结合临床；③双肺内多发渗出，考虑肺水肿，伴双肺下叶少许炎症；④心脏增大，右心房及右心室增大为著，心包少许积液；⑤双肺上叶、右肺中叶见多发结节，建议随访复查。转入后予呼吸机通气、间羟胺升血压、静脉营养支持、抗感染（头孢哌酮舒巴坦，2022-10-05 至 2022-10-06，亚胺培南西司他丁+万古霉素+奥司他韦，2022-10-06 至今）、抗凝、补充白蛋白、输血血浆、CRRT+血液灌流等处理。2022-10-06 15:03 出现心率减慢至 55 次/分，血压 74/30 mmHg，予静脉推注肾上腺素，维持肾上腺素、去甲肾上腺素、间羟胺静脉泵入，并行心肺复苏术处理，15:26 心率 186 次 / 分，血压 183/56 mmHg。16:56 再次出现心率减慢至 59 次 / 分，予反复静注肾上腺素，17:08 心率恢复至 165 次 / 分。17:24 血压低至 45/20 mmHg，心率逐渐减慢，再次给予心肺复苏、静脉推注肾上腺素处理。因患者病情危重，该院要求转入我院治疗。2022-10-06 19:00 我院遂派车至该院，行 VA-ECMO，同时行体外心脏起搏、电除颤（150 J，双向，1 次），19:38 恢复自主心跳，继续输注红细胞 4 单位，血浆 200 mL，维持生命体征，转入我院。患者入院时神志不清，无明显躁动，无发热，无抽搐。停留气管插管，接呼吸机辅助通气，呼吸肌间促，指脉氧难测出。

（二）病史

既往史：患者 2 岁时因反复咳嗽，就诊于当地医院，考虑先天性心脏病。平素剧烈活动后气喘、心悸明显。2019 年曾因"呕吐、咳嗽加重，口唇发绀"于当地医院住院治疗，心率 140 次 / 分。该院查体示：心脏各瓣膜听诊区可闻及 3/6 级病理性杂音。入院诊断：先天性心脏病、室上性心动过速、肺部感染、胃肠功能紊乱，治疗 4 天后出院（患者家属代述）。2022-10-05 剖宫产史。否认肝炎、结核等传染病史，否认高血压、糖尿病等慢性病病史、预防接种史不详，否认药物、食物过敏史，否认外伤史。

婚育史：未婚，G1P1，2022-10-05 剖宫产 1 女婴，体重 1580 g，出生后无脐带绕颈，因轻度窒息、早产转当地新生儿科治疗。

（三）医护过程

体格检查：体温 36.5 ℃，脉搏 117 次 / 分，呼吸 18 次 / 分，血压 102/66 mmHg，体重 60.0 kg。发育正常，营养中等，慢性病容，神志昏迷，平卧位，平车入室，查体不合作。全身多发散在类圆形暗褐色皮疹，部分凸起于体表如赘生物。皮肤散在瘀斑，皮肤温度冷、弹性正常，未见肝掌，未见蜘蛛痣。眼睑正常，结膜正常，巩膜无黄染，角膜正常，眼球正常，双侧瞳孔散大，左瞳孔 5.0 mm，右瞳孔 5.0 mm，对光反射消失。经口停留气管插管通畅，口唇发绀。腹部耻骨联合上可见横行手术切口，无渗血、渗液。患者昏迷，呼之不应，GCS 评分 2T 分，APACHE Ⅱ 评分 28 分，死亡风险系数 51%。生理性反射消失，Hoffmann 征阴性、Babinski 征阴性、Oppenheim 征阴性、Kernig 征阴性、Brudzinski 征阴性。

专科检查：宫缩良好，阴道流血量稍多。

临床诊断：①心脏停搏：复苏后；②肺动脉高压重度；③心力衰竭；④心脏瓣膜病：二尖瓣及三尖瓣关闭不全；⑤恶性心律失常尖端扭转型室性心动过速心室颤动；⑥急性呼吸衰竭（Ⅰ型呼吸衰竭）；⑦缺血缺氧性脑病；⑧重症肺炎；⑨多脏器功能衰竭；⑩孕 1 产 1，孕 33 周单胎，在医院外出生（经急症剖宫产术分娩）。

治疗经过：患者入院前出现呼吸心脏骤停，院外予心肺复苏、电除颤、气管插管、VA-ECMO 等抢救治疗后恢复自主心率，院外带入经口气管插管接呼吸机、VA-ECMO 转运至我院。病情危重，抢救时间长，深昏迷，GCS 评分 2T 分，大剂量升压药物维持血压。入院后予 VA-ECMO 联合血液净化稳定内环境并调节体液平衡，维持内环境稳定。住院期间密切观察生命体征，动态监测血气、生化、离子、感染指标、凝血功能等，并予抗心衰、抗感染、降肺动脉压、护胃、营养支持等对症治疗，同时积极维持内环境及循环稳定。患者左下肢瘀斑进行性加重，2022-10-10 行左下肢股动脉切开置管，改善下肢供血。患者感染难以控制，多次肺泡灌洗液培养提示鲍曼不动杆菌感染，不除外鲍曼不动杆菌感染入血可能。根据患者病情、病原学检查结果，结合药学部会诊意见，调整抗感染方案为：硫酸多黏菌素、美罗培南、替加环素、伏立康唑联合抗感染治疗，除了积极抗感染外，予加强纤维支气管镜吸痰、ECMO 管路穿刺局部加强换药、褥疮护理、定期换药、补充白蛋白、抑酸护胃、护肝、改善心脏泵血功能、营养支持等治疗。患者心功能差，动态复查心脏彩超，射血分数进行性下降，同时存在多器官功能衰竭，期间出现消化道出血、肝功能损伤，予制酸护胃、改善凝血、护肝等治疗。2022-11-01考虑存在肝功能衰竭，行胆红素吸附治疗，同时优化容量管理，适当输注血制品。

【护理】

（一）治疗护理

1. 用药护理

（1）去甲肾上腺素、间羟胺、肾上腺素联合升压维持。

（2）头孢哌酮舒巴坦、亚胺培南西司他丁＋万古霉素＋奥司他韦抗感染，后调整为硫酸多黏菌素、美罗培南、替加环素、伏立康唑联合抗感染治疗。

（3）予白蛋白、红细胞、血浆等血制品补充血容量。

（4）持续予肝素钠全身抗凝。

2. ECMO护理

予妥善固定ECMO管路，持续予加温，每小时监测记录ECMO的运行参数，膜肺的凝血情况，q4h监测患者APTT、ACT等凝血指标，监测患者皮肤黏膜、穿刺口、尿液等出血情况，密切监测患者生命体征的变化，警惕"南北综合征"的发生。定期抽取膜肺前、后血气分析进行比对，判断膜肺使用寿命及有效性。

3. CRRT护理

ECMO联合CRRT治疗，将CRRT接入到ECMO的运转管路中，做好管路的连接，避免空气进入ECMO管路导致凝血或空气栓塞，由于ECMO流速远大于 CRRT，CRRT 各压力监测参数受影响，需综合 ECMO 运转参数来调节 CRRT 的压力报警参数。在医生的指导下，合理设置超滤速度，量出为入，精细化管理，密切留意滤器凝血情况。CRRT 的抗凝需一同考虑 ECMO 的抗凝情况，再调整 CRRT 的抗凝参数。

4. 接触性隔离护理

遵医嘱予接触性隔离，予负压病房单间隔离，进入病房需做好个人防护，手卫生消毒，避免发生交叉感染。隔离单间内，配备专用医疗用物垃圾桶和感染衣物收集桶，处理时需做好专用的标记，并提前告知转运消毒人员。单间内用浓度为 1 000 mg/L 的健之素消毒溶液进行环境的日常消毒。

5. 机械通气护理

评估患者肺部、痰液情况，及时按需吸痰，保持呼吸道通畅；常规予加温、加湿，及时倾倒呼吸机管道内冷凝水，若患者痰液黏稠，可遵医嘱予雾化吸入、机械排痰后再行吸痰。做好气管导管外固定，针对导管的气囊压力、外露长度做好每班交接并记录。若无禁忌证，常规予抬高床头 30°～45°，q12h 予口腔护理，做好口腔内的吸痰，预防呼吸机相关肺炎的发生。

（二）观察护理

1. 评估

神经系统：患者昏迷，呼之不应，GCS 评分 2T 分，RASS −4 分，双侧瞳孔等大等圆，直径约 5 mm，对光反射消失。

呼吸系统：停留经口气管插管接呼吸辅助呼吸（模式：P–A/C，氧浓度 100%），双肺呼吸音粗，可闻及明显的干、湿性啰音。动脉血气：pH 7.519，$PaCO_2$ 25.3 mmHg，PaO_2 484 mmHg，BE −2 mmol/L，HCO_3^- 20.8 mmol/L，SaO_2 100%，Na^+ 155 mmol/L，K^+ 4.4 mmol/L，Ca^{2+} 0.60 mmol/L，HCT 30%，Hb 102 g/dL。

循环系统：VA-ECMO 运行，ECMO 泵转速 4 110 rpm/min，血流量 3.16 L/min，气流量 4 L/min，氧浓度 100%，肝素 2 mL/h。使用去甲肾上腺素、间羟胺、肾上腺素联合升压维持。

泌尿系统：肌酐 171 μmol/L，尿酸 1 086 μmol/L，予 CRRT 行 CVVH 治疗，全身多发散在类圆形暗褐色皮疹，部分凸起于体表如赘生物。腹软，腹部可见剖宫产术后改变。双下肢凹陷性水肿且皮温低，右侧肢体较左侧肢体水肿且皮肤发绀水肿，右侧足背动脉触摸不到。四肢肌张力正常，肌力检查不合作。

2. 护理

病情观察：严密监测患者生命体征变化，予特级护理，精细化管理，q1h 记录出入量情况，量出为入，密切监测患者血常规、凝血常规，注意患者皮肤黏膜、穿刺口、尿液等出血情况；监测产后阴道出血情况；监测双下肢腿围、足背动脉搏动，以及循环情况、皮温等。若伤口敷料浸湿及时报告医生，予及时更换。

（1）气体交换受损：与心脏骤停有关。保持呼吸道通畅，及时吸痰，予气道湿化，遵医嘱予雾化吸入；监测膜肺功能，观察膜前膜后的血液颜色对比是否明显，做好管路固定，确保氧源正确连接。

（2）皮肤完整性受损：与长期卧床、皮肤受压有关。

1）护理措施：q2h 翻身，予翻身枕、啫喱垫、气垫床防压疮护理，骨突受压处，予泡沫敷料保护；肛周用透明敷料粘贴保护，预防失禁性皮炎的发生。

2）护理评价：患者入院带入的Ⅱ度压疮未进一步加重。

（3）营养失调：低于机体需要量，与心脏骤停有关。遵医嘱予肠内外营养，q4h 回抽胃内容物，评估胃潴留量，遵医嘱使用白蛋白等血制品，补充蛋白，维持机体营养情况。

（4）活动无耐力：与心脏骤停、行 ECMO 治疗有关。患者持续处于昏迷状态，在医生指导下，生命体征相对平稳的情况下，予患者行肢体的被动律动，联合音乐治疗，刺激患者意识。

（5）组织灌注量不足：与心脏骤停有关。严密监测患者中心静脉压力的变化，予留置动脉留置针接有创动脉压力持续监测装置，三班交接患者皮肤水肿情况，精细化管理出入量，量出为入。

（6）潜在并发症：出血。密切监测患者血常规、凝血常规，注意患者皮肤黏膜、穿刺口、尿液等出血情况；监测产后阴道出血情况，监测患者瞳孔的变化。根据检验结果，及时调整抗凝药物用量，并做好记录。

（三）生活护理

同第二章案例 1 "急性心肌梗死"。

（四）心理护理

同第一章案例 1 "胸椎结核合并肺栓塞"。

【小结】

心脏骤停复苏后，往往会出现再灌注损伤，再灌注损伤的机制复杂，涉及多个生理和病理过程，包括氧化应激、细胞内钙超载、线粒体功能障碍、炎症反应及细胞死亡途径的激活。在心脏骤停和复苏过程中，心肌和脑部特别容易受到缺血／再灌注损伤的影响，这可能导致心脏功能障碍和脑损伤，影响患者的预后。

【参考文献】

［1］肖干，尹增翠，刘煜. 重症监护室对危重孕产妇的监测与护理干预分析［J］. 实用妇科内分泌电子杂志，2024，11（12）：153-155.

［2］李晓晔，宋淑荣，李嘉，等. 重症监护病房治疗产科危重症并发多器官功能衰竭的回顾性分析［J］. 中国妇幼保健，2024，39（09）：1670-1674.

［3］洪青青，王巧玲，李巧娟. ICU急危重症孕产妇的病情变化特点及临床救治效果观察［J］. 中华灾害救援医学，2024，11（02）：160-163.

（何明炜）

案例 2　剖宫产术后突发产后大出血

【案例介绍】

（一）一般资料

患者女，31 岁。

主诉：顺产后 36 小时余，全子宫切除术后 33 小时余。

现病史：患者既往月经规则，末次月经 2022-03-30，预产期 2023-01-04，定期于某院产检，孕期产检未见异常。2022-12-22 外院 B 超提示：宫内单活胎，BPD 94 mm，FL 71 mm，AC 350 mm，胎盘 Ⅱ 级，AFI 157 mm，脐带绕颈 2 周。2022-12-28 患者孕 39 周因 "胎膜早破" 于当地医院住院，2022-12-28 07:00 自然临产，09:05 顺利娩出一足月成熟活女婴，体重 3 250 g，检查胎盘胎膜完整，会阴 Ⅰ 度裂伤，09:20 患者出现血压血氧下降，阴道出血共约 500 mL，外院不排除羊水栓塞可能，立即启动全院抢救，予促宫缩、输注血制品、放置宫腔球囊等，后阴道仍有活动性不凝血流出，累计阴道流血 2 000 mL，遂于 12:02 立即行剖腹探查术，术中行全子宫切除术，留置腹腔引流管 1 条，术中共出血 3 700 mL。术后送至 ICU 进一步治疗，19:55 患者突发意识丧失，点头样呼吸，血压下降，双侧瞳孔等圆等大，直径 5 mm，对光反射消失，后出现双目上窜，持续数秒，频繁发作，考虑继发性癫痫，予加强镇静、镇痛后，行头颅 MRA 检查示：①右侧顶叶皮层下少许梗死灶；②全幅鼻窦慢性炎症；③脑 MRA 未见明显异常。患者 ICU 期间高热，心率 140 次 / 分，血压低，血小板 18×10^9/L，血红蛋白 58 g/L，腹腔引流 + 阴道出血约 1 000 mL，予美罗培南抗感染、输注血制品等处理。患者产后至今共出血 6 700 mL，输注同型红细胞 36 U，新鲜血浆 3 200 mL，纤维蛋白原 7.5 g，冷沉淀 60 U，考虑患者病情危重，遂转至我院治疗。

（二）病史

既往史：2022-12-28 与某院行腹式子宫切除术。既往体健，无"高血压、糖尿病、肾病、心脏病"等慢性病史，无"结核、肝炎"等传染病史，无精神病及遗传病史，无输血史，无外伤史，无药物食物过敏史，按计划预防接种。

婚育史：已婚，丈夫体健（无遗传病史）。育 0 子 1 女，体健。孕产史：孕 2 产 1，2022-12-28 产下足月成熟活女婴，体重 3 250 g，2020 年中引产 1 次。

月经史：初潮 13 岁，5 ～ 6 天 /25 ～ 28 天，月经周期规则，月经量中等，颜色正常。无血块、无痛经。

（三）医护过程

体格检查：体温 36.2 ℃，脉搏 125 次 / 分，呼吸机，辅助呼吸，血压 115/65 mmHg，体重 89 kg，身高 160 cm，发育正常，营养良好，神志深度昏迷，平卧位，平车入室，查体不能配合。全身皮肤黏膜未见皮疹，未见皮下出血点及瘀斑。全身浅表淋巴结无肿大。头颅大小正常无畸形。间断无意识睁眼，双目上窜，双侧瞳孔等圆等大，对光反射消失。耳郭正常无畸形。口唇苍白，口腔黏膜苍白。无颈静脉怒张，气管居中，肝颈静脉回流征阴性，甲状腺未触及肿大。胸廓无异常，双侧乳房对称，乳头突。双肺呼吸音粗。心前区无隆起，心率 125 次 / 分，心律齐整。腹部隆起，下腹部正中可见竖切口，长约 15 cm，腹部切口敷料见大面积淡红色浸湿，腹部切口未见活动性出血。腹腔引流管引流出暗红色液体。四肢无畸形，关节无红肿、强直，无水肿，无杵状指（趾），无下肢静脉曲张，足背动脉搏动正常。病理征未引出。阴道检查：阴道塞纱 1 条，未见活动性出血。

临床诊断：①产后大出血；②失血性休克；③产后羊水栓塞？④产后播散性血管内凝血；⑤多脏器功能衰竭；⑥缺血缺氧性脑病；⑦脑疝；⑧急性肾功能不全；⑨肝功能不全；⑩双肾结石；⑪低蛋白血症；⑫高钠血症；⑬胎膜早破；⑭葡萄糖 –6– 磷酸酶缺乏；⑮呼吸机相关肺炎；⑯子宫切除术后状态；⑰孕 2 产 1，孕 39 周 LOA 顺产妊娠、分娩和产褥期并发症个人史。

治疗经过：给予美罗培南粉针（2022–12–29 至 2023–01–20）抗感染，以及营养脑神经、脑保护、营养支持对症处理，2022–12–30 考虑患者腹腔感染重，加用注射用盐酸万古霉素（2022–12–30 至 2023–01–03）合抗感染，考虑为复杂性腹腔感染，予改为替加环素（2023–01–03 至 2023–01–10）抗感染治疗；2023–01–13 新冠病毒核酸检测（咽拭子）：新型冠状病毒核酸检测阳性，ORFlab 基因阳性，N 基因阳性；2023–01–13 CRO 检测（直肠拭子）：耐碳青霉烯肺炎克雷伯菌阳性（+），耐碳青霉烯鲍曼不动杆菌阳性（+），遂加用多黏菌素（2023–01–16 至 2023–01–20）抗感染，阿兹夫定（2023–01–16 至 2023–01–20）抗病毒。2023–01–19 支气管吸出物培养：鲍曼不动杆菌黏菌素 S、肺炎克雷伯菌头孢他啶 – 阿维巴坦 S、肺炎克雷伯菌黏菌素 S、鲍曼不动杆菌米诺环素 S、鲍曼不动杆菌替加环素 S。患者入院后血色素进行性下降，盆腔引流大量的暗红色液体，患者于 2022–12–30 20:00 在全麻下行腹主动脉、双侧髂内动脉、双侧子宫动脉造影 + 右侧卵巢动脉造影 + 靶动脉栓塞术。同时考虑患者急性肾损伤，无尿，行床边血液净化并给予输注相关血制品、营养支持等治疗 2022–12–31 出现瞳孔不等大，复查头颅 CT，患者 2022–12–31 头颅 CT 平扫对比 2022–12–30 头颅 CT 平扫：①脑实质密度减低，双侧侧脑室受压，脑沟、裂变浅、消失，考虑脑水肿可能，建议 MRI 进一步检查；②小脑幕、大脑镰内高密度影，造影剂残留？建议复查；③全组鼻窦炎；鼻腔、鼻咽内积液、积血；鼻中隔轻度右偏；以上请结合临床并密切观察。神经内科会诊后建议甘露醇 125 mL，q8h；催醒对症处理；处理原发病治疗。2023-01-03 给予拔除阴道塞纱，考虑患者神志一直未恢复，再次完善相关检查。2023-01-03 全腹部 CT 平扫对比 2022-12-31 CT 平扫：①全子宫切除术及介入栓塞术后改变，左下腹部团片状高密度影伴液 – 液平面，考虑血肿形成，血肿体积较前减小；原腹、盆腔内积血、积液，较前吸收减少；②双肾结石，左肾下盏为甚；肾实质密度欠均，较前大致相仿；③肝实质局部密度稍减低；请结合临床；④胆囊壁水肿增厚，折叠胆囊；囊内高密影，考虑对比剂排泄所致；⑤右下腹及脐部引流管留置；右下肢深静脉置管留置；患者血小板持续低下，输注后无明显提升。2023-01-03 行全院讨论，神经内科、影像科观头颅 CTA 及 CTV 提示颅内血管不显影，考虑极度脑水肿，预后不良。血液科不排除存在 TTP 样综合征可能，建议予以血浆置换治疗，患者于 2023-01-03 及 01-04、01-05 行血浆置换治疗。2023-01-05 经颅多普勒超声提示：重度颅内高压改变。2023-01-09 复查头颅 CT 平扫对比 2022-12-31 头颅 CT 平扫：①脑实质密度减低，双侧侧脑室受压、显示欠清，脑沟、裂变浅、消失，考虑脑水肿，较前有所进展；②颅内高密度影沿主要动脉血管走行区分布，双侧侧裂池及部分脑沟内少许高密度影，假性蛛网膜下腔出血？未除外部分为蛛网膜下腔出血？CT 提示脑水肿加重及蛛网膜下腔出血。神经内科及神经外科急会诊：神内会诊建议在血压可维持条件下，继续维持当前脱水方案，予低温脑保护，可联用呋塞米脱水；积极控制感染，维持内环境稳定。患者预后极差，建议与患者家属充分沟通目前病情及可能进展、预后。神经外科会诊诊断：①广泛脑水肿；②脑疝；③余同贵科。建议：患者颅内压高，脑灌注严重不足，CT 上可见脑室已受压显示不清，已处于脑疝晚期，目前濒死状，自主呼吸微弱。开颅手术属于禁忌证且手术风险极高，意义不大，预后不良。可加强脱水治疗：给予甘露醇 125 mL，q8h；呋塞米 40 mL，bid，注意检查内环境。药学部会诊建议在使用甘露醇脱水情况下继续行血液净化以稳定内环境。2023-01-10 考虑患者神志差，无咳嗽排痰能力，行气管切开，并继续呼吸机辅助呼吸、纤维支气管镜吸痰等处理。

【护理】

（一）治疗护理

1. 用药护理

（1）甘露醇、呋塞米脱水降颅内压。

（2）美罗培南、万古霉素、替加环素抗感染。

2. 接触性隔离护理

遵医嘱予接触性隔离，予负压病房单间隔离，进入病房需做好个人防护，手卫生消毒，避免发生交叉感染。隔离单间内配备专用医疗用物垃圾桶和感染衣物收集桶，处理时需做好专用的标记，并提前告知转运消毒人员。单间内用浓度为 1 000 mg/L 健之素消毒溶液进行环境的日常消毒。

3. 产后出血护理

做好产后 24 h 阴道出血量的记录，产后若无禁忌证，常规按压宫底，协助排除淤血，刺激子宫收缩并评估宫缩情况，q2h 测量腹围、记录阴道出血量；若按压时出血较多或宫缩较弱，30 min 后需再次评估，遵医嘱使用缩宫素。

4. 血浆置换护理

行血浆置换治疗时，需专人专看，密切监测生命体征及水电解质、酸碱平衡，监测过程中有无输血反应，监测 TMP 压力参数，预防 TMP 压力过大造成破膜漏血情况的发生，血浆置换前或置换途中，暂停其余血制品的输入。

5. 脱水治疗护理

遵医嘱予脱水治疗，q2h 监测患者瞳孔变化，警惕脑水肿加重，脑疝发生压迫，导致突发心脏骤停。

（二）观察护理

1. 评估

神经系统：神志深昏迷，无意识睁眼，双目向上凝视，GCS 评分 2T，双侧瞳孔等圆等大，直径 2.5 mm，对光反射消失。

呼吸系统：患者气管插管接呼吸机辅助通气治疗（SIMV 模式，潮气量 400 mL，呼吸频率 16 次 / 分，PEEP 4 cmH$_2$O）。血氧饱和度 100%，双肺呼吸音粗，双肺未闻及干、湿性啰音。动脉血气分析：酸碱度 7.490，钾 3.10 mmol/L，钠 151.0 mmol/L，患者氧分压 161.00 mmHg，实际碳酸氢盐 24.2 mmol/L，碱剩余 1 mmol/L，患者二氧化碳分压 30.40 mmHg。

循环系统：心率 120 次 / 分，律齐，各瓣膜听诊区未闻及病理性杂音，高敏肌钙蛋白 T 2 313 ng/L，肌红蛋白 3 000 ng/mL，肌酸激酶同工酶（MB 质量法）16.17 ng/mL。

泌尿系统：丙氨酸氨基转移酶 1 342.6 U/L，尿素 19.96 mmol/L，肌酐 430 μmol/L，总胆红素 25.6 μmol/L，尿酸 709 μmol/L，直接胆红素 16.10 μmol/L。

血液系统：血常规组合，白细胞 16.60×10^9/L，中性粒细胞百分数 93.10%，红细胞 2.61×10^{12}/L，血红蛋白 70.00 g/L，血小板 49.00×10^9/L。

凝血指标：凝血酶原时间 14.3 s，凝血酶原活度 67%，凝血酶原比值 1.30，抗凝血酶Ⅲ 37%，D- 二聚体 5 288 ng/mL。

2. 护理

病情观察：严密监测患者生命体征变化，予特级护理，精细化管理，q1h记录出入量情况，量出为入，密切监测患者血常规、凝血常规，注意患者皮肤黏膜、穿刺口、尿液等出血情况；监测产后阴道出血情况；监测双下肢腿围、足背动脉搏动，以及循环情况、皮温等。伤口敷料浸湿及时报告医生，予及时更换。密切监测患者瞳孔、神志的变化。

（1）组织灌注量不足，与失血性休克有关：严密监测患者中心静脉压力的变化，予留置动脉留置针接有创动脉压力持续监测装置，三班交接患者皮肤水肿情况，精细化管理出入量，量出为入。遵医嘱予血制品，补充血容量。

（2）气体交换受损，与失血性休克有关：保持呼吸道通畅，及时吸痰，予气道湿化、拍背排痰，遵医嘱予雾化吸入。若痰液置于深处难以吸出，配合医生予纤维支气管镜下吸痰，行肺泡灌洗。

（3）活动无耐力，与失血性休克有关：患者持续处于昏迷状态，在医生指导下，生命体征相对平稳的情况下，予患者行肢体的被动律动，联合音乐治疗，刺激患者意识。

（4）皮肤完整性受损，与长期卧床、失血性休克有关：q2h翻身，予翻身枕、啫喱垫、气垫床防压疮护理，骨突受压处予泡沫敷料保护；肛周用透明敷料粘贴保护，预防失禁性皮炎的发生。

（5）潜在并发症，心脏骤停：遵医嘱予脱水治疗，q2h监测患者瞳孔变化，警惕脑水肿加重，脑疝发生压迫，导致突发心脏骤停。

（三）生活护理

同第二章案例1"急性心肌梗死"。

（四）心理护理

同第一章案例 1 "胸椎结核合并肺栓塞"。

【小结】

产后出血是指产妇在分娩后 24 小时内出血量超过 500 mL 的情况，它是导致产妇死亡的主要原因之一。要及时评估产妇产后阴道出血情况、宫缩情况，避免产后大出血的发生。

【参考文献】

［1］肖干，尹增翠，刘煜. 重症监护室对危重孕产妇的监测与护理干预分析［J］. 实用妇科内分泌电子杂志，2024，11（12）：153-155.

［2］李晓晔，宋淑荣，李嘉，等. 重症监护病房治疗产科危重症并发多器官功能衰竭的回顾性分析［J］. 中国妇幼保健，2024，39（09）：1670-1674.

［3］洪青青，王巧玲，李巧娟. ICU 急危重症孕产妇的病情变化特点及临床救治效果观察［J］. 中华灾害救援医学，2024，11（02）：160-163.

（何明炜）

案例 3 产后大出血合并中央性前置胎盘、穿透性胎盘植入

【案例介绍】

（一）一般资料

患者女，47 岁。

主诉：停经 27^{+6} 周，阴道分泌物增多 2 天。

现病史：患者于 2023-08-09 入院，平素月经规律，末次月经 2023-01-26，本次受孕为自然受孕。停经 30 余天自测尿妊娠试验阳性，外院行早孕 B 超检查，证实"宫内早孕、存活"。孕 1 月出现恶心、呕吐等早孕反应，程度轻。孕早期出现阴道少许流血，量少，色暗红，外院予药物保胎治疗 1 个月。自诉 NT 未见明显异常。2023-07-06 孕 23 周于外院产科Ⅲ级 B 超提示：宫内妊娠，单活胎，横位。前置胎盘状态（胎盘完全覆盖宫颈内口）；胎盘植入（范围较广，部分穿透浆膜层），胎儿结构未见明显异常。2023-07-06 因"停经 23 周，阴道流血 20 天。"入住我院治疗，中晚孕Ⅰ级超声提示：中央性前置胎盘，胎盘植入（穿透型），盆腔 MRI 平扫提示中央性前置胎盘，局部伴出血；拟胎盘植入子宫下段，前壁为著，局部穿透浆膜层，累及膀胱顶壁。产科予头孢呋辛钠静脉滴注预防感染、硝苯地平片口服抑制宫缩等相关安胎及对症支持治疗，病情平稳，于 2023-07-19 出院。2 天前因无明显诱因下出现阴道分泌物增多，较黏稠，淡黄色，至我院就诊。门诊拟"胎膜早破中央性前置胎盘合并胎盘植入（穿透型），孕 9 产 2，孕 27^{+6} 周单活胎妊娠状态"收入院。

患者自起病以来，精神食欲佳，睡眠好，大小便正常。孕前体重 49 kg，现体重 55 kg，孕期体重共增加 6 kg。偶有咳嗽咳痰已一月余，予布地奈德雾化、氨溴索口服液止咳化痰。2023-09-04 胸部 CT 平扫提示：①拟左肺下叶前基底段及右肺下叶外基底段胸膜下少许炎症；②双肺数个磨玻璃小结节，拟炎性病变。2023-09-11 GCP 结核感染 T 细胞斑点实验（阳性），痰涂片、痰培养未见结核分枝杆菌。予"异烟肼、利福平、乙胺丁醇"抗结核治疗。2023-09-25 送手术室行子宫体剖宫产 + 全子宫切除术 + 膀胱切开血肿清除术 + 膀胱修补术 + 腹腔粘连松解术 + 盆腔引流管置管术 + 左侧输尿管置管术 + 左侧输尿管拔管术，术中出血量约 4 200 mL，术后转至重症医学科进一步观察。

（二）病史

既往史：2016 年于外院行剖宫产，2019 年因"瘢痕子宫"行剖宫产。

婚育史：已婚，丈夫体健，育 2 女，孕 9 产 2。

（三）医护过程

体格检查：血压 114/64 mmHg，心率 94 次 / 分，神清，心肺查体无异常。腹隆起如孕 7 月余状，无压痛、反跳痛，宫体无压痛，未扪及宫缩，肝脾未扪及，移动性浊音阴性，肠鸣音正常。双下肢无水肿。再次阴窥：阴道畅湿润，内见淡黄色水样分泌物，后穹隆未见液池，pH 试纸未变蓝，宫颈口未见活动性出血，宫口未开。

临床诊断：①产后大出血；②中央性前置胎盘；③胎盘植入（穿透型）；④急性失血性贫血；⑤操作中膀胱损伤（修补术后）；⑥早产经剖宫产；⑦脐带绕颈 2 周；⑧妊娠合并盆腔粘连；⑨腹壁切口疝；⑩子宫切除术后状态。

治疗经过：患者入室时呈镇静状态，GCS 8T 分，APACHE Ⅱ 评分 8 分，巩膜水肿，去甲肾上腺素持续泵入维持血压。2023-09-26 患者血气分析提示氧合＞ 300 mmHg，外周血氧 99% 以上，予试脱机治疗 30 分钟后，生命体征相对平稳，复查血气分析氧合指数较前未见明显下降后拔除经口气管插管改为中流量鼻导管给氧；GCS：14 分。术后继续予美罗培南预防性抗感染治疗，PPI 护胃、静脉营养等对症支持治疗。

【护理】

（一）治疗护理

1. 用药护理

（1）布托啡诺、氢吗啡酮镇痛。

（2）去甲肾上腺素控制血压。

（3）异烟肼、利福平、盐酸乙胺丁醇治疗结核感染。

（4）糜蛋白酶稀释痰液。

（5）异丙托溴铵、盐酸左沙丁胺醇抑制支气管痉挛。

（6）美罗培南控制感染。

（7）叶酸、多糖铁复合物胶囊治疗贫血。

2. 术后护理

密切观察患者血红蛋白、血小板等实验室检查情况，定期检查患者的腹部伤口，以及腹围情况。严密监测患者心率、血压、血氧饱和度情况，观察患者盆腔引流管、胃管、尿管引流液体量、颜色及性质，根据患者病情，及时输血，补充血容量。保持环境清洁与消毒及会阴清洁，以避免感染发生，行子宫按摩以促进子宫收缩。

3. 肺部感染护理

遵医嘱予抗结核药物治疗感染，不可中断，以免病情恶化。在进行所有的临床医疗及护理操作时，严格遵守无菌技术原则，以降低感染风险，保持切口敷料清洁、干燥，及时更换，避免交叉感染，保持室内通风良好。提供适当的营养支持，以增强患者的免疫力，帮助抵抗感染。指导患者有效咳嗽咳痰，加强肺功能锻炼。

4. 疼痛护理

在用药前准确评估患者的疼痛程度、模式和特点，根据疼痛评估结果，遵医嘱使用镇静、镇痛药物，在给药后监测患者的反应和疼痛缓解情况，及时调整用药计划。根据患者情况，逐渐减少药物剂量，考虑使用非药物疗法或替代药物来减少对药物的依赖，例如指导产妇进行深呼吸和放松技巧，以减轻因紧张和焦虑引起的疼痛。

（二）观察护理

1. 评估

神经系统：GCS 14 分，神清，对答切题，双侧瞳孔等大等圆，直径约 3 mm，对光反射灵敏，NRS 2 分。

呼吸系统：鼻导管吸氧 3 L/min，呼吸频率波动在 19 ~ 25 次 / 分，血氧饱和度 100%，双肺底可闻及少量湿啰音。

泌尿系统：尿液淡红，双肾轻度积水，双侧输尿管上段扩张，中下段显示不清。

循环系统：血压 110 ~ 130/57 ~ 73 mmHg，心率 70 ~ 100 次 / 分，已停用去甲肾上腺素。

消化系统：禁食，停留胃管行胃肠减压、肠外营养支持。

实验室指标：降钙素原 0.56 ng/mL，白细胞 11.82×10^9/L，血红蛋白 65.00 g/L，血小板 61×10^9/L，部分凝血活酶时间 29.5 s，纤维蛋白原 2.99 g/L。

患者 BADL 15 分，诉腹胀，偶有腹部绞痛，腹稍膨隆，呈鼓音，肠鸣音弱，盆腔引流管通畅，下腹部可见一竖行手术切口，敷料切口敷料干燥，无渗血、渗液，四肢肌张力不高，肌力检查欠合作，巴宾斯基征未引出，恶露少，无异味，巩膜水肿，睡眠不佳。

2. 护理

病情观察：密切监测产妇的生命体征，包括心率、血压、呼吸频率和血氧饱和度，观察和记录阴道流血量、盆腔引流量，注意休克指数的变化，确定是否有休克的早期征象。密切观察患者实验室检查结果，包括血常规、凝血功能、肝肾功能、血气分析等，监测是否有凝血功能障碍。通过腹部触诊评估子宫收缩情况，检查是否有宫缩乏力的迹象。观察腹部切口有无红肿、渗血或感染迹象。通过超声检查评估宫腔内情况，排除胎盘植入或残留。

（1）有出血倾向：与患者产后出血、血红蛋白较低有关。

1）护理措施：①严密监测患者血压、心率、呼吸频率和体温情况；②密切观察患者盆腔引流管与尿管引流液体量、颜色及性质，观察患者阴道流血情况；③观察患者腹部伤口敷料渗血情况，出现红肿、渗血或感染等异常情况应及时报告医生；④根据血液检查结果和临床需要，适时进行红细胞输注；⑤评估子宫收缩情况，检查是否有宫缩乏力的迹象，定期进行子宫按摩，以促进子宫收缩和排出宫腔内的积血。

2）护理评价：患者留置尿管尿色明显改善，生命体征平稳。

（2）焦虑：与患者对疾病的知识缺乏、担心预后有关。

1）护理措施：①建立安全感，与患者建立信任关系，让患者感到被关注和被理解；提供温馨舒适的环境，让患者感到舒适和放松；②向患者解释结核感染、产后出血的原因、治疗过程和预期结果，使用易于理解的语言解释医疗信息；③定期监测患者的生命体征，注意因焦虑引起的生理变化，对于服用抗结核药物的患者，须监测药物可能引起的不良反应，并提供相应的支持和干预；④与患者家属做好沟通，以语音、照片为媒介，探视期间为患者提供心理支持；⑤通过各种心理干预，如音乐疗法、书写康复日记等，帮助产妇调整自身的心理状态，减轻负面情绪，从而促进恢复。

2）护理评价：患者睡眠质量改善，夜晚可自行入睡，对答清晰，有逻辑。

（3）活动无耐力：与患者产后大出血、腹部手术部位疼痛有关。

1）护理措施：①评估患者活动耐力情况，根据患者的病情制订一个逐步增加活动量的计划，避免过度疲劳；②鼓励患者进行主动的躯体活动，并可通过适当的康复训练来促进肌肉的恢复和增强；③提供心理支持，帮助产妇理解活动无耐力是暂时的，随着恢复会逐渐改善；④在活动过程中密切监测产妇的生命体征，如心率、血压和呼吸，确保活动安全；⑤在医生的指导下，使用镇痛药物进行止痛治疗，应逐渐减量，及时停药，监测药物的效果及不良反应。

2）护理评价：患者未发生院内压疮，可自行在床上行肢体锻炼活动。

（4）潜在并发症：下肢深静脉血栓。

1）护理措施：①及时跟进患者双下肢彩超结果，根据制订的抗凝方案，必要时使用抗凝药物，以降低患者的血液高凝状态；②采取适当的体位，抬高下肢，以促进血液回流，教授患者进行踝关节屈伸运动，减少静脉血栓发生的风险；③密切检测患者足背动脉搏动及下肢周径，增加患者下肢活动量，促进血液循环，避免长时间静坐或卧床；④定期检查患者的双下肢是否有肿胀、发红、疼痛或温暖感等DVT迹象；⑤保持足够的营养支持，根据患者的恢复情况，逐渐增加下肢肌肉锻炼的强度和范围。

2）护理评价：患者双下肢足背动脉搏动强，下肢周径无增大，彩超示无下肢深静脉血栓形成。

（三）生活护理

（1）饮食护理：①予禁食，给予肠外营养，保证足够热量；②每天进行肠内营养耐受评分；③密切关注患者各项营养指标。

（2）皮肤护理：①予葡萄糖酸氯己定医用卫生湿巾床上擦浴，保持皮肤清洁；②予西吡氯铵含漱液口腔护理，保持口腔清洁；③予安尔碘皮肤消毒剂消毒患者会阴部，保持会阴部干洁；④予聚维酮碘消毒液消毒患者穿刺部位及腹部伤口处，保持伤口敷料干洁。

（四）心理护理

与患者及其家属做好沟通，告知患者家属关于中央前置胎盘与结核感染的知识、隔离措施、治疗措施，以及并发症的危险性、心理支持的重要性。取得患者家属的理解与配合，在探视期间通过书信、语言沟通等方式为患者提供心理支持，教授患者肌肉放松、深呼吸运动、下肢肢体功能锻炼技巧，通过音乐疗法、康复日志等增强患者的应对能力。

（五）健康教育

嘱咐患者转科后应继续配合医护人员进行康复训练，循序渐进。鼓励患者进行四肢主动活动和被动活动，如外展、扩胸运动，同时多活动下肢，避免下肢深静脉血栓形成，关注尿频、尿急、排尿困难等尿道不适症状，出院1周后于泌尿外科门诊复诊，复查泌尿系彩超、尿液分析、中段尿培养等。告知患者擅自停抗结核药的危险性，抗结核疗程为 6 ~ 9 个月，应遵医嘱服用药物，定期复查肝肾功能、血常规等。出院后应注意恶露情况，如腹痛及阴道流血量多等应及时就诊。注意产褥期卫生及营养，禁房事及盆浴2个月。

【小结】

中央性前置胎盘作为一种妊娠并发症，是指妊娠 28 周以后胎盘下缘完全覆盖子宫颈内口，通常在妊娠中期或晚期因无痛性阴道出血而被发现，主要原因包括宫腔手术史、子宫瘢痕、高龄产妇、辅助生殖技术、妊娠间隔期短、子宫发育异常等。前置胎盘一旦合并胎盘植入，可能导致分娩过程中大出血，因为胎盘可能穿透子宫壁并与周围组织粘连，使得胎盘剥离变得异常困难，从而引发灾难性的出血，威胁到患者与胎儿的生命。

【参考文献】

［1］魏雪敏，程蔚蔚. 476 例中央性前置胎盘的临床特征及产后出血危险因素分析［J］. 中国计划生育和妇产科，2024，16（03）：53-56.

［2］王乐乐，栗宝华. 中央性前置胎盘合并胎盘植入产后大出血的相关因素分析［J］. 中国妇产科临床杂志，2023，24（04）：379-383.

［3］中华医学会妇产科学分会产科学组. 前置胎盘的临床诊断与处理指南［J］. 中华妇产科杂志，2013，48（2）：148-150.

［4］黄凌佳，杨舒奇，韩杰霞，等. 妊娠合并结核的相关研究进展［J］. 中国生育健康杂志，2019，30（01）：91-93.

（林泽群）

案例 4　严重产后出血

【案例介绍】

（一）一般资料

患者女，34 岁。

主诉：孕 39^{+6} 周，剖宫产术后伴产后出血 15 小时。

现病史：孕妇平素月经规律，LMP：2023-02-22，孕 4 月后有胎动至今，在本院定期产检。孕 25 周行 OGTT：4.89 ~ 9.01 mmol/L，诊断"妊娠糖尿病"，拒绝营养门诊监测血糖。自诉孕期经过顺利。孕 39^{+6} 周合并妊娠糖尿病于外院住院待产。2023-11-28 20:00 在外院经急诊行子宫下段剖宫产术，胎儿娩出后胎盘无法自行剥离，予手取胎盘，胎盘娩出后胎盘创面大量渗血，宫底部薄弱，右侧子宫切口边缘处可见子宫肌瘤，子宫收缩乏力，即刻行双侧子宫动脉结扎术 + 宫腔止血球囊填塞术 + 子宫肌瘤剔除术 + 子宫捆绑术，清理腹腔积血，产后出血约 1 000 mL。术后球囊引流袋仍有活动高速出血，短时间内达 700 mL，22:10 在气管插管全麻下行剖腹探查术，此时宫腔引流袋引流量在 30 分钟内已达 1 400 mL，统计出血约 2 500 mL，子宫底部行补丁式压迫缝合及改良式 B-Lynch 缝合术。检查宫腔无明显渗血，予缝合子宫，关腹。清理腹腔，留置腹腔引流管，切口加压止血，术中出血共 3 500 mL。术后患者 HCG 输血后仍有下降趋势，腹围进行性增大，考虑产后出血仍然存在。考虑患者病情危重，与家属沟通后，转至我院进一步诊疗。

（二）病史

既往史：右侧乳腺纤维瘤行手术治疗，混合痔行手术治疗。

婚育史：已婚，丈夫体健，孕 3 产 1。

（三）医护过程

体格检查：体温 36.2℃，脉搏 114 次 / 分，呼吸 16 次 / 分，血压 145/95 mmHg。镇静状态下行气管插管。呼之可应，意识模糊，平卧位，平车入室，查体合作。全身皮肤黏膜色泽正常，未见皮疹，未见皮下出血点及瘀斑，未见皮下结节或肿块，眼睑、结膜稍苍白。双肺呼吸清，未闻及干、湿性啰音；心律齐整，心音正常，未闻及额外心音，未闻及杂音；生理性反射存在，病理征未引出。术区敷料部分渗湿透，腹壁切口使用不可吸收线缝合，切口两端分别可见一橡胶条引流。右侧麦氏点可见穿刺引流管引流，引流效果欠佳，引流口有渗血。子宫位于脐下一横指，宫缩可，按压阴道口少许流血，无活动性出血。

临床诊断：①即刻产后出血，严重产后出血；②凝血功能障碍；③胎盘粘连伴出血；④妊娠糖尿病 A1 级；⑤妊娠合并巨大儿；⑥中度贫血；⑦孕 3 产 2，孕 39^{+6} 周 LOA 外院剖宫产；⑧操作后腹壁出血腹腔探查术后。

治疗经过：患者平车入室，入室时镇静、镇痛状态下持续有创呼吸机辅助通气，贫血面容，GCS 6T 分，APACHE 评分 16 分，死亡风险系数 12%，SOFA 评分 10 分。血气：pH 7.538，PaO$_2$ 141 mmHg，PaCO$_2$ 19.9 mmHg，HCO$_3^-$ 16.9 mmol/L，BE –6 mmol/L。全腹 CT 增强示子宫周围、腹壁血肿，考虑患者多次开腹手术，原则上尽量以保守治疗为主，尽量减少手术带来的创伤，14:10 在局麻下行 DSA 引导下双侧髂内动脉造影 + 双侧子宫动脉造影 + 双侧髂外动脉造影 + 靶动脉栓塞术。患者术后安返病房，神志清醒，GCS 10T 分，咳嗽反射可，血氧好，予试脱机后拔除经口气管插管，行鼻导管中流量给氧。

【护理】

（一）治疗护理

1. 用药护理

（1）布托啡诺镇痛。

（2）艾普拉唑钠抑制胃酸分泌。

（3）脾多肽注射液激活和增强机体非特异性免疫功能。

（4）糜蛋白酶稀释痰液。

（5）异丙托溴铵、盐酸左沙丁胺醇抑制支气管痉挛。

（6）美罗培南控制感染。

2. 血肿、出血护理

密切观察患者血红蛋白、血小板等实验室检查情况，及时追踪患者腹部彩超结果，定期检查患者的腹部伤口及腹围情况，注意观察血肿范围是否扩大，是否有肿胀、疼痛、皮肤变色或其他异常情况。严密监测患者心率、血压、血氧饱和度情况，观察患者腹腔引流管、胃管、尿管引流液体量、颜色及性质，根据患者病情，及时输血，补充血容量。

3. 发热护理

降低体温，常采用的有物理降温，如冰袋、冰敷等，30分钟后复测体温。持续高热患者应用冰毯机等特殊物理降温设备。根据患者血培养结果，采取合适的抗生素控制感染，从而降低体温。

4. 疼痛护理

在用药前准确评估患者的疼痛程度和类型，遵医嘱使用镇静、镇痛药物，在给药后监测患者的反应和疼痛缓解情况，及时调整用药计划。根据患者情况，逐渐减少药物剂量，考虑使用非药物疗法或替代药物来减少对药物的依赖。

5. 感染护理

在进行所有的临床医疗及护理操作时，严格遵守无菌技术原则，以降低感染风险，保持患者周围环境的清洁，对于腹部伤口，应进行适当的伤口护理，预防伤口感染。提供适当的营养支持，以增强患者的免疫力，帮助抵抗感染。指导患者有效咳嗽咳痰，加强肺功能锻炼。

(二) 观察护理

1. 评估

神经系统：神清，对答切题，双侧瞳孔等大等圆，直径约 2 mm，对光反射灵敏，NRS 2 分。

呼吸系统：鼻导管吸氧，流量 4 L/min。呼吸频率波动在 9 ~ 12 次 / 分，血氧饱和度维持在 98% ~ 100%，双肺呼吸音粗，未闻及明显干、湿啰音。

泌尿系统：肌酐 76 ~ 88 μmol/L，尿量 3 045 ~ 3 550 mL/d。

循环系统：VTE 6 分。

消化系统：禁食，停留胃管行胃肠减压、肠外营养支持。

实验室指标：血红蛋白 73 g/L，血小板 46×10^9/L，纤维蛋白原 4.38 g/L，D- 二聚体 3 678 ng/mL。

患者 BADL：15 分，腹部膨隆，肠鸣音弱，1 ~ 2 次 / 分。腹肌稍紧，伤口无活动性渗血、渗液，子宫收缩可，宫底位于脐下两横指，无压痛、反跳痛，右侧腹腔积液，左侧全段腹直肌间血肿，较前略增大，右侧脐上腹直肌血肿明显减小，脐下腹直肌血肿范围同前。

2. 护理

病情观察：严密监测产妇的心率、血压、呼吸频率和体温，注意生命体征的微小变化，如心率加快或血压下降。密切观察产妇是否有面色苍白、出冷汗、心慌、头晕等症状，如患者出现神志淡漠、烦躁不安，应警惕休克情况发生。准确测量患者出血量，动态监测患者血常规、凝血常规等实验室检查。利用休克指数计算法评估患者出血严重程度，预防休克发生。

（1）有出血倾向：与患者凝血功能障碍、产后活动性出血有关。

1）护理措施：①严密监测患者血压、心率、呼吸频率和体温情况；②密切观察患者引流管、胃管及尿管引流液体量、颜色及性质，观察患者阴道流血情况；③观察患者腹部伤口敷料渗血情况，皮肤有无散在瘀斑及血肿范围有无扩大；④根据血液检查结果和临床需要，适时进行红细胞、血浆或血小板的输血；⑤定期进行子宫按摩，以促进子宫收缩和排出宫腔内的积血。

2）护理评价：患者腹壁血肿无进一步扩大，血色素及血小板较为平稳，无下降趋势。

（2）体温升高：与患者多次开腹手术、白细胞异常升高有关。

1）护理措施：①严格遵守无菌操作原则，定期清洁和更换伤口敷料，观察伤口情况，发现红肿、渗液、有异味应及时报告医生；②保持患者口腔、会阴部等部位清洁卫生，保持床单位干净整洁；③根据患者的营养需求，提供足够的热量、蛋白及维生素的摄入；④遵医嘱及时使用美罗培南抗感染，维持有效的血药浓度；⑤定时测量患者体温，确保患者有足够的休息时间，促进身体恢复。

2）护理评价：患者体温正常。

（3）潜在并发症：休克。

1）护理措施：①使用心电监护、动脉导管或其他监测设备，持续监测血压、心率、呼吸频率、血氧饱和度和尿量；②准确测量患者出血量，评估患者失血情况；③密切观察患者神志，如果患者突发神志淡漠、烦躁不安，应警惕休克情况发生；④严密监测患者出入量变化情况，如有必要，使用血管活性药物（如多巴胺或去甲肾上腺素）来提升血压和改善组织灌注。

2）护理评价：患者住院期间未发生休克。

（4）焦虑：与对疾病的知识缺乏、担心预后有关。

1）护理措施：①建立安全感，与患者建立信任关系，让患者感到被关注和被理解；提供温馨舒适的环境，让患者感到舒适和放松；②向患者解释产后出血的原因、治疗过程和预期结果，根据患者的个性和偏好调整沟通方式，使用易于理解的语言解释医疗信息；③与患者家属做好沟通，以语音、照片为媒介，探视期间为患者提供心理支持；④通过各种心理干预，如音乐疗法、书写康复日记等，帮助产妇调整自身的心理状态，减轻负面情绪，从而促进恢复。

2）护理评价：患者夜晚可自行入睡，对答清晰，有逻辑。

（5）活动无耐力：与患者产后大出血、多次腹部手术、疼痛有关。

1）护理措施：①评估患者活动耐力情况，根据患者的病情制订一个逐步增加活动量的计划，避免过度疲劳；②鼓励患者进行主动的躯体活动，并可通过适当的康复训练来促进肌肉的恢复和增强；③提供心理支持，帮助产妇理解活动无耐力是暂时的，随着恢复会逐渐改善；④在活动过程中密切监测产妇的生命体征，如心率、血压和呼吸，确保活动安全；⑤在医生的指导下，使用镇静、镇痛药物进行止痛治疗时，应逐渐减量，及时停药，监测药物的效果及不良反应，不能擅自调整镇静、镇痛药物。

2）护理评价：患者无院内压疮发生，可自行在床上行肢体锻炼活动。

（三）生活护理

（1）营养护理：①每天进行肠内营养耐受评分；②评估患者所需热量，提供足够的肠外营养支持；③密切关注患者各项营养指标。

（2）皮肤护理：①予葡萄糖酸氯己定医用卫生湿巾床上擦浴，保持皮肤清洁；②予西吡氯铵含漱液口腔护理，保持口腔清洁；③予安尔碘皮肤消毒剂消毒患者会阴部，保持会阴部干洁；④予聚维酮碘消毒液消毒腹部伤口及穿刺部位。

（四）心理护理

与患者及其家属做好沟通，告知患者家属患者的病情变化，取得家属的配合和同意。告知患者家属利用书信、照片及语音为媒介，为患者提供心理支持。

（五）健康教育

（1）嘱咐患者转科后要在医护人员指导下进行康复训练，循序渐进，经常进行肢体肌肉活动和锻炼。

（2）强调治疗的重要性，教育产妇遵循医嘱，包括药物治疗和可能的手术干预。

（3）出院后应注意恶露情况，如有腹痛及阴道流血量多等不适应及时就诊。

（4）注意避孕，建议产后 3 ~ 6 个月选择避孕套避孕，产后 6 个月可选择的避孕方式有避孕套、宫内节育器。

（5）指导患者注意个人卫生，勤洗勤换内衣、内裤，勤换卫生护垫，注意保持会阴部清洁、干燥。

（6）饮食以高蛋白、高热量、高维生素、高铁、营养丰富的食物为主。

【小结】

产后出血通常定义为阴道分娩产妇在胎儿娩出后 24 小时内出血量达到或超过 500 mL，剖宫产产妇出血量达到或超过 1 000 mL。产后出血可能由多种因素引起，包括子宫收缩乏力、胎盘异常、软产道裂伤和凝血功能障碍等。产后出血属于分娩期的严重并发症，同时也是引起产妇死亡的关键原因。在临床实践中，对产后出血的诊断和管理需要综合考虑多种因素，包括产妇的年龄、胎盘状况、子宫收缩情况等，正确识别和管理这些高危因素对于预防产后大出血至关重要。

【参考文献】

［1］中华医学会妇产科学分会产科学组，中华医学会围产医学分会．产后出血预防与处理指南（2023）［J］．中华妇产科杂志，2023，58（6）：401-409．

［2］杨莉．个体化心理护理联合健康教育在剖宫产中的应用效果［J］．实用妇科内分泌电子杂志，2023，10（35）：150-152．

［3］蔡建珍，罗夏冰．应急预案护理干预在产后大出血护理中的应用［J］．实用临床护理学电子杂志，2020，5（08）：105-106．

［4］杨艳．产后大出血的临床观察与护理干预［J］．实用临床医药杂志，2013，17（12）：118-119．

［5］李秋璐，丁晓宁，范艳．ICU产后大出血患者护理中强化心理干预的应用研究［J］．实用妇科内分泌电子杂志，2023，10（32）：149-151．

（林泽群）

案例 5　前置胎盘合并产后大出血

【案例介绍】

（一）一般资料

患者女，31 岁。

主诉：顺产后阴道出血 4 小时。

现病史：患者因"妊娠期肝内胆汁淤积症，低置胎盘，40⁺⁶ 周"于 2023–07–09 就诊于外院行滴催引产，17:30 临产，23:06 胎儿自然娩出，体重为 3 000 g，23:10 胎盘自然娩出伴大量鲜血流出，约 500 mL，检查胎膜胎盘完整。予填塞球囊，后球囊自行脱出。阴道内见大量凝血块，检查软产道宫颈 10 点裂伤予以缝合，子宫下段收缩差，再次填塞球囊。产后 4 小时出血 3 000 mL，外院予以输注红细胞、血浆、血小板、纤维蛋白原、欣母沛、氨甲环酸、麦角新碱、缩宫素、地塞米松、头孢呋辛及头孢曲松对症治疗，产后 4 小时入量 4 600 mL，考虑患者产后出血，病情危重，予转我院继续治疗。到达我院查体生命体征平稳，血压 112/90 mmHg，脉搏 100 ~ 110 次 / 分，体温 38.4℃。病情危重，收入重症医学科进一步诊治。

（二）病史

既往史：无特殊。

婚育史：已婚，丈夫体健，孕 2 产 2，皆足月顺产。

（三）医护过程

体格检查：体温 37.9 ℃，脉搏 99 次 / 分，呼吸 25 次 / 分，血压

115/65 mmHg。贫血面容，表情自如，神志清楚，自主体位，平车入室，查体合作；全身皮肤黏膜色泽苍白，未见皮疹，未见皮下出血点及瘀斑，双肺呼吸清，未闻及干、湿性啰音；心律齐整，心音正常，未闻及额外心音，未闻及杂音；腹软，肝脾未触及，肠鸣音正常；生理性反射存在，病理征未引出。外阴血染，会阴切口见Ⅰ度裂伤缝合，阴道畅，可触及球囊位于阴道内，球囊引流通畅，见血性液体，宫底位于脐上一横指，留置尿管，引流通畅，引流尿液呈血性。

临床诊断：①产后大出血：宫缩乏力？②低置胎盘；③急性失血性贫血；④孕2产2，孕40^{+6}周单活婴单胎顺产（外院分娩）；⑤妊娠期肝内胆汁淤积症；⑥单一活产。

治疗经过：患者入室时神清，带右侧锁骨下静脉置管入室，鼻导管吸氧4 L/min；血氧饱和度98%，GCS 15分，APACHE Ⅱ评分8分。考虑患者目前诊断，予哌拉西林他唑巴坦抗感染，并予抑酸、护胃治疗。2023-07-10 05:50于产房拔除原宫腔球囊并重新放置Bakri球囊，术中清出宫腔积血200 mL，术中仍可见宫腔内活动性出血，术中出血100 mL。考虑患者病情危重，充分告知患者及家属病情后完善手术知情同意书，06:50在局麻下行DSA下行腹主动脉造影、双侧髂内动脉造影、双侧子宫动脉造影、双侧阴道动脉造影＋靶动脉栓塞术。术后安返病房，予哌拉西林他唑巴坦抗感染，动态复查降钙素原、白细胞等感染指标，监测患者体温波动情况；予营养支持、抑酸护胃等对症治疗。

【护理】

（一）治疗护理

1. 用药护理

（1）布托啡诺镇痛。

（2）脾多肽调节人体免疫功能。

（3）艾普拉唑钠抑制胃酸分泌。

（4）哌拉西林钠他唑巴坦钠抗感染。

（5）肝素钠抗凝控制血栓。

2．术后护理

术后立即对穿刺部位进行加压包扎，以减少出血风险，患肢需制动 12 小时，平卧 24 小时，以减少出血和血栓形成的风险，每 15 ~ 30 分钟检查一次双下肢的皮温和颜色，以及足背动脉搏动情况，评估血液循环状态。记录尿量和尿色，监测患者的肾功能和出血情况，保持导尿系统的清洁，预防泌尿系统感染。给予适当的抗生素预防感染，特别是在有开放性伤口或导尿的情况下。

3．疼痛护理

在用药前准确评估患者的疼痛程度、模式和特点，根据疼痛评估结果，遵医嘱使用镇痛药物，在给药后监测患者的反应和疼痛缓解情况，及时调整用药计划。根据患者情况，逐渐减少药物剂量，考虑使用非药物疗法或替代药物来减少对药物的依赖，例如指导产妇进行深呼吸和放松，以减轻因紧张和焦虑引起的疼痛。

（二）观察护理

1．评估

神经系统：神志清，双侧瞳孔等大等圆，直径约 2.5 mm，对光反射灵敏，NRS 2 分。

呼吸系统：面罩吸氧 2 L/min，呼吸频率 20 次 / 分，血氧饱和度 100%。

泌尿系统：肌酐 48 μmol/L。

循环系统：心律齐，未闻及杂音；心电监护示心率 70 ~ 90 次 / 分，血压 90 ～ 120/50 ～ 75 mmHg。

消化系统：禁食，停留胃管行胃肠减压、肠外营养支持。

血常规、凝血指标：白细胞 12.42×10⁹/L，血红蛋白 70 g/L，血小板 55.00×10⁹/L，凝血酶原时间 13.3 s，部分凝血活酶时间 27.7 s，抗凝血酶Ⅲ 57%，D– 二聚体 2527 ng/mL。

患者 BADL 15 分，腹膨隆，呈鼓音，肠鸣音 2 ～ 3 次 / 分，宫腔引流管引流通畅，下腹部可见一手术切口，切口敷料干燥，无渗血、渗液。

2. 护理

病情观察：持续监测患者的生命体征，包括血压、心率、呼吸频率和体温，出现任何异常情况应及时报告医生。密切观察穿刺部位是否有持续渗血或血肿形成。如发生肿胀、疼痛，应及时记录穿刺部位的肿胀程度和疼痛性质，评估是否需要进一步处理。观察双下肢皮肤颜色、温度、毛细血管充盈时间，以及足背和胫后动脉搏动，评估双下肢的感觉和运动功能，注意任何异常。密切观察患者实验室检查结果，包括血常规、凝血功能、肝肾功能、血气分析等，监测是否有凝血功能障碍。通过腹部触诊评估子宫收缩情况，检查是否有宫缩乏力的迹象。

（1）有感染的风险：与患者术后长期卧床、感染指标稍高有关。

1）护理措施：①严格遵守无菌操作原则，保持腹部伤口敷料清洁、干燥；②协助患者取半坐卧位，指导患者有效咳嗽咳痰，定期按摩子宫，促进子宫收缩，保持患者会阴部清洁及床单位整洁；③遵医嘱使用哌拉西林钠他唑巴坦钠预防感染；④术后穿刺部位需加压包扎，注意无菌操作，观察有无红肿、渗液等感染迹象，并定时更换敷料；⑤注意观察患者腹部伤口部位皮肤愈合情况，如出现红肿热痛等异常症状，应及时报告医生；⑥患者处于禁食状态，予足够的肠外营养支持，提高患者免疫力。

2）护理评价：患者体温未升高，穿刺部位及伤口处未出现红肿热痛等异常情况。

（2）焦虑：与患者二次手术、担心预后有关。

1）护理措施：①建立安全感，与患者建立信任关系，让患者感到被关注和被理解；提供温馨舒适的环境，让患者感到舒适和放松；②向患者解释产后出血的原因、治疗过程和预期结果，以及动脉造影靶动脉栓塞术的优点与风险，使用易于理解的语言解释医疗信息；③定期监测患者的生命体征，注意因焦虑引起的生理变化，并提供相应的支持和干预；④与患者家属做好沟通，以语音、照片为媒介，探视期间为患者提供心理支持；⑤通过各种心理干预，如音乐疗法、书写康复日记等，帮助产妇调整自身的心理状态，减轻负面情绪，从而促进恢复。

2）护理评价：患者夜晚可自行入睡，对答清晰、有逻辑。

（3）活动无耐力：与患者产后出血，腹部手术部位、穿刺部位疼痛有关。

1）护理措施：①评估患者活动耐力情况，根据患者的病情制订一个逐步增加活动量的计划，避免过度疲劳；②鼓励患者进行主动的躯体活动，并可通过适当的康复训练来促进肌肉的恢复和增强；③提供心理支持，帮助产妇理解活动无耐力是暂时的，随着身体恢复会逐渐改善；④在活动过程中密切监测产妇的生命体征，如心率、血压和呼吸，确保活动安全；⑤在医生的指导下，使用镇痛药物进行止痛治疗，应逐渐减量，及时停药，监测药物的效果及不良反应。

2）护理评价：患者无院内压疮发生，可自行在床上行肢体锻炼活动。

（4）潜在并发症：下肢深静脉血栓。

同第九章案例3"产后大出血合并中央性前置胎盘合并穿透性胎盘植入"。

（5）潜在并发症：栓塞术后综合征。

1）护理措施：①密切监测患者的生命体征，包括血压、心率、呼吸频率和体温，特别注意术后发热情况，通常术后发热不高于38.5℃，且在7天内逐渐好转，若疼痛超过1周或发热持续应警惕栓塞术后综合征；②后穿刺部位需加压包扎，并观察有无肿胀、瘀血或感染迹象，预防血栓形成；③胃肠蠕动恢复后，予提供高蛋白、高热量、富含维生素的饮食，促进伤口愈合和身体恢复；④警惕栓塞后综合征的症状，如发热、疼痛、恶心、呕吐、乏力等，如有异常立即采取措施。

2）护理评价：患者未发生栓塞术后综合征。

（三）生活护理

同第九章案例2"剖宫产术后突发产后大出血"。

（四）心理护理

与患者及其家属做好沟通，告知患者家属关于前置胎盘、产后出血及动脉造影、靶动脉栓塞手术的知识、治疗措施，以及并发症的危险性、心理支持的重要性。取得患者家属的理解与配合，在探视期间通过书信、语言沟通等方式为患者提供心理支持，教授患者放松肌肉、深呼吸运动技巧，以及下肢肢体功能锻炼方式，通过音乐疗法、康复日志等增强患者的应对能力。

（五）健康教育

指导患者在术后适当活动，逐渐增加日常活动量，从轻微的踝关节旋转运动到在护士指导下床边坐立再到尝试在病房内行走，循序渐进，但要避免剧烈运动和重体力劳动。术后第一周选择清淡、易消化的食物，如稀饭、蒸蛋、煮熟的蔬菜等。避免油腻、辛辣和生冷食物。

注意观察手术部位有无红肿、热痛、分泌物等感染迹象，并在出现这些症状时及时就医。如果出现发热持续不退、剧烈腹痛、异常阴道出血等可能的并发症迹象，应立即就医。

【小结】

产后大出血是一种严重的产科并发症，可能危及产妇的生命安全。对于产后大出血，双侧子宫动脉介入栓塞治疗是快速有效、微创且操作简便的治疗方法，它通过介入手段来控制出血，减少手术创伤，并且可以保留子宫，对希望保留生育能力的患者尤为重要。栓塞术后综合征是常见的术后并发症，多数发生在术后 24 小时内，并在 7 天内逐渐好转。术后发热一般不高于 38.5℃，通常不需要抗生素干预。然而，如果疼痛持续超过 1 周且较为剧烈，应警惕发生继发感染、栓塞器官的坏死、误栓等严重并发症，应及时干预处理。

【参考文献】

［1］中国医师协会介入医师分会妇儿介入专委会，中华医学会放射学分会介入学组生殖泌尿专委会，中国妇儿介入联盟. 围分娩期产科出血介入治疗中国专家共识［J］. 中华介入放射学电子杂志，2020，8（1）：1–5.

［2］刘雪，樊琼，王祖莉. 子宫动脉栓塞术治疗难治性产后出血的护理策略［J］. 中华妇幼临床医学杂志（电子版），2013，9（3）：349–352.

［3］付春生，谭玉林. 双侧子宫动脉栓塞治疗产后大出血 15 例［J］. 蚌埠医科大学学报，2011，36（4）：395–397.

［4］朱悦. 子宫动脉栓塞治疗产后大出血的介入护理方法探讨［J］. 医学论坛，2024，6（1）：257–258.

［5］中华医学会妇产科学分会产科学组，中华医学会围产医学分会. 产后出血预防与处理指南（2023）［J］. 中华妇产科杂志，2023，58（6）：401–409.

（林泽群）

案例 6 中央性前置胎盘胎盘植入伴出血

【案例介绍】

（一）一般资料

患者女，36 岁。

主诉：停经 33 周，阴道流血 10 分钟。

现病史：患者于 2022-03-21 约 17:00 在我院产检过程中无诱因出现鲜红色阴道流血，浸湿一张护垫，无血块，不伴腹胀、腹痛，不伴阴道流液，胎动正常，门诊以"前置胎盘伴出血，胎盘植入，妊娠合并甲状腺功能减退，孕 3 产 1，孕 33 周单活胎"收入我院高危产科。2022-02-21 泌尿系统彩超：双肾、双侧输尿管未见异常，膀胱后壁散在无回声区，内部血流丰富，未除外胎盘植入可能。2022-03-14 产科 B 超提示宫内妊娠，单活胎，胎方位 ROT，胎重 2 103 g，双顶径 84.2 mm，头围 295.3 mm，腹围 292.6 mm，股骨长 62.8 mm。胎盘位于子宫前壁下段，覆盖子宫内口，颈后脐带影 1 周。羊水最大区 3.3 cm，羊水指数 8.5 cm。中央性前置胎盘，胎盘植入。2023-03-08 甲功三项：FT_3 4.04 pmol/L，TSH 3.02 mIU/mL，FT_4 9.85 pmol/L，提示患者妊娠合并甲状腺功能减退。患者在 2022-03-22 17:55 左右无明显诱因下出现阴道流血，流血量累计＞ 300 mL，考虑前置胎盘伴出血。18:30 患者在全麻下在手术室急行子宫体剖宫产＋全子宫切除术。术中出血达 5 000 mL，病情危重，术后于 2022-03-22 22:40 转入重症医学科治疗。

（二）病史

既往史：无特殊。

婚育史：未婚，男朋友体健（无遗传病史）。育 0 子 1 女，体健。孕产史：孕 3 产 1。其中 2014 年孕足月顺产一女婴，3.65 kg，产程顺利；产时无输血，产后无发热。2020 年孕 1 月人工流产一次。

月经史：初潮 13 岁，3/25 ~ 28 天，LMP 2021–08–09。月经周期规则，月经量中等，颜色正常。无血块、无痛经。

（三）医护过程

体格检查：体温 36.50℃，脉搏 80 次 / 分，呼吸 20 次 / 分，血压 112/62 mmHg。神志清醒，自主体位，正常面容、查体配合；双肺呼吸清，未闻及干、湿性啰音；心率 80 次 / 分，心律齐；腹软，肝脾未触及，肠鸣音正常；脊柱四肢无异常，运动自如，棘突无压痛及叩击痛，活动度正常，生理反射存在，病理反射未引出。

专科检查：宫高 30 cm，腹围 98 cm，先露头。胎方位 LOA，未衔接。胎心音 138 次 / 分，胎心规则，律齐。宫体无压痛，未扪及宫缩，估计胎儿体重 2 200 g。阴道检查：护垫见鲜红色血渍，量约 10 mL，外阴见鲜红色血块，量约 5 mL。消毒外阴后窥检：阴道畅，阴道内见少许鲜红色积血，量约 10 mL，宫颈阴道部长约 1.5 cm，宫颈光滑，宫口未开，宫颈管内未见活动性阴道流血。

临床诊断：①中央性前置胎盘伴出血；②胎盘植入伴出血；③即刻产后出血；④重度贫血；⑤孕 3 产 2，孕 33[+1] 周 LOA 单活胎经剖宫产术分娩；⑥子宫切除术后状态；⑦妊娠合并甲状腺功能减退。

治疗经过：2022–03–22 22:44 患者行子宫体剖宫产 + 全子宫切除术。术后于麻醉状态下，停留气管插管接呼吸机辅助通气（SIMV 模式，潮气量 360 mL，呼吸频率 15 次 / 分，吸入氧浓度 50%，PEEP 3 cmH$_2$O）。转入重症医学科，心电监护示心率 102 次 / 分，呼吸 15 次 / 分，血压 131/80 mmHg，血氧饱和度 100%，GCS 评分 8T 分，APACHE Ⅱ 评分 14 分，危险系数 29.53%。双侧瞳孔等大等圆，直径约 2.5 mm，对光反射灵敏，双肺呼吸音稍粗，双侧未闻及干、湿啰音；心率 110 次 / 分，律齐，未闻及杂音；腹部稍膨隆，可见下腹正中 12 cm 切口，腹肌柔软，压痛、反跳痛不配合，肠鸣音正常，未闻及腹部血管杂音。四肢无水肿，四肢肌张力正常、肌力 4 级，病理征阴性。入室后予大量输液、输注血制品、禁食、胃肠减压、护胃抑酸、补充电解质、营养支持等对症支持处理。2022-03-23 09:16，拔除经口气管插管，持续鼻导管中流量给氧。16:54 输注同型红细胞悬液 2 U。2022-03-24 10:42 患者病情较前好转，一般情况尚可，转出至高危产科继续治疗。2022-03-30，术后第 8 天，经治疗，患者恢复可，伤口已全拆线，出院。

【护理】

（一）治疗护理

1. 用药护理

（1）氢吗啡酮镇痛、丙泊酚右美镇静。

（2）输注红细胞纠正贫血。

（3）输注白蛋白补充血白蛋白。

（4）兰索拉唑钠、艾司奥美拉唑钠抑酸护胃。

（5）拉氧头孢钠抗感染。

2. 中央性前置胎盘伴植入剖宫产术后护理

术后严密监测孕妇心肺等重要器官的功能；严密观察腹腔、阴道流血情况，抗生素预防感染，监测体温、脉搏、血压、心率、精神状态，必要时使用血管活性药；观察伤口恢复、伤口敷料情况。检查血常规、凝血功能、尿常规、电解质等，了解有无感染征象，及时纠正电解质紊乱。术后超声随访子宫、残留胎盘的情况。保持病房环境温湿度适宜，空气流通，床单位整洁，及时更换脏、湿的衣被，保持会阴部清洁，及时予以会阴抹洗护理。

3. 镇静、镇痛护理

加强与患者的沟通，分散患者注意力，减少患者疼痛的感知。遵照国际镇静镇痛指南，按 ICU 镇痛常规原则进行止痛治疗，执行每日唤醒的原则，逐渐减量，及时停药，不能擅自调整镇静。

（二）观察护理

1．评估

神经系统：RASS 0 分，双侧瞳孔等大等圆，直径约 2 mm，对光反射迟钝，CPOT 0 分。

呼吸系统：2022-03-22 至 2022-03-23 有创呼吸机辅助呼吸（SIMV 模式，潮气量 360 mL，呼吸频率 15 次 / 分，吸入氧浓度 50%，PEEP 3 cmH$_2$O），少量黄白色稀痰。血气示：pH 7.397，PaCO$_2$ 37.7 mmHg，PaO$_2$ 260 mmHg，BE −2 mmol/L，HCO$_3^-$ 23.3 mmol/L，SpO$_2$ 100%。

泌尿系统：肌酐 39 μmol/L，每日尿量 70 ～ 90 mL/h。

循环系统：心率 90 ～ 105 次 / 分，血红蛋白 60.00 g/L。

消化系统：予肠内营养支持，能全力 50 mL/h。未出现潴留情况。

内分泌系统：血糖波动在 10.1 ～ 11.5 mmol/L，暂不处理。

凝血指标：凝血酶原时间 11.1 s，凝血酶原活度 98%，凝血酶原国际比值 1.01，部分凝血活酶时间 25.8 s，纤维蛋白原 2.88 g/L，抗凝血酶Ⅲ 64%，血小板（59 ～ 79）× 10^9/L。

腹部伤口敷料干洁，无渗血、渗液，监测腹围无变化，阴道出血量较少。

2．护理

病情观察：严密观察患者病情变化，监测生命体征，颈前路患者特别注意呼吸状况，如有呼吸困难立即通知医生。同时应严密观察患者四肢、躯体运动及脊髓损伤平面情况，如有异常及时通知医生。

（1）潜在并发症：出血，与前置性中央胎盘伴胎盘植入有关。

1）护理目标：患者住院期间未发生失血性休克。

2）护理措施：严密监测患者产后生命体征，保持气道通畅，吸氧；准确记录阴道出血；遵医嘱应用抗菌药治疗；准确记录每小时出入量，注意休克指数；观察患者有无心慌等休克症状；遵医嘱输注血制品，注意输血护理；留意患者血常规、凝血常规、B超等检验或检查结果。

3）护理评价：住院期间未发生休克、无须使用血管活性药。

（2）潜在并发症：感染，与手术、术中大出血、留置管道有关。

1）护理目标：患者住院期间未发生失血性休克。

2）护理措施：严格遵守无菌操作原则，做好会阴护理，保持会阴部清洁；观察产妇阴道流血情况、有无异味，观察体温、感染指标的变化；房间定时通风、消毒，及时更换衣物及床单被罩，保证床单元干净整洁；做好管道护理，及时评估产妇情况及时拔管；遵医嘱应用抗生素。

3）护理评价：患者住院期间未发生感染。

（3）营养失调低于机体需要量：与剖宫产术中大出血有关。

1）护理目标：满足患者机体需要。

2）护理措施：遵医嘱补充白蛋白、血制品，使用静脉营养。指导术后六小时进食水、米汤等无糖、无奶流食；指导胃肠功能恢复后进食全粥等半流食；随后逐渐过渡到正常饮食，以高蛋白、高维生素、富含铁、易消化的多汤饮食为主。

3）护理评价：患者转出时已排气，胃肠功能恢复。

（4）潜在并发症：下肢静脉血栓形成，与手术、限制卧床、疼痛有关。

1）护理目标：患者住院期间不发生静脉血栓。

2）护理措施：每天监测患者双下肢的足背动脉搏动、皮肤温度、腿围、皮肤颜色，并与前日记录比较，以判断治疗效果；病情允许时，遵医嘱予每天协助患者行肢体被动活动；q2h翻身，予软枕垫高小腿肚位置5°～10°，注意避免压迫腘下动脉、勿过度背伸足背。

3）护理评价：患者住院期间未发生静脉血栓。

（5）焦虑：与担心愈后及婴儿安全有关。

1）护理目标：积极配合治疗护理措施。

2）护理措施：向患者讲解术后可能出现的问题，医护人员将会采取措施来保证患者安全、让其情绪放松；询问并耐心倾听患者产后的感受，能够及时发现问题并解决问题，提高产妇对医护人员的信任；与新生儿科沟通，告知患者婴儿情况。指导家属拍摄婴儿照片，打印后挂于床旁，缓解患者的焦虑。

3）护理评价：患者住院期间配合治疗。

（三）生活护理

1．体位护理

指导、协助患者以半坐卧位为主，避免盆腔积液。

2．皮肤护理

每天给予氯己定湿巾床上擦浴，保持皮肤清洁。

（四）心理护理

倾听、重视患者的感受及主诉，为患者讲解目前治疗情况及婴幼儿的情况，减轻患者焦虑不安的情绪，指导患者家属关心、安慰患者，增强患者战胜疾病的决心。

（五）健康教育

指导患者注意产褥期卫生及营养，掌握自我观察阴道出血、腹部伤口情况的技巧，有发热等不适及时与医护人员反映。尽早开展早期活动，预防双下肢血栓。

【小结】

中央性前置胎盘是指在妊娠 28 周后，胎盘附着于胎先露以下的子宫下段，全部覆盖孕妇子宫颈内口者。由于子宫下段肌组织菲薄、收缩性常差，常会伴随着胎盘绒毛穿透子宫，发育不全的蜕膜侵入子宫肌层，导致胎盘植入，在分娩过程中胎盘难以全部剥离，可能造成产妇大出血、休克、子宫穿孔，甚至死亡。常规宫缩药或子宫按摩止血效果较差，主要分娩方式是剖宫产术。

【参考文献】

[1] 魏雪敏，程蔚蔚. 476 例中央性前置胎盘的临床特征及产后出血危险因素分析 [J]. 中国计划生育和妇产科，2024，16（03）：53–56.

[2] 中华医学会妇产科学分会产科学组，中国医师协会妇产科分会母胎医学专委会. 胎盘植入性疾病诊断和处理指南（2023）[J]. 中华围产医学杂志，2023，26（8）：617–627.

[3] 中华医学会妇产科学分会产科学组. 前置胎盘的诊断与处理指南（2020）[J]. 中华妇产科杂志，2020，55：（01）：3–8.

[4] 周利萍. 中央性前置胎盘并发胎盘植入的高危因素与特点及围生期处理分析 [J]. 临床医药实践，2019，28（03）：190–193.

[5] 马春辉. 中央性前置胎盘并发胎盘植入 57 例临床分析 [J]. 中外女性健康研究，2019，（05）：67+148.

[6] 李么先. 50 例凶险型中央性前置胎盘的临床护理探究 [J]. 中国继续医学教育，2018，10（15）：176–177.

[7] 张波，段志英，刘军，等. 3 例子宫下段环形缝扎法治疗中央性前置胎盘伴胎盘植入的围手术期护理 [J]. 当代护士（下旬刊），2016，（11）：61–64.

（吴玉慧）

案例 7 产后大出血患者吞咽功能障碍

【案例介绍】

（一）一般资料

患者女，40 岁。

主诉：停经 29^{+6} 周，剖宫产术后大量出血 6 小时。

现病史：患者于 5 点上厕所时摔跤，出现大量阴道流血，立即送外院行急诊剖宫产术，术中见大网膜腹膜粘连，考虑 DIC，予行次全子宫切除术。因盆腔广泛渗血，于腹腔填塞 5 块纱块及留置腹腔引流管后关腹。术中检查白蛋白最低仅 21 g/L，术中共出血 4 200 mL。输红细胞 16 U，冰冻 + 新鲜血浆 2 050 mL，血小板 12 U，冷沉淀 10 U，补液 5 200 mL，尿量 820 mL。13:50 在呼吸机支持下转至我院。

（二）病史

既往史：既往在外院因巨大胎行剖宫产产一男婴，过程顺利，切口愈合良好。

婚育史：再婚，配偶健在，育 1 子 1 女，配偶子女体健。

（三）医护过程

体格检查：体温 37.2℃，脉搏 165 次 / 分，呼吸，辅助呼吸，血压 76/45 mmHg。神志昏迷，平卧位，平车入室脊柱四肢无异常。全身皮肤黏膜色泽正常，未见皮疹，全身面部、躯干、四肢见散在皮下出血点及瘀斑，未见皮下结节或肿块。腹部隆起，软，胀，下腹正中纵行切口，长约 15 cm，腹腔左、右各留置引流管一条。右侧腹部盆腔引流管一条，引流出少许淡红色血性液体，左盆腔引流管一条，引出红色血性液体约 400 mL。

临床诊断：①即刻产后出血；②失血性休克；③弥散性血管内凝血；④完全性前置胎盘伴出血；⑤胎盘植入伴出血；⑥孕 3 产 2，孕 29^{+6} 周经急症剖宫产术的分娩；⑦瘢痕子宫；⑧急性失血性贫血；⑨子宫切除术后状态（次全子宫切除术后）。

治疗经过：2023-05-08 18:32 在全麻下行腹主动脉、双侧髂内动脉选择性造影 + 双侧子宫动脉超选择造影 + 靶动脉栓塞术。

2023-05-11 在全麻下行开腹探查术 + 取纱术 + 拔盆腔引流管 + 拔除阴道引流管。

2023-05-15 患者试脱机后，拔除经口气管插管，予高流量氧机吸氧，洼田饮水试验 V 级，误吸风险评分 14 分（中度风险）。

2023-05-18 拔除腹腔引流管。患者反复出现发热，现予美罗培南 + 替加环素 + 两性霉素抗感染治疗，患者神志清，对答不切题，间有自言自语。

2023-05-24 头颅 CT 示，双侧丘脑、脑桥、中脑对称性异常信号影，结合病史考虑缺血缺氧型脑病可能，双侧筛窦、上颌窦、蝶窦少许炎症。

2023-05-29 患者鼻导管吸氧，转高危产科继续治疗。

2023-06-11 患者嗜睡，神志不清，转回重症医学科，转入时口吐白沫，大小便失禁，予停留胃管、尿管。

2023-06-13 患者神志淡漠，口腔分泌物较多，有咳嗽反射，无力咳痰。

2023-06-14 康复科会诊记录：考虑诊断为缺血缺氧性脑病，目前神志较淡漠，无主动言语，对话可简单回应"阿"。

2023-06-15 患者能遵嘱动作，GCS 评分 12 分，洼田饮水试验 IV 级，误吸评分 14 分。

2023-06-25 患者病情较前明显好转，GCS 评分 14 分，神志清可对答。

2023-06-28 患者予车床转康复医院继续治疗，双上肢肌力Ⅴ级，右下肢肌力Ⅳ级，左下肢肌力Ⅲ级，洼田饮水试验Ⅱ级，误吸风险评分 12 分（低度风险）。

【护理】

（一）治疗护理

1．用药护理

（1）头孢哌酮舒巴坦、替加环素、伏立康唑、美罗培南抗感染治疗。

（2）雷贝拉唑保护胃黏膜。

（3）布托啡诺、丙泊酚、力月西镇静、镇痛治疗。

（4）甘草酸单铵半胱氨酸氯化钠护肝治疗。

（5）左乙拉西坦抗癫痫治疗。

2．口腔护理

吞咽障碍患者应注意口腔卫生，每天两次口腔护理，预防口腔感染，以减少吸入性肺炎的风险。

3．营养管理

对于咽腔反射弱或消失的患者，间歇经口至食道管饲既能保证营养供应，又能促进吞咽功能的恢复，减少吸入性肺炎的发生。

4．康复训练

康复训练：包括口腔运动训练、感觉刺激治疗、运动行为疗法等，旨在提高参与吞咽的肌肉的力量、运动性和协调性。

5．食物调整

根据吞咽障碍的严重程度调整食物的质地和液体的性状，使用增稠剂量化调整食物稠度，可以降低误吸和吸入性肺炎的发生率。

（二）观察护理

1. 评估

神经系统：GCS 评分 6T 分，双侧瞳孔等大等圆直径 2.5 mm，对光反射迟钝。

呼吸系统：停留经口气管插管接呼吸机辅助呼吸，双肺呼吸音粗，可闻及湿啰音，未闻及干啰音。

循环系统：全身面部、躯干、四肢见散在皮下出血点及瘀斑。

消化系统：腹部隆起、软、胀，下腹正中纵行切口，长约 15 cm，腹腔左、右各留置引流一条。停留胃管接负压引流瓶。

吞咽功能情况：2023-05-15 患者试脱机后，拔除经口气管插管，予高流量氧机吸氧，经评估洼田饮水试验Ⅴ级，误吸评分 14 分。2023-06-15 患者能遵嘱动作，GCS 评分 12 分，洼田饮水试验Ⅳ级，误吸评分 14 分。2023-06-28 患者予车床转康复医院继续治疗，洼田饮水试验Ⅱ级，误吸风险评分 12 分（低度风险）。

2. 护理

（1）吞咽功能的训练。

1）护理措施：①面部肌肉训练：张口、闭嘴、鼓腮、露齿、吹哨、呲牙等。②舌肌运动训练：伸、缩、上下摆动、左右摆动、口腔内环行运动等。③软腭的训练：张口后用压舌板压舌，用冰棉签于软腭上做快速摩擦，刺激软腭。④空吞咽训练和发音训练。⑤冰柠檬酸刺激：对其口腔后腭弓、软腭、咽后壁及舌后跟等进行刺激，每个部位 1～2 s，诱发吞咽动作，每次 15 min。

2）护理评价：患者由言语含糊到发音清晰，吞咽功能得到改善，刚拔气管插管时洼田饮水试验Ⅴ级，2023-06-28 饮水试验Ⅱ级，可经口进食。

（2）进食护理：①进食环境安静，避免不必要的治疗或分散注意力的行为；②进食体位：端坐或者30°~60° 半坐卧位，颈部前倾，进食保持该体位 30 min，避免翻身、叩背；③摄食一口量：即适于吞咽的每次摄食入口量，先以 3~4 mL 开始（半勺），然后酌情增加至 1 勺大小为宜；④进食速度：完全咽下一口后，再进食下一口。

（三）生活护理

皮肤护理：每天给予氯己定湿巾床上擦浴，保持皮肤清洁。q2h 翻身防压疮，做好皮肤护理。

（四）心理护理

同第一章案例 5 "肺部感染"。

（五）健康教育

让患者掌握训练方法，鼓励患者增强康复的信心，积极主动配合训练；提供满足治疗师要求的食物和液体；一般情况下，患者进食需要坐起；鼓励患者小口进食；允许患者有足够的进食时间；在进食更多的食物前要确定前一口食物是否吞咽完全；如果患者出现窒息立即停止喂食；一般进食后让患者坐位休息 20~30 分钟。

【小结】

吞咽障碍可影响摄食及营养吸收，还可导致食物误吸入气管引发吸入性肺炎，严重者可危及生命。应查找引起吞咽困难的原发疾病，针对病因治疗。康复训练是改善神经性吞咽障碍的必要措施。

【参考文献】

［1］孟鑫，孙龙凤，张晓春，等．中华护理学会《老年人误吸的预防》团体标准解读［J］．中国护理管理，2023，23（11）：1642-1646.

［2］孙倩，苏尹，王艳玲．神经科护士卒中后吞咽障碍护理知信行的现状调查［J］．中华现代护理杂志，2020，26（23）：3144-3150.

［3］朱美红，时美芳，郑叶平，等．姿势控制训练对脑卒中后吞咽障碍患者相关性肺炎的影响［J］．中华物理医学与康复杂志，2020，42（8）：701-704.

（吴玉慧）